Sobotta

Joachim Faulstich
Das heilende Bewusstsein

Joachim Faulstich

Das heilende Bewusstsein

Wunder und Hoffnung
an den Grenzen der Medizin

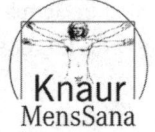

Die Folie des Schutzumschlags sowie die Einschweißfolie sind
PE-Folien und biologisch abbaubar.
Dieses Buch wurde auf chlor- und säurefreiem Papier gedruckt.

Besuchen Sie uns im Internet: www.droemer-knaur.de
Alle Titel aus dem Bereich MensSana finden Sie im Internet unter
www.knaur-mens-sana.de

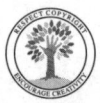

Originalausgabe
Copyright © 2006 Knaur Verlag
Ein Unternehmen der Droemerschen Verlagsanstalt
Th. Knaur Nachf. GmbH & Co. KG, München
Alle Rechte vorbehalten. Das Werk darf – auch teilweise – nur
mit Genehmigung des Verlages wiedergegeben werden.
Redaktion: Diane Zilliges
Umschlaggestaltung: ZERO Werbeagentur, München
Umschlagabbildung: Marc Chagall
»Le Cantique des Cantiques IV« / Copyright Photo RMN Gérard Blot
Satz: Adobe InDesign im Verlag
Druck und Bindung: GGP Media GmbH, Pößneck
Printed in Germany
ISBN 978-3-426-66557-2

8 10 9 7

Inhalt

Das Rätsel 9

Die zwei Wege der Medizin 14
Begegnung im Regenwald 14
Krieg im Körper 22
Kollateralschäden 25
Im Fluss des Lebens 30

Die Macht der Hoffnung 37
Die weise Frau von Büdingen 37
Heilen mit Worten 46
Symptome und Gedanken 50
Der Streit um den schönen Schein 54
Die Blaupause der Gesundheit 63

Die Kunst der Selbstheilung 69
Kampf mit dem Drachen 69
Medizinische Wunder 73
Annahme und Dankbarkeit 80
Die Biochemie der Heilung 86
Kampf und Gnade 92

Die Seele und die Medizin 97
Geist, Bewusstsein und Gehirn 97
Stress und Abwehrkraft 103
Das Konzert der Gene 111

Die Kunst der Bewusstseinsreise 123
Diagnose in der Anderswelt 123

Das gestörte Gleichgewicht 130
Die Ebenen des Unsichtbaren 138
Heilende Absicht 146
Spiegelung im Gehirn 150
Reisen zur verlorenen Kraft 159

Die Kunst des Träumens 167
Im Tempel des Asklepios 167
Begegnung im Schlaf 174
Botschaften der Nacht 183

Die Kunst der Aufmerksamkeit 191
Die Entdeckung der Hypnose 191
Verwandlung der Wirklichkeit 199
Die Bedeutung der Innenwelt 206

Die Kunst des Pilgerns 212
Ein Ort und seine Kraft 212
Heilung im Augenblick 217
Die innere Gewissheit 222
Die Macht des Glaubens 228

Die Kunst der Zuwendung 233
Gesten des Helfens 233
Jenseits der Schulmedizin 240
Chronische Erkrankungen 247
Heilung aus der Ferne? 253

Medizin und neue Physik 261
Der verborgene Sinn 261
Das Licht des Lebens 266
Die sechs Ebenen der Heilung 269

Die Kunst des Vergleichens *274*
Information aus dem Nichts *274*
Das Prinzip der Ähnlichkeit *285*
Der Geist der Arznei *291*

Plädoyer für eine neue Heilkunst *297*
Illusion und Verantwortung *297*
Das Innere Land *304*
Herz und Verstand *309*
Die Rückkehr des Zauberhaften *314*

Anhang *323*
Kontaktadressen *323*
Anmerkungen *325*
Literaturhinweise *330*
Danksagung *336*

Das Rätsel

Seit Urzeiten haben Menschen Wege gesucht, die verborgene Quelle der Heilung zu finden, eine Zauberkraft, die Wunden schließt und die verlorene Verbindung mit dem Leben zurückbringt. Vor Jahrtausenden beteten die Heiler unserer Vorfahren in den Höhlen des südlichen Europa um die Hilfe der Geister, die den Eingang in die verzweigten Welten jenseits der Vorstellungskraft bewachten. Sie entdeckten die Möglichkeit, ihr Bewusstsein zu verändern, bis es wie in einem Traum die Landschaften der Seele wahrnahm. Und so fanden sie Heilung für ihre Familien und Stämme.

In späteren Zeiten, aber immer noch vor Tausenden von Jahren, entwickelten Menschen ganz andere Vorstellungen, fern der alten Mythen und näher an der Erfahrung des Alltäglichen. Im antiken Griechenland liegen die Ursprünge unseres modernen medizinischen Denkens, das in der Mechanik des Körpers nach dem Geheimnis von Krankheit und Heilung sucht.

Seit jenen Tagen haben sich zwei Richtungen geöffnet, die beide versprechen, die Lösung des Rätsels zu finden, vielleicht schon zu wissen.

Mitte des 18. Jahrhunderts begann sich im Westen die Vorstellung durchzusetzen, allein in der Materie seien die geheimen Baupläne der Welt verborgen – von den unfassbaren Wirbeln ferner Galaxien bis zu den winzigen Partikeln, aus denen sich alles zur sichtbaren Welt zusammenfüge, gebe es nur einen Weg, die Wirklichkeit zu erfassen: die immer genauere Analyse aller ihrer Bestandteile. Diese Rückführung auf grundlegende Einzelteile des Lebens wird Reduktionismus genannt, und dieser Zweig des Denkens hat derzeit in der wissenschaftlichen Welt die Macht.

In der Medizin bedeutet das, dem unsichtbaren Zusammenspiel aller denkbaren Faktoren auf den Grund zu gehen, von den steuernden Genen über die Chemie des Körpers bis zu den noch immer rätselhaften Schaltkreisen des Gehirns. Auf diesem Weg haben Forscher Zusammenhänge aufgedeckt, die in früheren Zeiten unvorstellbar waren. Während die Pioniere der Grundlagenforschung viele Regelkreise des Körpers entschlüsselten, entwickelten andere, in praktischer Anwendung all dieser Erkenntnisse, phantastische Techniken der Lebensrettung und kunstvolle Verfahren der Chirurgie, und sie erfanden subtile Mittel im Kampf gegen winzige Angreifer, die unsere Gesundheit bedrohen.

Seit langer Zeit sind die Vertreter des alten, gleichsam »immateriellen« Denkens auf dem Rückzug, die mythischen Bilder, mit denen sie die Wirkung ihrer Heilverfahren zu erklären versuchen, werden von den Denkern des Reduktionismus als Gebilde der Phantasie verworfen, ihre Heilerfolge als Produkte des Zufalls erklärt. Viele Richtungen dieser alten Medizin haben lange Jahre nur in Nischen überlebt. Aber seit einiger Zeit rücken sie wieder ins Blickfeld der Öffentlichkeit.

Weil die »Komplementärmedizin« (ein Begriff für alle Verfahren, die nicht als wissenschaftlich anerkannt gelten) ganz offensichtlich wirtschaftlich an Bedeutung gewinnt, haben Forscher an Universitäten und privaten Instituten begonnen, ihre Wirksamkeit unvoreingenommen zu überprüfen. Und nach und nach entdecken sie in den alten Methoden, in der Homöopathie oder der traditionellen chinesischen Medizin zum Beispiel, aber auch im Schamanismus und in westlichen Formen des Geistigen Heilens, eine verborgene Kraft, auf die ihre Anhänger schon immer vertrauten.

Heute stehen wir an einem Scheideweg: Die Vertreter der naturwissenschaftlichen Medizin entschlüsseln immer aufregendere Zusammenhänge der Materie, die viele bisher unbekannte Mechanismen des Körpers erklären und den Einfluss des Bewusstseins gering erscheinen lassen. Die Praktiker der Erfahrungsmedizin dagegen folgen häufig Methoden, mit der Seele in Kontakt zu treten, und sie erreichen auch auf diesem Weg wunderbare Heilungen. Bei ihren Erfolgen, die von vielen tausend Patienten Tag für Tag bestätigt werden, spielen offenbar subtile energetische Prozesse, vor allem aber das Bewusstsein, eine entscheidende Rolle. Dieser Gedanke steht heute nicht mehr im Gegensatz zur Wissenschaft: Auch die moderne Quantenphysik sieht im Bewusstsein eine Kraft, die in der Lage ist, die sichtbare, messbare Realität zu formen.

Das alte Rätsel, welche Rolle der Geist spielt und welche der Körper, ist noch immer nicht gelöst. Welche der gegensätzlich erscheinenden Deutungen von Heilung wird sich am Ende durchsetzen? Wer kann für sich in Anspruch nehmen, die Gesetze des Lebens am besten zu verstehen?
Dieses Buch gibt aus verschiedenen Blickwinkeln Antworten auf diese Fragen. Nicht jede davon steht auf dem festen Grund wissenschaftlich bewiesener Theorien. Wenn Heilungen dem rationalen Geist unverständlich sind, die plötzliche Genesung eines bereits »austherapierten« Krebspatienten zum Beispiel, führt der Versuch, die verborgenen Zusammenhänge zu verstehen, zwangsläufig auf schwankenden Boden. Auch die Erfolge archaischer und moderner Schamanen und Geistheiler lassen sich nicht so leicht und vor allem nicht vollständig mit den Begriffen der Wissenschaft erfassen. Selbst die Homöopathie hat den Nimbus des Unerklärlichen, denn sie heilt ja nicht mit nachweisbaren materiellen Substanzen, sondern mit Information, einem vollständig immateriellen Wirkstoff.

Ungewöhnliche Heilungen, die auch von Medizinern noch immer »Wunder« genannt werden, weil sie der Mechanik des Körpers zu widersprechen scheinen, Heilungen also, bei denen wissenschaftliche Theorien nicht alles erklären können, habe ich vor allem aus dem Blickwinkel der Seele betrachtet: Ihre Wahrheit verbirgt sich hinter Bildern und Gleichnissen, Geschichten und Mythen. Ich habe versucht, dieser Dimension in der Sprache gerecht zu werden, wo immer das möglich war. (Meine Leserinnen bitte ich um Nachsicht, dass ich im Text häufig nur die männliche Form verwende und nur selten von Ärztinnen und Ärzten, von Heilerinnen und Heilern, von Patientinnen und Patienten spreche. Wenn der Zusammenhang allgemein ist, sind stets beide gemeint, Frauen ebenso wie Männer.)
Dieses Buch greift bisweilen auf persönliche Erlebnisse und Erfahrungen zurück, auf Erzählungen und Begegnungen, die mein festes wissenschaftliches Weltbild in Frage stellten. Je länger ich mich mit den Denkmodellen der Heiler und Schamanen und zugleich mit den nüchternen Ergebnissen der Wissenschaft auseinander setzte, umso klarer schien mir, dass diese Gegenpole zwei Seiten derselben Wirklichkeit sind. Es war so, als ob ich mein Auge einmal mehr auf den Vordergrund und ein anderes Mal mehr in die Ferne lenkte. Wie in den Autostereogrammen, Bildern, die auf den ersten Blick nur ein abstraktes grafisches Muster zeigen, sah ich entweder gestochen scharf die farbigen Punkte, aus denen es zusammengesetzt war, oder ich erkannte plötzlich dreidimensionale Figuren, die sich hinter dem vordergründig Sichtbaren verbargen. Beide Blickwinkel haben offenbar ihre Berechtigung, beide sind wahr, und beide zeigen nicht das Ganze.

Wer die verborgenen Zusammenhänge von Krankheit und Gesundheit verstehen will, muss wohl tatsächlich versuchen, den Fokus seiner Augen immer wieder neu einzustellen, also gleichzeitig beide Wirklichkeiten zu sehen. Denn wie es scheint, geht sonst ein wesentlicher Teil der ganzen Wahrheit verloren.

Die Wirklichkeit, das zeigt gerade die moderne Physik, scheint mehr von den Menschen abzuhängen, die sie beobachten, als von unwandelbaren Naturgesetzen. Es könnte also sein, dass jeder Forscher am Ende genau das findet, was er sucht. Wenn das so ist, dann gibt es nicht unbedingt ein Entweder-oder, sondern eher ein Sowohl-als-auch: Dann ist es möglich, dass ein Schamane in den Steppen Sibiriens mit Techniken des Bewusstseins dieselbe Erkrankung zum Verschwinden bringt, die Ärzte einer westlichen Klinik mit hoch dosierten Medikamenten oder einer Operation heilen. Beide haben Erfolg, also haben beide Recht.

Vielleicht also kreuzen sich am Ende die unterschiedlichen Wege in einem noch unbekannten Zentrum, das die ganze Wahrheit enthält, eine Wahrheit, die vordergründige Gegensätze vereint.

In diesem Sinne ist dieses Buch auch ein Plädoyer für eine neue Heilkunst, die alle Möglichkeiten nutzt, um Patienten zu helfen. Es regt an, sich uraltem Wissen zu öffnen, das die moderne Medizin grundlegend ergänzen könnte. Es betont die Kraft des Geistes und der Seele und die Möglichkeiten der verschiedenen Zustände des Bewusstseins, weil diese Ebenen im medizinischen Alltag unterschätzt werden, aber es erkennt zugleich die Fortschritte der modernen Heilkunde an.

Die zwei Wege der Medizin

Begegnung im Regenwald

Die Sonne war untergegangen, der Regenwald erwachte mit tausend Stimmen. Über dem flachen Wasser am Ufer der Lagune tanzten die Moskitos, und die letzten Boote erreichten Puerto Callao, eine Siedlung aus Bretterbuden, Vorposten der Zivilisation im Tiefland Perus.

Ich saß in einem weißen Raum, dem Zimmer der Chefärztin des Amazonas-Hospitals, und blickte durch das engmaschige Fliegengitter hinaus auf den See. Im graublauen Licht der beginnenden Nacht kreuzten die Einbäume der Indianer auf dem Weg zu ihren nahe gelegenen Dörfern.

Die Lagune Yarinacocha, der »See der ragenden Palmen«, war das Zentrum ihrer Welt, das Land am Rio Ucayali ihr Land, das Land der Shipibo-Conibo, eines der größten indianischen Völker im Regenwald.

Das Hospital hatte der deutsche Arzt Theodor Binder vor einigen Jahrzehnten gegründet, fasziniert vom Werk Albert Schweitzers wollte auch er vergessenen Ureinwohnern helfen, mit moderner Medizin. Ärzteteams erkundeten seitdem in motorisierten Einbäumen die mäandernden Flüsse und boten auch in entlegenen Dörfern ihre Dienste an, sie behandelten Kranke und Verletzte und bildeten Sanitarios aus, Gesundheitsberater, die vor Ort die Grundversorgung sichern sollten.

Zum ersten Mal seit der Eroberung des Landes durch die Weißen wurden den Indianern die Segnungen der westlichen Medizin zuteil, moderne Diagnosemethoden, chemische Medikamente, chirurgische Kunst.

Doch die Gründer des Hospitals hatten eine wichtige Tatsache übersehen: Die Shipibo-Conibo waren seit undenklichen Zeiten selbst Meister der Heilkunst. Ihre Ärzte verfügten über tiefes medizinisches Wissen, kannten Hunderte von wirksamen Pflanzen, und sie heilten mit der Macht ihres Bewusstseins.

Die Schamanen der Shipibo waren jahrhundertelang im ganzen Amazonas-Tiefland berühmt, aber ihre Kunst schien am Einbruch der Moderne zerbrochen. Die spanischen Eroberer hatten ihr Gebiet nicht entdeckt, doch im 20. Jahrhundert waren fundamentalistische Missionare aus den USA gekommen, um ihnen das Christentum zu bringen. Die Missionare hatten keinen Respekt vor den Geheimnissen der indianischen Geschichte, kein Auge für die Schöpfungsmythen aus der Ferne der Zeit und für das geheime Netzwerk der Geister, die das spirituelle Gleichgewicht in der Balance hielten, auch nicht für den nächtlichen Kampf der Schamanen, die auf den Flügeln ihres Bewusstseins in magische Welten jenseits des Alltags reisten, um neue Kraft für ihre Patienten zu finden. Die Missionare waren von der Überlegenheit ihres eigenen Glaubens und ihres modernen Wissens überzeugt, auch deshalb, weil die Kräuter des Regenwaldes und die schamanischen Rituale offenbar im Kampf gegen die Infektionskrankheiten, die mit den Weißen ins Land gekommen waren, nicht halfen. So bewirkten sie mit Antibiotika Wunderheilungen und demonstrierten mit diesem Zauber ihre Überlegenheit.

Die weiße Medizin und das alte Wissen wurden zu Gegnern, und die Ärzte aus den Ländern des Westens siegten. Auch das Amazonas-Hospital stand in dieser Tradition, ein Brückenkopf naturwissenschaftlichen Fortschritts in einer vergessenen Welt.

An diesem Abend im Mai 1979 aber erzählte die Chefärztin ganz andere Geschichten. Vor einem halben Jahr erst war sie aus Deutschland in diese Klinik gekommen, aber dieses halbe Jahr hatte genügt, um ihr Weltbild zu erschüttern. Der Schamanismus der Shipibo war in Wahrheit nicht vollständig untergegangen, sondern hatte in der Stille überlebt. Das Wissen um die Kraft der Pflanzen war nicht verloren gegangen, und noch immer beherrschten die Meister des Heilens in den entlegenen Dörfern die archaische Reise des Bewusstseins in die »andere Wirklichkeit«.

Eines Tages, so erzählte die Chefärztin, sei ein zwölfjähriges Mädchen in die Klinik gebracht worden. Es litt unter Osteomyelitis, einer Knocheninfektion, die mit Antibiotika nicht zu beherrschen war. Eine Röntgenaufnahme zeigte, dass der Herd sich von einer bestimmten Stelle im Knochen ausbreitete. Das Bein war auf das Doppelte des normalen Umfangs angeschwollen und völlig unbeweglich, das Kind hatte starke Schmerzen und hohes Fieber, es musste ständig gekühlt werden, damit die Temperatur unter dem kritischen Punkt blieb. Seine Überlebenschancen waren gering, aber Ärzte und Krankenschwestern taten alles, um das Mädchen zu retten.

Als das Kind immer schwächer wurde, baten die besorgten Eltern um ein Gespräch mit der Chefärztin. Sie fragten vorsichtig, ob sie einen Curandero hinzuziehen dürften, einen traditionellen Heiler. Die Ärztin war einverstanden, stellte aber eine Bedingung: Der Schamane solle sich zunächst bei ihr vorstellen, damit sie ihm die Röntgenaufnahmen zeigen könne, bevor er mit seiner Arbeit beginnen würde.

Als der Curandero kam, ein unscheinbarer kleiner Mann, versuchte die Ärztin, ihm die Ausweglosigkeit des Falles klarzumachen. Sie führte ihn an eine Leuchttafel mit den Röntgenbildern und erklärte ihm so einfach wie möglich die Ursache und den Verlauf der Erkrankung. Dann zeigte sie ihm das Mädchen, das nur noch ein Schatten seiner selbst war. Auf

dem Rücken der Patientin hatten sich tiefe Geschwüre gebildet, die Krankenschwestern wussten nicht mehr, wie sie das Kind lagern sollten, es konnte sich vor Schmerzen nicht mehr bewegen, und es gab keine Position, die ihm Erleichterung verschaffte.
Der Curandero hörte sich die Erläuterungen der Ärztin ruhig an, ab und zu nickte er, und dann blieb er allein im Krankenzimmer und begann mit seinem Heilungsritual.

Die Schamanen der Shipibo benutzen, wie viele indianische Völker des Regenwaldes, eine machtvolle Droge, um ihr Bewusstsein zu verändern und den Blick in die Welt der Geister zu lenken, wo sie um Hilfe für ihre Patienten bitten. Die Ayahuasca-Liane, zubereitet in einem bitteren Trank, dem noch weitere Pflanzen hinzugefügt werden, schleudert das Bewusstsein aus der Begrenzung des Körpers und hilft dem geübten Heiler, vordergründig unsichtbare Zusammenhänge zu sehen, die sich den strengen Gesetzen des Wachbewusstseins entziehen. Auf einer Reise in eine Welt, in der mythologische Figuren zu realen Wesen werden, erfährt der Schamane, was er am Krankenbett tun muss. Hilfreiche Geister, die ihm auf seiner Trance-Reise begegnen, übernehmen einen Teil der Arbeit.

Die Krankenschwestern, ausgebildet an modernen medizinischen Schulen in Lima, hörten durch die geschlossene Tür des Zimmers pentatonische Gesänge, eine endlose Melodie, beruhigend und aufwühlend zugleich. Einige Pflegerinnen beschwerten sich bei der Ärztin – sie hätten sich nicht in moderner Heilkunde ausbilden lassen, um nun der längst überwundenen Vergangenheit wieder zu begegnen. Aber die Chefärztin ließ sich in ihrer Entscheidung nicht beirren: Wir sind mit unserer Kunst am Ende, sagte sie, also lassen wir der Patientin und ihren Eltern diese letzte Hoffnung.

Mehrere Tage arbeitete der Heiler hinter der stets verschlossenen Tür des Krankenzimmers, dabei setzte er auch Kräuter ein, die zweite Säule der indianischen Naturmedizin. Das Kind lebte entgegen den Erwartungen der Ärztin noch immer, aber offenbar verbesserte sich sein Zustand nicht wesentlich. Als eine Woche vergangen war, bat der Curandero um ein weiteres Gespräch. Seine Möglichkeiten, sagte er, seien in dieser Umgebung begrenzt, er könne hier keinen Zugang zur Krankheit finden, könne das Mädchen so nicht heilen. Um es zu retten, müsse er es in sein Dorf mitnehmen. Die Ärztin stimmte zu, denn noch immer sah sie keine medizinische Möglichkeit, weiter etwas für die Patientin zu tun.

In einem Geländewagen wurde das Kind, auf Schaumstoff gelagert, über staubige Buckelpisten und schlammbedeckte Pfade in ein kleines Dorf gebracht. Die Hütten der Shipibo haben keine Wände, es sind Pfahlbauten mit einem erhöhten Boden aus biegsamem Holz. Sie bieten kaum Schutz vor der Hitze und noch weniger vor Wind und plötzlicher Kälte, die im Urwald oft auf heftige Regengüsse folgen. Das Kind wurde auf einer schmutzigen Decke gelagert, und die Ärztin fuhr zurück ins Hospital, ganz sicher, dass der Tod nur noch eine Frage von Tagen war – das hohe Fieber konnte in der Klinik nur mit Eiswasser unter dem tödlichen Wert von zweiundvierzig Grad gehalten werden, aber hier in der Hütte gab es kein Eis.

Nach vierzehn Tagen fuhr die Ärztin noch einmal in das Dorf, um sich nach dem Schicksal ihrer Patientin zu erkundigen. Sie fand das Kind aufrecht sitzend auf dem Boden der Hütte, es ging ihm offensichtlich besser. Zwei Monate später machte sie sich noch einmal auf den Weg, jetzt hatte sich der Zustand des Mädchens fast vollständig normalisiert. Es konnte wieder laufen, hielt allerdings noch das linke Bein, dessen Knochen ja befallen war, in einer Schonhaltung. Der Cu-

randero sagte, das werde sich in der nächsten Zeit noch wesentlich bessern.
Der Heiler erlaubte der Ärztin, das Kind noch einmal mit in die Klinik zu nehmen, um das Bein abschließend zu röntgen. Das Bild zeigte, dass die Krankheit zum Stehen gekommen war. Und das Mädchen war nicht nur fieberfrei und wieder bewegungsfähig, es hatte auch keine Schmerzen mehr, und die Geschwüre am Rücken hatten sich fast vollständig zurückgebildet.

Die Chefärztin lehnte sich zurück und lächelte. Seit diesem Erlebnis, sagte sie, habe sie begonnen, die traditionellen Heiler ernst zu nehmen. Sie sei beeindruckt von der indianischen Vorstellung, dass Krankheit nicht das individuelle, vom Spiel des Zufalls diktierte Schicksal eines Menschen sei, sondern Ausdruck eines Problems der Gemeinschaft. So beschrieben die Curanderos der Shipibo den Hintergrund einer Erkrankung. Sie verstanden diesen Zusammenhang zwar nicht im psychologischen Sinne, wie das die westliche psychosomatische Medizin heute tun würde, sondern eher als kollektives Problem mit der Welt der Geister, im Kern aber bestehe da kein wirklicher Unterschied. Denn am Ende zähle, ob Heilung geschehen könne oder nicht.
Bei den Behandlungen in den entlegenen Dörfern, habe sie inzwischen in Erfahrung gebracht, seien meist alle Familienmitglieder anwesend, manchmal sogar alle Nachbarn, oft beteilige sich die ganze Dorfgemeinschaft. Wenn der Patient krank bliebe, werde dies nicht als sein persönliches Problem gesehen, sondern alle fühlten sich verantwortlich. Ein faszinierender Gedanke, der dem Weltbild der westlichen Schulmedizin magisch erschien, wenn auch neuere Erkenntnisse über psychologische Zusammenhänge diese indianische Vorstellung schon damals in ein anderes Licht zu rücken begannen.

Und dann erzählte die Ärztin eine zweite Geschichte, ein persönliches Erlebnis, das etwa ein Jahr zurücklag: Auf einer Reise durch die Felsenlandschaft der Anden sei sie eines Abends in ein abgelegenes Dorf gekommen. In der schneidenden Kälte nach Sonnenuntergang sei sie in einem der Bauernhäuser Zeugin eines Abschiedes geworden. In einem Bett in der Ecke eines düsteren Zimmers lag eine sterbende Frau, und nach und nach kamen die Bewohner des Dorfes zu einem letzten Besuch. Die Ärztin hatte den Impuls zu helfen und fragte vorsichtig, ob sie die Patientin untersuchen dürfe. Die Angehörigen stimmten zu, auch wenn sie offenkundig wenig Hoffnung in die Fremde setzten. Nach wenigen Minuten war der Ärztin klar, dass die Krankheit heilbar war, mit einem neuen Medikament, das erst seit kurzer Zeit auf dem Markt war. Und genau dieses hochwirksame Mittel hatte sie im Reisegepäck. Sie gab es der Frau und sagte den Angehörigen, sie müssten sich keine Sorgen mehr machen – die Patientin werde mit Sicherheit ganz schnell gesund werden.
Einige Stunden später starb die alte Frau, wie es die Angehörigen erwartet hatten, und das Dorf begann mit den Trauerritualen.
Die deutsche Ärztin war verzweifelt und schockiert. Lange suchte sie nach dem Fehler, der sie in dieser schwierigen Situation scheitern ließ, aber sie war sicher, die richtige Diagnose gestellt und nach den Regeln ihrer Kunst behandelt zu haben. Warum also musste die Frau in jener Nacht sterben?
Erst ein Jahr später, nach der Erfahrung mit der wunderbaren Heilung des Mädchens im Tiefland, fast 1000 Kilometer von jenem Dorf in den Anden entfernt, begann sie zu begreifen, dass sie schon damals Zeugin einer besonderen Macht geworden war: der Macht des Bewusstseins. Schon immer waren in den Hochebenen Perus Menschen gestorben, die an dieser Krankheit litten, allen Hoffnungen zum Trotz. Die Angehörigen am Krankenbett und alle Besucher glaubten tief in

ihrem Inneren, dass es keine Rettung gab. Auch die Patientin selbst war sich über ihr Schicksal im Klaren und hatte begonnen loszulassen, den Kampf um das Leben aufzugeben. Die Sterbende und ihre Freunde und Verwandten waren im Einklang mit ihrer Tradition und ihrem alten Wissen vom Leben und von Tod. Gegen diesen tiefen Glauben konnte die Fremde aus Europa nichts ausrichten. Ihre medizinische Kunst war im Angesicht dieses kollektiven Wissens ohne Bedeutung. Der Körper der Patientin folgte der Botschaft des Bewusstseins und zog die Abwehrkräfte zurück. In diesem Moment verlor auch das Medikament aus dem Westen seine Macht, die es in Jahren intensiver Forschung gewonnen hatte: Wenn das Bewusstsein die Heilung verweigert, weil es sie nicht für möglich hält, sind äußere Eingriffe in die Chemie des Körpers offenbar ohne Bedeutung. Die Patientin starb friedlich, wie sie selbst und alle anderen es erwartet hatten.

Die moderne Medizin kann sich mit der Macht des Bewusstseins nur schwer abfinden. Seit meiner Begegnung mit dieser deutschen Ärztin sind mehr als 30 Jahre vergangen, aber noch immer liegen die Vertreter einer mechanistischen Medizin mit jenen Ärzten im Streit, die sich in das unüberschaubare Grenzgebiet von Körper und Seele wagen. In diesen Regionen aber könnte sich die Lösung des Rätsels verbergen, denn dort sind die Forscher geheimnisvollen Mechanismen auf der Spur, die unfassbar erscheinende Wunder ebenso möglich machen wie tragische Niederlagen.
Die grundlegende Frage, um deren Lösung sich alle bemühen, steht seit Menschengedenken fest: Was ist die Kraft, die Kranke gesund macht, die Leben verlängert und den Tod hinauszögert? Was ist der Grund, der den einen Menschen auf wunderbare Weise genesen, den anderen sterben lässt? Wo liegt die verborgene Quelle der Heilung?

Krieg im Körper

Die moderne Medizin hat auf der Suche nach einer Antwort den Geist und die Seele fast vollständig ausgeschlossen, sie stellt den Körper und seine komplizierten biologischen Mechanismen in den Mittelpunkt.
Der Körper erscheint ihr als Maschine, die perfekt konstruiert die Arbeit aufnimmt und lediglich gewartet werden muss, damit sie fehlerfrei funktioniert. Natürlich wird sie sich mit der Zeit abnutzen, Verschleißerscheinungen treten auf, auch ist es möglich, sie falsch zu bedienen oder schlecht zu schmieren. Fällt sie aus, können Fachleute den Fehler herausfinden und reparieren, notfalls Teile austauschen, bis eines Tages eine Reparatur nicht mehr möglich ist.
Der Geist spielt in diesem Modell nur insofern eine Rolle, als jeder Mensch als Besitzer seines Körpers gleichzeitig für die »Bedienung« verantwortlich ist. Sollte er also Unregelmäßigkeiten übersehen oder die vorgeschriebenen Inspektionszyklen nicht einhalten, oder sollten die von ihm beauftragten Techniker bei der Wartung Fehler machen, könnte das schwerwiegende Folgen haben, denn die Maschine insgesamt ist nicht zu ersetzen.
Aus Sicht der Schulmedizin ist der Körper also gesund, wenn er ins Leben tritt, von Erbkrankheiten und möglichen Schäden durch Geburtskomplikationen einmal abgesehen. Aber er ist ständig »von außen« bedroht: durch Erreger aller Art und durch Unfälle.
Gesundheit gilt als Normalzustand, der durch äußere oder (seltener) innere Einflüsse ins Ungleichgewicht geraten kann, wobei auch die inneren Einflüsse stets als Ausdruck der Materie gesehen werden: Denn auch hinter psychosomatischen Erkrankungen, also hinter Symptomen, die sich leicht in Zusammenhang mit psychischen Belastungen bringen lassen –

Dauerstress zum Beispiel, Niederlagen oder Verluste, Missbrauch, Mobbing, Überforderung im Beruf oder in privaten Beziehungen –, stehen körperliche Regelkreise, das Wechselspiel unterschiedlicher Botenstoffe, die Ausschüttung oder das Fehlen von Hormonen, und hinter diesen letztlich körperlichen Abläufen das Gehirn, der materielle Träger des Bewusstseins.

Wir sind Körper, die in der Illusion leben, Geist zu sein, sagt unser modernes Weltbild, und wenn wir vielleicht einer alten Vorstellung anhängen und glauben, einen Körper zu haben, in dem unsere Seele wohnt, sei letztlich auch die Seele nur ein Ausdruck des Körpers, jede psychosomatische Erkrankung also im letzten Grund nur eine andere Form körperlichen Leidens.

Die moderne Medizin hat ihren Blick seit den Zeiten der griechischen Antike, vor allem aber seit dem Sieg des rationalen Denkens über das magische Weltbild des Mittelalters und der frühen Neuzeit, auf das Wechselspiel von (biologischer) Ursache und Wirkung gelegt und andere Dimensionen als irrational ignoriert. Deshalb bewegt sich die Forschung ebenso wie unser Denken vor allem in eine Richtung: Krankheit wird nicht als ein Zustand gesehen, in dem körperliche, geistige und seelische Aspekte eine Rolle spielen, in dem also ein Gewebe unterschiedlicher Kräfte wirksam wird – Krankheit ist nur ein anderes Wort für eine Summe von Symptomen.

Auch den alten philosophischen Gedanken, Krankheit als einen Zustand zu verstehen, der in einer dualen Welt stets existieren muss, einfach weil es sein Gegenteil gibt (so wie auf der Erde Schönheit nicht ohne Hässlichkeit, Liebe nicht ohne Hass, Frieden nicht ohne Krieg denkbar ist), ignoriert die moderne Medizin. Und so spaltet sie den umfassenden

Begriff – nicht ohne Folgen für unser Denken, das von der Illusion geprägt ist, Krankheit insgesamt besiegen zu können – in viele kleine Teile auf, in »Krankheiten«, wo doch genauer von »Erkrankungen« die Rede sein müsste.
Jede Gruppe von Symptomen, die im Zusammenhang auftritt, erhält einen bestimmten Namen: grippaler Infekt, HWS-Syndrom, Nierenbeckenentzündung, Lungenkrebs. Damit kann aus der Fülle möglicher Bilder ein Teilstück herausgelöst und isoliert betrachtet werden. Gelingt es dem Arzt, diese Gruppe von Symptomen zum Verschwinden zu bringen, also zum Beispiel Fieber, Gliederschmerzen, Halsentzündung und Schnupfen beim grippalen Infekt, gilt die konkrete Erkrankung als geheilt und der Patient als gesund.

Die Idee hinter diesem Denken hat zu wirkungsvollen Behandlungsmethoden geführt, nicht nur bei harmlosen Erkrankungen, sondern auch bei lebensbedrohlichen. Und dennoch ist der Blick dieser modernen Heilkunde verengt, wie der Blick in einen Tunnel, der den größeren Zusammenhang der ihn umgebenden Landschaft verstellt. Denn Symptome sind fast immer nur vordergründiger Ausdruck einer grundlegenden Störung. Ihr Verschwinden kann, wird die eigentliche Ursache nicht behandelt, niemals endgültig sein, nach einiger Zeit werden Störungen zurückkehren, und mit ihnen dieselben oder jetzt vielleicht veränderte, verschobene Symptome.

Natürlich hat auch die naturwissenschaftliche Medizin dieses Problem erkannt. Sie bekämpft deshalb nicht nur die unmittelbaren Symptome – Schmerzen, Hautausschläge, Fieber – mit unterdrückenden Substanzen, sondern sie versucht, die unsichtbaren Verursacher der äußerlich sichtbaren Krankheitsbilder zu entdecken und dann zu vernichten, mit Antibiotika zum Beispiel und anderen wirksamen Mitteln.

Und sie hat Strategien entwickelt, Erkrankungen vorbeugend zu bekämpfen, durch gezieltes Training des Immunsystems zum Beispiel, wie das die Impfung versucht: Die eigene »innere Armee« wird mit Angreifern konfrontiert, die einen Teil ihrer Kraft eingebüßt haben und die hoffnungslos in der Minderheit sind. Das schult die Verteidigungskräfte und hilft ihnen, den Gegner auch in Zukunft sicher und schnell zu erkennen und rechtzeitig mit der Mobilmachung zu beginnen, bevor die Streitkräfte der Angreifer wichtige Brückenköpfe im Körper besetzt haben, von denen sie nur noch schwer zu vertreiben sind.

Dieses »militärische« Konzept von Heilung hat sich bei vielen Erkrankungen bewährt, solange der Angreifer nicht seinerseits neue Methoden entwickelt, das Prinzip rascher Verwandlung zum Beispiel, oder die Methode, sich unsichtbar zu machen oder zumindest eine Zeit lang im Verborgenen zu warten, bis die Aufmerksamkeit der Verteidiger nachgelassen hat, um dann – wie die griechischen Invasoren Trojas – aus dem Versteck aufzutauchen und die völlig überraschten Verteidiger vernichtend zu schlagen. Manche Erkrankungen verlaufen nach diesem Prinzip, die rätselhafteste und bisher im tragischen Sinne kreativste ist die Immunschwäche AIDS, deren Erreger ständig Form und Strategie ändern, so als ob sie Spione hinter die Linien der Verteidiger schickten, um frühzeitig Abwehrstrategien unterlaufen zu können.

Kollateralschäden

Während im Körper also aus Sicht der konventionellen Medizin ein dem bloßen Auge unsichtbarer Krieg tobt, leidet der Mensch an den Symptomen, die der Arzt direkt bekämpft –

durch die Gabe fiebersenkender oder schmerzlindernder Medikamente – und indirekt, indem er versucht, die fremden Eindringlinge mit der Macht chemischer Mittel zu zerstören. Der Preis für das Verschwinden der Symptome sind die Nebenwirkungen: In den Beipackzetteln der Medikamente sind sie aufgelistet, oft relativ harmlos, manchmal aber auch schwerwiegende. Nach Schätzungen von Arzneimittelexperten sterben allein in Deutschland jährlich zwischen 15000 und 20000 Menschen an Nebenwirkungen von Medikamenten.[1] Einer der wichtigsten Gründe dafür ist die falsche, zu hohe Dosierung. Weil etwa 40 Prozent der Bevölkerung ein bestimmtes Enzym fehlt, das in der Leber für die Entgiftung benötigt wird, ist für sie die normale Dosierung bereits schädlich. Die notwendige Arzneimittelmenge wird für einen statistischen Durchschnitt der Bevölkerung berechnet – so erhalten viele Menschen zu hohe Dosen, manche werden geradezu vergiftet, wie Experten sagen. Auch die Tatsache, dass Frauen auf dasselbe Medikament aus biologischen Gründen von vorneherein anders reagieren als Männer gleicher Körpergröße und gleichen Gewichts, bleibt in der täglichen Praxis fast unbeachtet (und davon steht auch nichts in den Beipackzetteln).

Weil viele Menschen, vor allem im höheren Alter, oft mehrere unterschiedliche Medikamente einnehmen, deren Wirkungen sich teils aufheben, teils addieren, treten nicht selten neue Symptome auf, die sich die behandelnden Ärzte nicht erklären können und die sie deshalb mit neuen Medikamenten bekämpfen. Ein Teufelskreis, der schwere Schäden hervorrufen kann, eine oft übersehene Ursache für manchen unerklärlichen Todesfall.

Alle diese Folgen sind der Preis eines Denkens, das in erster Linie die Symptome im Blick hat und den Wunsch der Patienten nach rascher Gesundung erfüllen möchte, im Gegensatz zu einer Sichtweise, die alle Zusammenhänge beachtet.

Nebenwirkungen sind die Kollateralschäden der Schulmedizin. Im Falle von Krebserkrankungen kommt noch eine dramatische Komponente hinzu, denn der Feind ist hier Teil des eigenen Körpers, entartete Zellen, die sich aus Gründen, über die Wissenschaftler aller medizinischen Richtungen seit Jahrzehnten debattieren, wie Fremdkörper verhalten, wie Eindringlinge von außen, oder – um im Bild zu bleiben – wie Terroristen, denen am eigenen Leben nichts liegt, wenn sie nur ihr Ziel erreichen, die Gesellschaft, die sie hervorgebracht hat, zu zerstören. Tatsächlich sind Krebszellen Selbstmordattentätern vergleichbar, denn wenn sie die Macht übernehmen und den Körper besiegen, sterben sie mit ihm.

In der Frühzeit der schulmedizinischen Offensive gegen diese gut versteckten und die gesamte Infrastruktur des Körpers nutzenden Feinde waren die Nebenwirkungen von Bestrahlung und vor allem Chemotherapie oft unerträglich. Manche Kritiker dieser Behandlungsmethode warfen den Ärzten vor, den Patienten mehr zu schaden als zu nützen. Oft schien tatsächlich unklar zu sein, ob hohe Dosen dieser Mittel nicht eher für den Tod des Patienten verantwortlich waren als die Krankheit selbst, vor allem wenn die Ärzte zu der radikalen Methode griffen, den Körper mit extremen Gaben von Chemotherapeutika zu überschwemmen, um möglichst alle entarteten Zellen, die überall verstreuten Metastasen, zu töten. Zwangsläufig brach das Immunsystem vollständig zusammen, und die meisten Patienten starben – »trotz unserer Behandlung«, sagten die Krebsspezialisten, »wegen dieser Behandlung«, ihre Kritiker.

Die Chemotherapie hat sich in den letzten Jahrzehnten gewandelt, ist präziser geworden, schonender für das gesunde Gewebe. Oft kommen die Ärzte mit geringeren Dosen aus: Neue Verfahren sind in der praktischen Erprobung, die Mittel direkt an die Krebszellen zu führen und so Nebenwirkungen fast auszuschalten. Bestrahlung und Chemotherapie haben vielen Menschen das Leben verlängert und (bei niedriger Dosierung) im Sinne einer schmerzlindernden Therapie auch wieder lebenswert gemacht, zumindest für eine beschränkte Zeit. Immer häufiger aber erleben die Onkologen auch dauerhafte Heilungen, bei denen ihre Therapie offenkundig erfolgreich war.

Dennoch würde eine Theorie, die diese Erfolge vor allem oder gar ausschließlich der unmittelbaren Wirkung von Chemotherapeutika zuschriebe, zu kurz greifen. Der Onkologe W. M. Gallmeier wies darauf hin, dass nicht einmal diese wirkungsvolle Waffe der Schulmedizin für sich reklamieren könne, dem kranken Körper »von außen« Heilung zu bringen: Chemotherapie helfe bei einem metastasierenden Tumor oder einer Leukämie nur deshalb, weil »zum Teil noch völlig unbekannte körpereigene Mechanismen greifen«. So gesehen sei jede Therapie immer nur Hilfe zur Selbsthilfe.[2] Die wirklichen Zusammenhänge sind also noch nicht bekannt, sie sind vermutlich wesentlich komplexer, als sich das die meisten Ärzte im Augenblick vorstellen.

Aber auch ohne die Zusammenhänge vollständig zu verstehen, kann die Medizin auf vielen Gebieten Erfolge feiern: Unschlagbar ist die Kunst der Ärzte in der Akutmedizin, auch in der Chirurgie, wo heute mit fast unvorstellbarer Präzision selbst im Mikrobereich des Gehirns erfolgreiche Eingriffe möglich sind.

Aber was geschieht jenseits dieser Kunst und jenseits der Akutmedizin? Wenn eine Erkrankung länger als 14 Tage dauert, betonen ärztliche Kritiker der High-Tech-Medizin, könne die Schulmedizin nicht mehr dauerhaft heilen. Vor allem chronische Erkrankungen seien nicht mit einfachen biologischen Wirkmechanismen zu erklären.

Es ist wohl eher eine »systemische« Sicht, die der Wirklichkeit näher kommt: Jeder Mensch ist ständig zahllosen Störungen ausgesetzt, die das Gleichgewicht von Körper und Seele beeinflussen. Lange Zeit kann das System dennoch in Harmonie bleiben, denn es verfügt über die Fähigkeit, Schwankungen kreativ auszugleichen.

Wenn aber viele Faktoren zusammenkommen, »äußere« (wie falsche Ernährung, giftige Substanzen, Strahlung, Klimafaktoren, chronische Entzündungsherde, Abnutzungserscheinungen, ein Übermaß an Pilzen, Bakterien oder Viren) oder »innere« Faktoren (wie seelische Probleme), dann genügt vielleicht eine kleine zusätzliche Belastung, um große Symptome hervorzurufen.

Wenn der Arzt nun hinter diesen Symptomen eine einzige Ursache vermutet, muss er fast zwangsläufig scheitern: Es ist ja ein ganzes Geflecht von Ursachen, das hinter der diagnostizierbaren Erkrankung steht. Deshalb kann es nicht dauerhaft helfen, die akuten Symptome mit wirkungsvollen Medikamenten zu »löschen« – die Erkrankung wird nach einiger Zeit (vielleicht in veränderter Form) zurückkehren.

Aus Sicht der konventionellen Medizin wäre die neue Erkrankung Folge einer neuen Ursache, die mit der früheren Erkrankung in keinem Zusammenhang steht, oder sie würde als Folge eines gestörten Immunsystems verstanden. In Wirklichkeit aber könnte das System insgesamt überlastet und dauerhaft in Unordnung geraten sein.

Auch bei akuten Erkrankungen, die sich mit dem Angriff von Bakterien und Viren plausibel erklären lassen, sind die Zusammenhänge wesentlich komplexer, als es auf den ersten Blick erscheint. Wenn Viren und Bakterien tatsächlich die einzigen Verursacher einer Infektion sind, warum erreichen diese mikroskopisch kleinen Lebewesen bei dem einen Menschen ihr Ziel und bei dem anderen nicht? Warum wird der eine krank und der andere bleibt gesund, obwohl vielleicht um ihn herum alle anderen erkranken? Warum ist die Abwehrkraft des einen Patienten geringer als die des anderen?

Im Fluss des Lebens

Eine ganze Forschungsdisziplin hat sich inzwischen dieser Frage angenommen, die Psychoneuroimmunologie, mit bahnbrechenden Erkenntnissen. Aber auch hinter den Ursachen, die diese Forscher herausgefunden haben, werden andere Wissenschaftler früher oder später noch grundlegendere Ursachen entdecken, eine offenbar endlose Kette[3], die im genetischen Code verankert zu sein scheint, genetische Prädisposition gilt derzeit als letzter Grund für die individuellen Unterschiede.

Aber so, wie die Physiker einst an das Atom als kleinsten, unteilbaren Baustein der Materie glaubten,[4] bis sie die Welt der Quanten entdeckten, noch kleinerer Bausteine, eine Reise immer tiefer ins Nichts, haben Forscher längst herausgefunden, dass die Gene keineswegs eine feste Größe sind, keine unveränderbare Grundlage des Menschen, sondern eher eine Summe von Möglichkeiten.

In einem kreativen Bild vergleichen manche Wissenschaftler die Gene mit einem Konzertflügel, der von selbst keine Musik entstehen lassen kann – er bleibt stumm, wenn niemand darauf spielt. Erst äußere Einflüsse, die sich in der Seele auswirken, bringen den Flügel zum Klingen, ein Steuerungsmechanismus, der wenig materiell erscheint.[5] Die ganze Wahrheit von Krankheit und Gesundheit ist deshalb wohl nur zu erfassen, wenn Ärzte und Patienten in größeren Zusammenhängen denken.

Die medizinische Richtung der Naturheilverfahren erhebt den Anspruch, den Menschen anders, »ganzheitlicher« zu sehen und zu behandeln als die konventionelle Medizin. Manchmal aber ersetzen Ärzte lediglich chemische Medikamente durch biologischen Substanzen, Pflanzen und Mineralien. Dann bleibt ihre Sichtweise eindimensional und erweitert nicht den Horizont. Wie in der konventionellen Medizin bekämpfen sie eine Kette von Symptomen, ohne den dahinterliegenden Zusammenhang zu erfassen, wobei sie lediglich künstliche Substanzen durch natürliche ersetzen, was oft, aber durchaus nicht immer, schonender ist.

Oft allerdings scheinen natürliche Substanzen umfassender zu wirken als synthetische, auch grundlegender als jene Stoffe, die findige Chemiker der Natur abgeschaut haben und die sie deshalb »naturidentisch« nennen. Offenbar spielt die Pflanze als vollständiges Lebewesen eine Rolle. Der zentrale Wirkstoff, den die Schöpfer neuer Mittel in den Labors der Pharmaindustrie analysieren, um ihn zur Basis eines neuen schulmedizinischen Präparates zu machen, mag zwar entscheidend sein – aber oft entfaltet er seine ganze Wirkung erst mit Hilfe anderer Bestandteile der Pflanze. Wird richtig dosiert, lassen sich in der Naturheilkunde Nebenwirkungen geringer halten, aber auch natürliche Heilmittel sind nicht immer ungefährlich, wenn auch meist schonender als ihre chemischen Konkurrenten.

Im Wortsinn ganzheitlich wird eine Behandlung erst dann, wenn sie tatsächlich den Menschen insgesamt betrachtet, also nicht nur den Körper, sondern auch Geist und Seele einbezieht. Viele naturheilkundlich orientierte Mediziner und auch manche Ärzte in den Allgemeinpraxen folgen diesem Gedanken. Indem sie so arbeiten, können sie in viel umfassenderem Sinne heilen als ihre hoch spezialisierten Kollegen, die ihre Aufmerksamkeit ausschließlich auf körperliche Symptome richten.

Der wissenschaftliche Reduktionismus hat den Ärzten ein früher unvorstellbares Fachwissen über die Funktion einzelner Organe gebracht. Immer mehr Mediziner beschäftigen sich den größten Teil ihres Lebens mit immer kleineren Ausschnitten der Wirklichkeit. So werden Genesungen möglich, die früher undenkbar schienen. Aber gleichzeitig geht der Überblick verloren, und Zusammenhänge bleiben unsichtbar.

In dieser hoch differenzierten Medizin erscheint die Seele als eine mögliche Verursacherin von Erkrankungen unter vielen, denen nur in einem ausgewählten Feld von Symptomen Beachtung geschenkt werden sollte. Es ist das Feld der psychosomatischen Medizin. Dem gegenüber, so glauben sehr viele Ärzte, gebe es aber das größere Feld der somatischen Erkrankungen, in denen die Seele keine oder eine zu vernachlässigende Rolle spiele.

Dieses Denken ist angesichts der Erkenntnisse der Psychoneuroimmunologie nicht mehr wissenschaftlich haltbar. Es schließt einen Teil des Ganzen aus und bringt sich so um die Chance, den Patienten als individuellen Menschen zu sehen, in dem sich Erkrankungen stets als Folge größerer Zusammenhänge zeigen.

Eine »ganzheitliche Medizin« ist dem gegenüber in der Lage, vom einzelnen Symptom auf übergeordnete Zusammenhänge zu schließen, die je nach Patient durchaus unterschiedlich sein können, und aus dieser Position zu heilen. Vor allem aber kann sie vorbeugend handeln.

Die Homöopathie kommt diesem Gedanken nahe. Sie geht stets mit den Symptomen und nicht gegen sie, sie begrüßt jede Reaktion des Körpers als Zeichen eines Mangels oder einer Forderung, die im Körper ihren Ausdruck findet. Mit ihrer Methode versucht sie, den Menschen insgesamt in Harmonie zu bringen. Das Prinzip, versteckte Erreger zu be-

kämpfen, ist ihr fremd – ihre Methoden funktionieren auch ohne dieses Bild.
Klassische Homöopathen wie einer der führenden Vertreter der wissenschaftlichen Homöopathie, der Grieche Georgos Vithoulkas, sehen einen Dreiklang von Köper, Emotionen und Geist, wobei der Geist aus ihrer Sicht die tiefste und wichtigste Ebene ist. Von fehlender Harmonie auf dieser Ebene, vermutet Vithoulkas, zum Beispiel durch extrem egoistische Zielsetzungen und einen Mangel an Vertrauen in den Fluss des Lebens, letztlich durch das Fehlen einer spirituellen Dimension, entwickelt sich Krankheit über gehemmte, verdrängte oder selbstzerstörerische Gefühle bis hin zu Schmerz und Unwohlsein auf der körperlichen Ebene.[6]
Die Methode der Homöopathie kann möglicherweise gegen diese körperliche Manifestation der Erkrankung, die den Patienten eigentlich zum Arzt geführt hat, lange nichts ausrichten. Die Symptome können sich sogar im Sinne einer »Erstverschlimmerung« vordergründig verstärken – aber Homöopathie wirkt im Idealfall als geistiges Prinzip gleichsam aus einer anderen, weniger materiellen Dimension und führt so am Ende, wenn die Behandlung gelingt, zu neuem, dauerhaftem Einklang des Patienten mit dem Leben und seinen Problemen, und damit letztlich auch zum Verschwinden der körperlichen Symptome.

Die von dem Psychologen Ruediger Dahlke entwickelte symbolische Denkweiser betrachtet Symptome nur als Warnsignale, Hinweise der Seele auf einen Mangel oder einen falschen Weg. Wer diesem Gedanken folgt, der lernt, seine Symptome als Helfer zu nutzen, die einen wichtigen Hinweis geben wollen.
Diese Sichtweise schließt nicht aus, quälende Symptome mit den Mitteln der konventionellen Medizin oder anderer Verfahren zu bekämpfen, denn auch wenn seelische Zusammen-

hänge erkennbar werden, bedeutet das noch keine unmittelbare Heilung. Aber allein schon die Idee, jedes Symptom als Hinweis zu begreifen, führt zu einer veränderten Wahrnehmung: Erkrankungen sind dann nicht mehr einzelne zufällige Ereignisse, sondern erscheinen in einem größeren Zusammenhang, der mit aktuellen Konflikten oder insgesamt mit den Lebensumständen eines Menschen zu tun hat.

Diese Sichtweise entspricht der Haltung eines Menschen, der sich nicht als biologische Maschine begreift, sondern als Geistwesen, das in ein Geflecht von Beziehungen eingebunden ist und mit der Welt insgesamt in Verbindung steht. Von dort ist es zu einer spirituellen Haltung nicht weit, wie sie in den archaischen Heilverfahren, vor allem im Schamanismus zum Ausdruck kommt, dem wohl ältesten Versuch der Menschheit, Erkrankungen zu verstehen und zu behandeln.

Auf den ersten Blick scheint die Denkweise dieser Kunst den Vorstellungen der modernen Medizin ähnlich: Auch Schamanen gehen stets von Symptomen aus, auch sie verfolgen »Eindringlinge« und entfernen sie aus dem Körper, auch sie versuchen, verlorene Kraft zurückzubringen und so dem Patienten wiederzugeben, was ihm fehlt. Aber diese Heiler bewegen sich nicht auf einer körperlichen Ebene, sondern sie reisen in »andere Bereiche der Wirklichkeit«, auf den Flügeln ihres Bewusstseins. In der Trance versuchen sie, verborgene Ursachen aufzudecken, die sich hinter den vordergründig sichtbaren Symptomen verbergen.

Jede einzelne Erkrankung mag ihre besondere Ursache haben, den Angriff eines Feindes zum Beispiel, wie das die Schamanen des Amazonas-Gebietes bei akuten Symptomen vermuten, aber Krankheit insgesamt ist aus ihrer Sicht eine Begegnung mit der Wirklichkeit hinter unserer sichtbaren Welt, der sich jeder Mensch stellen muss. Gesundheit kann nur entstehen, wenn es dem Patienten mit Hilfe des Schamanen gelingt, mit allen Kräften des Himmels und der Erde in

Einklang zu sein. Diese Balance muss immer wieder neu gefunden werden, deshalb ist es aus Sicht der Schamanen nicht möglich, Krankheit insgesamt zu besiegen.
Ganz ähnlich sehen das auch die Geistheiler des Westens, die sich als Kanal für eine unbekannte, vielleicht göttliche Energie begreifen. Wenn sie ihre Hände auflegen, um einen Patienten von seiner Erkrankung zu befreien, verbinden sie ihn nach alter Vorstellung mit einer umfassenden Wirklichkeit, ohne die Gesundheit und Entwicklung nicht möglich zu sein scheint.

Alle diese Methoden der Komplementärmedizin werden in vielen Teilen der Welt praktiziert. In den Gesellschaften der Industrienationen, die mehr und mehr unter der Angst leiden, nur noch Objekte einer Gesundheitsindustrie zu sein, die vor allem ökonomischen Gesetzen folgt, gewinnen sie als Alternativen zum medizinischen Alltag eine immer größere Bedeutung. Die Patienten, so schreibt der Arzt Bernhard Lown, seien eben nicht mehr bereit, sich mit der »endgültigen Verfremdung« abzufinden:

Niemand wird auf Dauer akzeptieren, ausschließlich aufgrund seiner Krankheitssymptome gekennzeichnet zu werden, als nichts anderes als eine Ansammlung entzwei gegangener biologischer Teile. Patienten erbitten eine Partnerschaft mit ihren Ärzten, die ein Gespür sowohl für ihre schmerzgepeinigten Seelen als auch für ihre schlecht funktionierende Anatomie haben.[7]

Diese Partnerschaft suchen die Patienten mehr und mehr in den Praxen jener Ärzte und Heiler, die versprechen, den »ganzen« Menschen zu behandeln, also Körper, Geist und Seele wahrzunehmen.
Immer mehr Forschungsergebnisse zeigen, dass in der Ver-

bindung dieser Ebenen tatsächlich der Schlüssel für einen Entwicklungssprung der Medizin liegen könnte. In dieser umfassenden Heilkunst, die jahrtausendealte Erfahrungen und neues Wissen miteinander in Beziehung bringt, gewinnen Faktoren an Bedeutung, die im medizinischen Alltag bisher nur eine Nebenrolle spielen: persönliche Überzeugungen der Patienten, rationale wie irrationale, »vernünftige« wie mystische, vor allem aber die Hoffnung und manchmal sogar die Gewissheit, wieder gesund werden zu können.

Die Macht der Hoffnung

Die weise Frau von Büdingen

Nach meiner ersten Begegnung mit der Kunst indianischer Heiler war ich der festen Überzeugung, dass nur in der Ferne exotischer Kontinente altes Wissen überlebt haben konnte, in den Regenwäldern Amazoniens und in den unzugänglichen Bergen der Anden, auch in den Wüsten und Savannen Afrikas und in den Steppen Asiens, nicht aber in Europa, inmitten des technischen und wissenschaftlichen Fortschritts unserer Zeit. Aber tatsächlich lag unter der Oberfläche rationalen Denkens auch in unseren Ländern noch immer die Macht eines alten Mythos verborgen, der Glaube an Zauberkräfte und wunderbare Heilungen, nicht tief verschüttet, sondern direkt unter der kargen Oberfläche wissenschaftlicher Skepsis. Jeder Mensch schien irgendwie und wenigstens heimlich an besondere Kräfte zu glauben, die meisten behielten diesen Glauben für sich, aus Angst, sich lächerlich zu machen. Nur in bestimmten ländlichen Regionen, im Allgäu zum Beispiel und in anderen, abgelegenen Gegenden, hatten sich kleine Rituale erhalten und wurden mehr oder weniger offen praktiziert, und da und dort traten einzelne Personen auf, denen die Menschen ihrer Umgebung heilende Kräfte zusprachen. Wenn die Patienten daran auch öffentlich zweifelten, nutzten sie doch insgeheim die Chance, auf vielleicht schnellere und schonendere Weise gesund zu werden. Vor allem bei schweren Erkrankungen, wenn die Schulmedizin bereits kapituliert hatte, setzten sie auf die legendäre Kraft von »Wunderheilern«.

Durch einen Zufall erfuhr ich von einer Frau, der ein Kreis von Menschen in ihrer Stadt große Erfolge bescheinigte. Sie hieß Grete Flach. Als ich sie kennen lernte, war sie 86 Jahre alt und von jugendlicher Kraft. Grete Flach war eine deutsche »Curandera«, eine Heilerin, die zwar vor allem auf die Wirkung medizinischer Pflanzen setzte, aber auch um die Macht des Wortes und die verborgenen Kräfte ritueller Handlungen wusste.

Grete Flach war nach dem Zweiten Weltkrieg aus dem Egerland nach Büdingen gekommen, einer mittelalterlichen Kleinstadt nordöstlich von Frankfurt. Sie bezog ein kleines Haus in einer Straße, die »Über den Roten Gräben« hieß, direkt am Friedhof, ein Stück außerhalb der Altstadt. Über die Jahre hinweg erlangte sie eine gewisse Berühmtheit zunächst in der Stadt und dann in der Region. In zwei Büchern[8] gab sie ihre Rezepte weiter, und so wurde sie auch weit über die Grenzen ihres Landkreises hinaus bekannt.

Als ich sie das erste Mal besuchte, zusammen mit meiner Frau, war es Spätherbst, und ich wollte einen Fernsehbericht über Grete Flach drehen. Sie saß im Keller ihres Hauses, wo sie stets praktizierte, wie ich später erfuhr, auf dem Weg zum Eingang kam der Besucher durch einen dicht bewachsenen wilden Kräutergarten. Im Keller hörte ich die letzten Anweisungen an einen Patienten und nahm wahr, dass er zehn Mark für den Rat der Heilerin bezahlte. Mein Gespräch mit Grete Flach verlief in eher kühler Atmosphäre. Sie sagte, dies sei der falsche Zeitpunkt für einen Film, bald sei es Winter, und ihr wichtigster Schatz, der Kräutergarten, sei dann nicht mehr sinnvoll ins Bild zu setzen. Es war unmöglich, die Heilerin zur Mitarbeit zu überreden, so nutzte ich die verbliebene Zeit, um ihr meine linke Hand zu zeigen. Auf einem der Finger waren drei Warzen zu sehen, und ich fragte, ob sie da etwas tun könnte. »Aber natürlich«, sagte sie, »das ist doch gar nichts. Da kommen Sie am Tag nach Vollmond und bringen ein Stück Speck mit, aber ungeräuchert muss er sein. Dann werden wir die Warzen mit einem Gebet besprechen und sie auf den Speck übertragen, den Sie an einer unzugänglichen Stelle vergraben müssen. Und die Warzen werden ganz schnell verschwinden.« Während sie das sagte, strich sie mehrfach über die befallene Stelle auf meinem Finger.

Ich bedankte mich und gab ihr zehn Mark, wie der Patient vor mir. Zu meiner Überraschung reagierte Grete Flach ungehalten. »Das geben sie doch alle«, sagte sie. Ich war erstaunt und antwortete: »Das ist für die Beratung. Wenn wir den Film realisieren, können wir natürlich über ein Honorar reden« (zu diesem Zeitpunkt wurden im Deutschen Fernsehen nur selten Honorare gezahlt).

Grete Flach war nun nicht mehr freundlich, sondern offenkundig verstimmt. Sie schien sich ausgenutzt zu fühlen, aber ich war mir keiner Schuld bewusst. Ich verabschiedete mich und ging zu meinem Auto. Es war Nachmittag, und auf der Fahrt zurück nach Frankfurt ergriff mich eine nie gekannte Müdigkeit. Auch meine Frau, die das Gespräch verfolgt hatte, konnte sich kaum noch wach halten. Zu Hause angekommen musste ich mich sofort hinlegen, ich schlief unmittelbar ein und wachte erst nach 20 Stunden wieder auf, am Mittag des folgenden Tages. Und meiner Frau, obwohl sie nicht direkt beteiligt war, ging es genau so.

Wie auch immer dieses merkwürdige Erlebnis bei kühler Betrachtung zu erklären sein möchte: Der Ärger der Heilerin hatte bei uns offenkundig körperliche Reaktionen ausgelöst. Am folgenden Tag begann sich auch noch mein Finger zu entzünden, die Warzen veränderten sich. Was zunächst wie eine neue Erkrankung erschien, war aber der Beginn einer Heilung: Nach etwa einer Woche verschwanden die Warzen spurlos, und sie kamen bis auf den heutigen Tag nicht zu-

rück. Das Ritual mit der Speckschwarte war nicht mehr notwendig – schon die Ankündigung und vielleicht auch die Berührung meines Fingers hatten genügt.
Aus der Forschung über die Kraft der Suggestion ist bekannt, dass Warzen sehr gut auf hypnotische Beeinflussung reagieren, aber Grete Flach hatte mich nicht in eine Trance geführt. Die Wirkung ihrer Persönlichkeit war unmittelbar, äußerst kraftvoll und direkt.

Ein halbes Jahr später fuhr ich wieder nach Büdingen, wohl vorbereitet und in einem Zustand großer Offenheit. Ich hatte mich von allen Plänen verabschiedet und akzeptiert, dass ein Film vielleicht nie zu Stande kommen würde. Ich wollte die Heilerin noch einmal treffen, um mich zu bedanken und um nachzuspüren, ob ich auch heute noch besondere Kräfte wahrnehmen könnte. Und ich wollte ohne Diskussion akzeptieren, wenn Grete Flach dem Filmprojekt nicht zustimmen würde.
Mit dieser Haltung betrat ich den Keller. Die Heilerin war von großer Herzlichkeit und fragte, was mich zu ihr geführt hätte. Nachdem ich mich für die Heilung bedankt hatte, trug ich meinen Wunsch vor, und sie sagte zu meiner Überraschung sofort zu. In Erinnerung an ihre Geldforderung fragte ich sie nach ihren Honorarwünschen. Sie antwortete, Geld interessiere sie nicht, natürlich müssten wir nichts bezahlen, sie brauche kein Geld, da sie sehr einfach leben würde, wie jeder sehen könne. Und dann erzählte sie mir, dass im vorigen Jahr ein Mann von einem anderen Sender da gewesen sei, der bei ihr einen Film drehen wollte. Sie beschrieb die Situation und sagte dann: »Mit dem hätte ich nie zusammengearbeitet, aber mit Ihnen tue ich das gern.«
Ich verwarf den Gedanken, die Wahrheit nicht aufzuklären, und sagte der Heilerin, ich sei der Mann im vorigen Jahr gewesen. Noch Monate später wollte sie das nicht glauben.

Damals hatte ich schon wahrgenommen, dass sie die Situation vor allem mit ihrem Gefühl erfasste, weniger mit ihren Augen, die kaum noch das Äußere sahen, sondern mehr nach innen gerichtet waren. Und ihr Gefühl hatte ihr gezeigt, dass da jemand gekommen war, der ihr seinen Willen aufzwingen wollte, jetzt aber, dass da ein Mann erschienen war, der offen blieb für jedes Ergebnis und für ihre Entscheidung.

Es ist selten, dass sich so deutlich zeigt, wie Menschen einander jenseits der rationalen Beurteilung wahrnehmen. Denn natürlich ist dieses intuitive Erfassen der Wirklichkeit seit undenklichen Zeiten ein wichtiges Hilfsmittel für die Bewältigung des Alltags, ja manchmal sogar für das Überleben gewesen, aber der rationale Geist hat diese alte Fähigkeit bei den meisten Menschen überlagert, oft sogar ganz zerstört.

Für Menschen in Heilberufen aber scheint es von großer Bedeutung zu sein, sich dieser Ebene neu zu öffnen. Denn über die Wahrnehmung jenseits des prüfenden Verstandes kommen viele, für die Heilung wichtige Signale.

Umgekehrt ist es für den Patienten unumgänglich, Vertrauen zu entwickeln und sich allen Möglichkeiten zu öffnen. Unser mechanistisches Weltbild macht es nicht einfach, sich von dieser offenen Haltung führen zu lassen. Und sicher ist es auch ratsam, auf einer anderen Ebene des Bewusstseins kritisch zu bleiben, so wie wir das auch der Schulmedizin gegenüber sein sollten. Ganz gleich, ob wir im Keller eines alten Hauses einer Heilerin wie aus ferner Zeit gegenübersitzen oder ob uns in einer High-Tech-Praxis ein moderner Facharzt mit dem Ultraschallgerät untersucht: Jene Balance zwischen Vertrauen und Offenheit einerseits und kritischer Distanz andererseits kann helfen, allen Teilen der Persönlichkeit gerecht zu werden.

Ein paar Tage nach dieser Begegnung durfte ich zusehen, wie Grete Flach eine Patientin behandelte, die unter einer schmerzhaften Gürtelrose litt. Es war eine ältere Frau, die seit vielen Jahren vergeblich alle Mittel der herkömmlichen Medizin versucht hatte. Keines hatte ihr auf Dauer geholfen. Jetzt wartete die Frau voller Hoffnung, aber auch unsicher über die ungewöhnliche Situation, auf den Rat der Heilerin. Grete Flach betrachtete die Rötung, die wie ein Band um den Bauch gespannt schien, und sie machte ihrer Patientin Mut: Das sei kein großes Problem, die Gürtelrose werde sicher bald verschwinden. Grete Flach setzte sich vor die Patientin und schloss die Augen. Sie atmete ruhig und schien sich zu konzentrieren. Nach vielleicht zwei Minuten öffnete sie die Augen und blickte die Gürtelrose mit ruhigem Blick an. Dann sprach sie langsam ein Gebet: »Weiße Rose, rote Rose, Gürtelrose, ihr drei: Hüte dich, ich bitte dich, dass du vor Jesu Türe stehst und mit dem heutigen Tag vergehst.«

Sie holte tief Luft und blies über die gerötete Haut. Dann wiederholte Sie das Ritual noch zweimal. Dieser kurze Moment der Konzentration war alles – danach gab sie noch einige persönliche Ratschläge und verabschiedete ihre Patientin.

Einen Tag später erfuhr ich, dass die Frau noch am selben Nachmittag ins Schwimmbad gegangen war – zum ersten Mal seit vielen Jahren. Sie fühlte sich schmerzfrei, und nach einigen Tagen verschwand die Gürtelrose vollständig.

Das Geheimnis solcher Heilungen erschließt sich vielleicht, wenn wir die Situation aus der Sicht dieser Patientin betrachten, die Grete Flach zum ersten Mal aufsuchte: Sie wusste um den Ruf der Heilerin, kannte ein ganzes Geflecht wunderbarer Geschichten. Vorbereitet durch diese Erzählungen und voller innerer Bilder ging sie durch einen verzauberten Garten in ein kleines Haus, aber nicht in eine kühle Praxis, sondern durch einen Nebeneingang hinunter in einen Keller, in einen düsteren Raum. Alles dort war von der Aura des Geheimnisvollen umweht, und wer sich dem aussetzt, ist in der Tiefe seiner Seele offen für besondere Erfahrungen.

Wie es scheint, ist der rationale Geist, der auch dann noch die Steuerung in der Hand behält, nicht in der Lage, diese Offenheit der Seele zu stören. Während die Ratio agiert und den Faden des Gespräches weiterspinnt, löst sich unmerklich der Widerstand, diese Mauer der Angst vor der Wildnis des Irrationalen, und macht die Patientin durchlässig für die versteckten Botschaften jenseits der Logik.

In solchen Momenten geschehen wunderbare und vielleicht auch ängstigende Dinge. Ob wir dies als einen Beweis für die ungewöhnlichen Kräfte eines Menschen begreifen, als eine sozusagen physikalische »Strahlung«, die von einer Sekunde auf die andere Veränderungen auslösen kann, oder ob wir eher eine besondere, mit den Begriffen der Psychologie erklärbare Situation für solche unmittelbaren Wirkungen verantwortlich machen, spielt im Ergebnis keine Rolle: Die Situation ist herausgehoben aus dem Alltag, aus dem Erklärbaren, Bekannten, die Begegnung ein besonderer Moment, eine archaische Stunde voller Magie.

Ist das die Kunst, die jeder wunderbaren Heilung zugrunde liegen könnte? Das, was moderne Psychologen das »Setting« nennen? Und worauf müssten Ärzte und andere Heilkundige vor diesem Hintergrund achten, wenn sie die besondere Kraft, die sich aus dem Umfeld zu ergeben scheint, als Hilfsmittel für Heilung nutzen wollen?

Offenbar sprach Grete Flach eine Schicht des Bewusstseins an, die sich nach dem Geheimnisvollen, nach zauberhaften Begebenheiten sehnt, die – verborgen unter der Schicht wissenschaftlicher Gewissheit – an Wunder glaubt und deshalb bereit ist, Wunder zu erzeugen.

Als die Dreharbeiten bei der Heilerin beginnen sollten, hatte sich der Kameramann am Fuß schwer verletzt, als er am Vorabend in seinem Haus eine schwere Eichentür ausgehängt hatte. Die Tür war mit vollem Gewicht auf seinen Fuß gefallen. Obwohl die große Zehe blau angelaufen und extrem geschwollen war, lehnte er den Besuch in einem Krankenhaus ab. Immerhin war er bereit, die Verletzung der Heilerin zu zeigen, wenn er auch von den Fähigkeiten der alten Frau keineswegs überzeugt war. Er tat dies eigentlich nur, um mich zu beruhigen. Grete Flach reagierte freundlich und beinahe fröhlich – das sei ja alles gar nicht so schlimm und werde schnell vergehen. Ich solle für meinen Kollegen in den Garten gehen, den Hauptweg in Richtung Tor, dann den dritten Weg links. Dort stehe rechts eine Huflattichpflanze, die noch vier Blätter habe. Davon solle ich zwei pflücken und ihr bringen. Ich ging in den Garten und fand die Pflanze unter Hunderten anderer an der beschriebenen Stelle. Grete Flach gab die Anweisung, die beiden Blätter zu teilen und eines um die Zehe zu legen. Am Abend solle der Patient das nächste Blatt nehmen, und dann am folgenden Tag noch zweimal wechseln.

Ich war nicht allzu beruhigt, denn die Erfahrung sagte mir, dass es mindesten eine Woche dauern würde, bis die Schwellung und der Bluterguss sich zurückbilden würden.

Tatsächlich waren die Schmerzen schon am Abend verschwunden, und am nächsten Tag war die Zehe vollständig abgeschwollen und die Hautfarbe wieder normal.

Ich konnte kaum glauben, was da geschehen war, denn diese Heilung widersprach allem, was ich für möglich gehalten hatte. Einen kurzen Augenblick war ich sogar geneigt, die Schwere der Verletzung zu leugnen, die Schwellung kleiner zu reden und auch die dunkelblaue Verfärbung der Zehe aus der Erinnerung zu streichen. Aber das Bild der Verletzung stand mir noch zu deutlich vor Augen, um diese Umgestaltung der Wirklichkeit in meiner Erinnerung zuzulassen. Ich war Zeuge einer ungewöhnlichen Heilung geworden. Aber was war geschehen? War es denkbar, dass die Berührung der Zehe mit dem Huflattichblatt diese erstaunlichen Effekte erzielte?

Grete Flach war überzeugt davon, sie war eine bescheidene Frau, die täglich die segensreichen Wirkungen ihrer Pflanzen beobachtete. Aber schon meine erste Erfahrung mit der Heilerin hatte mir gezeigt, dass sie über besondere Kräfte zu verfügen schien, zumindest aber über die Fähigkeit, im Augenblick der Behandlung einen besonderen, fast heiligen Raum zu schaffen. Sie tat dies unmerklich, ohne spektakuläre Handlungen, auch waren ihre Anweisungen an die Patienten eher burschikos, bisweilen sogar schroff, das Gegenteil einer sakralen Handlung. Und dennoch gelang es ihr offenbar, eine direkte Verbindung zum Patienten herzustellen und ihm die Bedeutung des Augenblicks in die Seele zu pflanzen.

In den nächsten Monaten hatte ich Gelegenheit, sie bei ihrer Arbeit immer wieder zu beobachten, und bis zu meiner letzten Begegnung mit ihr blieb das Geheimnis ihrer Erfolge unergründet. Waren es besondere Kräfte, die sie einsetzte, vielleicht sogar unbewusst? Oder war es doch vor allem das Setting, in dem die Behandlung stattfand, jene Atmosphäre von Zauberei und praktischer Gewissheit, die der Wirkung der Pflanzen einen Schub gab? Konnte jeder, der ihre Rezepte nutzte, die gleichen Erfolge verbuchen? Oder brauchte es ihre Autorität, um die Kraft der Pflanzen gleichsam zu potenzieren?

Heilen mit Worten

Ich wurde Zeuge einer ganzen Reihe von Heilungen, von kleinen Beschwerden bis zu schwerwiegenden, chronischen Symptomen. Wie die Schulmediziner zielte Grete Flach zunächst auf die Symptome selbst, ihr Ziel war, alle Beschwerden zum Verschwinden zu bringen. Aber was sie tat, hatte eine ganz besondere Nebenwirkung: Es öffnete die Herzen ihrer Patienten für das Wunderbare, für eine Heilung des ganzen Menschen, für eine spirituelle Dimension. Denn neben den Pflanzen setzte Grete Flach, wie schon gesagt, auch Worte ein, heilige Worte, Gebete und Zaubersprüche aus der fernen Vergangenheit. Wenn sie Warzen besprach oder eine Gürtelrose, dann rief sie göttlichen Beistand an, jedenfalls sprach sie in Jesu Namen, wenn sie auch keine Kirchgängerin war und keine Verpflichtung gegenüber den Forderungen und Moralvorstellungen der christlichen Konfessionen zu fühlen schien. Jedenfalls sprach sie nie darüber. Sie wollte heilen und nichts anderes.

Natürlich war auch Grete Flach nicht zu Wundern fähig, und nicht alle ihre Behandlungen halfen. Auch sie stand immer wieder vor der Frage, warum ihre Kunst einmal Wunder zu bewirken schien und am nächsten Tag versagte. Lag dies an ihrer Arbeit, vielleicht an der unterschiedlichen Tiefe ihrer Konzentration (manchmal schien sie wie in einer anderen Welt zu sein) oder kam es auf den Patienten an?
In dieser Zeit meiner wochenlangen Beobachtung konnte ich keine Lösung des Rätsels finden. Eines Tages, als ich sie wieder einmal nach ihren Erfolgen fragte, gab sie mir den Schlüssel zu ihrer Wohnung, die sie schon seit Jahren nicht mehr nutzte und sagte: In der Badewanne hebe ich die Briefe meiner Patienten auf, ich brauche die Wohnung und das Ba-

dezimmer nicht, ich bin lieber hier unten, und mir genügt die Regentonne am Haus, um mich zu waschen.

In der Wohnung, die sauber und unberührt war, fand ich viele hundert, vielleicht über tausend Briefe dankbarer Patienten. In manchen Umschlägen steckte noch Geld, das Grete Flach tatsächlich nicht zu interessieren schien, dann sie hatte es nicht herausgenommen und wohl auch längst vergessen.

In den Briefen bedankten sich Patienten aus allen Teilen des Landes für wunderbare und überraschende Heilungen kleiner und großer Erkrankungen. Alle waren voller Freude und Wertschätzung und schienen gleichzeitig noch immer zu staunen über das, was geschehen war. In gewisser Weise waren sie wie verwandelt, weil sie für eine kurze Zeit aus den festgefügten Glaubensvorstellungen unseres mechanistischen Weltbildes herausgerissen waren, und weil die Rückkehr in das gewohnte Denken jetzt schwer fiel.

Einzelne dieser Heilungsgeschichten können Zufälle gewesen sein. Aber in der großen Zahl hatten sie die Macht eines Beweises. So schreibt eine Patientin:

Liebe Frau Flach, ich hatte versprochen mitzuteilen, was der Augenarzt feststellen wird bei der Untersuchung. Das Ergebnis: Er sagte ganz verblüfft, so etwas habe er noch nicht erlebt: Es ist der Graue Star, und doch könne ich alle Zahlen klar lesen bis auf zwei ganz kleine. Die Untersuchung ergab dann: Das linke Auge ist wieder gesund, nur auf dem rechten ist noch leicht der Graue Star.

Und ein anderer Patient schreibt:

Ich will Ihnen von ganzem Herzen danken, dass sie mir ein so gutes Rezept für meine Krankheit gegeben haben. Der Knoten in meinem Hals ist so weit zurückgegangen, dass ich an einer

Operation vorbeikomme. Erst in einem Jahr muss ich wieder zur Untersuchung.[9]

Viele Patienten schickten ausführliche Beschreibungen, ganze Krankengeschichten, um zu zeigen, dass Grete Flach eine Heilung ermöglichte, mit der sie nicht mehr gerechnet hatten. Eine Frau berichtet, sie sei mit einer schwere Verbrennung am Rücken und unerträglichen Schmerzen von Arzt zu Arzt gelaufen, jeder habe ihr etwas anderes verschrieben, aber kein Mittel habe geholfen. Dann sei sie zu Grete Flach gekommen, und die habe ihr Pfefferminzöl verordnet, damit keine Narben zurückblieben, und Weißkrautblätter, die sie auf den Rücken legen sollte. Die Blätter, habe die Heilerin gesagt, würden die Verbrennung aus dem Körper herausziehen. Und tatsächlich: Nach wenigen Tagen hätten die Schmerzen nachgelassen, die Haut habe sich zu schälen begonnen, und darunter sei gesunde Haut sichtbar geworden, ohne Spuren der Verbrennung, wie es die Heilerin versprochen hatte. Der Arzt, dem die Patientin ihren Rücken gezeigt habe, sei sehr erstaunt gewesen und könne sich bis heute nicht erklären, wie schnell die Wunde geheilt sei.

Eine andere Frau schreibt, sie habe unter einer Nervenwurzelentzündung am Rücken gelitten und sei ein dreiviertel Jahr krumm gegangen, unter starken Schmerzen. Vierzehn Tage, nachdem ihr Grete Flach einen bestimmten Tee verordnet habe, seien die Schmerzen verschwunden, und seitdem könne sie wieder aufrecht gehen.

In der Medizin gelten Fallgeschichten wenig. Die »Kasuistik«, wie das in der Forschung heißt, bedeutet keinen wissenschaftlichen Wirkungsnachweis. Eine der Bedingungen, Heilverfahren als wirksam anzuerkennen, ist die Wiederholbarkeit durch jeden, der sie korrekt anwendet. Ein Medikament und jeder andere medizinische Eingriff muss zum Erfolg führen, ganz gleich, welcher Arzt sie verordnet, und auch wenn sich der Patient die Arznei selbst verabreicht.

Die moderne Forschung erkennt immerhin schon an, dass die Person des Arztes nicht unwichtig ist für den Erfolg, schreibt aber doch der biologischen Wirkung der Substanzen die entscheidende Rolle zu, verlangt sogar, den persönlichen Einfluss des behandelnden Arztes möglichst vollständig auszuschließen. So werden selbst umfangreiche Fallsammlungen nicht als Beweismittel akzeptiert, wenn auch in der täglichen Praxis niedergelassene Ärzte solche Erfahrungswerte durchaus ernst nehmen.

Grete Flach maß sich selbst keine große Bedeutung zu, sie glaubte bis zuletzt, dass es genüge, ihre Rezepte anzuwenden und dass letztlich jeder heilen könne, der das richtige Rezept kennt. Vielleicht hat wirklich jeder von uns das Potenzial, Heilung auszulösen und anderen Menschen, vielleicht auch sich selbst, unmittelbar zu helfen. Aber die Erfahrung zeigt, dass besondere, noch nicht entschlüsselte Fähigkeiten offenbar über Erfolg und Misserfolg entscheiden. In allen Überlieferungen der Welt wird der Begabung der Heiler ein großer Wert beigemessen, in zweiter Linie erst scheint die Ausbildung wichtig zu sein. Wie bei jeder Kunst, ist die Begabung sicherlich die notwendige Basis.

Und natürlich dürfen wir auch die unmittelbare biologische Wirkung der pflanzlichen Mittel nicht gering schätzen. Die Erfolge einer anderen Heilerin, die in ganz Europa berühmt wurde, sprechen dafür: Maria Treben berichtet in ihrem Buch[10] von zahlreichen Fällen, und auch ich selbst konnte mich von der Wirkung ihrer Tees in mehreren Fällen überzeugen.

Besonders eindrucksvoll war die Geschichte einer älteren Frau, die mit einer Leberzirrhose als unheilbar aus dem Krankenhaus entlassen worden war. Die Ärzte gaben ihr nur noch wenige Tage, denn die Leber war weitgehend zerstört. Ihre Tochter erinnerte sich an das Buch von Maria Treben und fand das Rezept für einen Heiltee: einen Aufguss von Bärlapp *(Lycopodium clavatum)*. Sie gab ihrer Mutter täglich zwei Tassen zu trinken, und erstaunlicherweise besserte sich der Zustand der alten Dame. Nach einigen Wochen, als es ihr offenkundig wieder gut ging, untersuchten die Ärzte noch einmal die Leber und stellten fest, dass sie sich vollständig regeneriert hatte. Sie sahen dieses Wunder als unerwartete Spontanheilung an und legten es zu den Akten, auch deshalb, weil die Tochter von ihrer persönlichen Rettungsaktion nichts erzählt hatte.[11]

Dieses Beispiel enthält aber auch eine zweite, wichtige Komponente: Die persönliche Haltung der Tochter könnte eine Rolle bei der Heilung gespielt haben, ihr tiefer Wunsch, der Mutter zu helfen, ihre Intention also.

Und genau diese Haltung scheint ein wesentliches Moment jeder Heilung zu sein: der klare, unmissverständliche, mit der Kraft des Willens und der Wärme des Herzens vorgetragene Wunsch zu helfen. Wäre es also denkbar, dass erst die Intention der Pflanze jenen Schub gibt, der ihre Wirkung zur Entfaltung bringt?

Symptome und Gedanken

Grete Flach verriet mir, dass es für jeden Patienten wichtig sei, seine Gedanken zu steuern. »Du darfst nicht immer zur Krankheit hindenken«, sagte sie, »wenn du das tust, verstärkst du die Symptome. Beschäftige dich lieber mit etwas anderem. Bei mir ist auch nicht alles so glatt gegangen, wie es sollte oder wie ich es wollte. Aber wenn ich etwas hatte, dann bin ich rausgegangen, habe das Grabscheit genommen und gegraben, oder die Säge und habe Holz gesägt, oder die Hacke und habe Holz gehackt, oder ich habe irgendetwas anderes getan. Bis ich wieder hereingekommen bin, war alles weg. Ganz einfach, weil ich keine Zeit hatte, meine Gedanken immer wieder an denselben Platz zu schicken.«

Hinter diesem Rat der Heilerin steckt eine philosophische Idee, die auch von den Weisen des Ostens vertreten wird: Es sind die Gedankenformen, sagen diese Lehrer, die erst die Wirklichkeit schaffen. Wenn wir uns immer wieder mit einer Idee befassen und ihr Raum in unserem Geist geben, gewinnt dieser Gedanke materielle Kraft. Ein Schmerzimpuls, den wir mit inneren Bildern untermalen, wird sich verstärken, weil er Bedeutung erhält. Sorgen und Ängste, die wir gleichzeitig denken, vielleicht die Befürchtung, hinter dem entdeckten Symptom könne sich eine schwerwiegende Erkrankung verbergen, nähren das Symptom und machen es größer, rücken es in den Vordergrund der Wahrnehmung. Das Gehirn aber kann nicht zwischen Gedankenformen und äußerer Wahrnehmung unterscheiden: Ob ich mir nur bildhaft vorstelle, ein Glas Wasser zu trinken oder ob ich tatsächlich das Glas ergreife – im Gehirn entstehen an derselben Stelle vergleichbare Muster, das haben Untersuchungen inzwischen zweifelsfrei belegt. So haben Träume und Phantasien, Ängste und Projektionen, eine materielle Kraft. Die gedachte oder befürchtete Wirklichkeit erschafft sich selbst. (Symptome können natürlich auch wichtige Zeichen sein, und im Zweifelsfall muss eine ärztliche Diagnose Klarheit schaffen. Diese besonderen Fälle sind hier nicht gemeint, sondern jene alltäglichen Beschwerden, die unsere Lebensqualität beeinflussen.)

Der Rat der Heilerin ist im Alltag schwer umzusetzen. Von den Symptomen wegzudenken, ist aber tatsächlich möglich. Vor allem kommt es darauf an, mit dem Geist in die Gegenwart zu gehen, sich vollständig auf das zu konzentrieren, was wir gerade tun und dabei alle Gedankenformen sanft beiseite zu schieben. Dies kann nur dann gelingen, wenn wir sie lediglich betrachten, ohne zu werten, wie das Eckhard Tolle rät, der seine Lehre in der Tradition des Ostens formuliert.[12]

Der einfache und auf den ersten Blick beinahe naive Vorschlag der Heilerin zielt in dieselbe Richtung: Indem wir uns auf eine alltägliche Handlung konzentrieren und dabei vollständig präsent bleiben, geben wir unserem Selbst einen anderen Fokus und lassen den ängstlichen Gedanken nicht mehr den Raum, unsere Wirklichkeit zu schaffen.

Das ist noch keine Heilung, auch wenn diese Methode bei kleinen Beschwerden durchaus helfen kann. Aber es ist der Beginn eines anderen Denkens, das uns mit heilsamen Aspekten der Seele in Kontakt bringen kann.

Wer eine bedrohliche Erkrankung hat, kann ohne Hoffnung nur schwer weiterleben. Die Hoffnung zu stärken, den Glauben, dass Genesung vielleicht möglich ist, dieses Prinzip war Grete Flach besonders wichtig. Es komme immer darauf an, den Menschen Mut zu machen, ganz gleich, unter welchen Symptomen sie litten, hat sie mir einmal gesagt. Ohne Hoffnung gebe es keine Heilung, und selbst wenn sich die Erkrankung als widerstandsfähig gegen alle Hilfe erweisen sollte, sei doch ein Leben in Hoffnung der Verzweiflung immer vorzuziehen. Wer der Hoffnung keinen Raum gebe, überlasse der Erkrankung das Feld und gebe der Angst den ganzen Raum.

Viele Menschen, die sich als Realisten sehen, können diesen Gedanken nur schwer akzeptieren. Wer den Kranken falsche Hoffnung mache, sagen sie, sei ein Lügner, denn wenn das

Leben auf dem Spiel stehe, hätten Patienten den Anspruch auf die ganze Wahrheit.
Aber was bedeutet das wirklich? Aus der Sicht der Schulmedizin gibt es zahlreiche Erkrankungen, die unheilbar sind, in einem bestimmten Stadium jedenfalls scheint es tatsächlich keine Behandlungsmöglichkeiten mehr zu geben, dann kann nur noch eine Schmerztherapie die Symptome lindern, keinesfalls mehr heilen. Weil in vielen, vielleicht den meisten Fällen Mediziner ihre Diagnose von der Wirklichkeit bestätigt sehen, nehmen sie nicht wahr, dass es immer wieder einmal überraschende, völlig unerwartete Veränderungen im Bild der Erkrankung geben kann, dass also selbst in aussichtslos erscheinenden Fällen Heilung nicht ausgeschlossen ist. Diese »Spontanheilungen« sind aus medizinischer Sicht Ausnahmen von der Regel, sie lassen unsere Vorstellung von den Fähigkeiten des Körpers und der Seele aber in anderem Licht erscheinen.
Die ganze Wahrheit ist deshalb: Heilung ist immer möglich, auch in schwerwiegenden Fällen, die das Leben unmittelbar bedrohen. Und auch wenn die Chance auf Rettung vielleicht nicht groß ist, zeigen viele Beispiele doch, dass sie besteht. Jeder Patient hat also zu jedem Zeitpunkt Grund zur Hoffnung.
Der Psychoonkologe Carl O. Simonton hat schon vor langer Zeit darauf hingewiesen, dass eine überwiegend skeptische Sicht der Heilungschancen den Verlauf einer Erkrankung negativ beeinflussen kann, und die moderne onkologische Forschung bestätigt diese These.[13] Weil der Patient, verängstigt durch die ärztliche Diagnose, eine Heilung nicht mehr für möglich hält, stürzt er oft in die Depression, ein Zustand, der die Symptome verstärkt, wie neue Untersuchungen zeigen. Die Ärzte und ihr Patient erwarten eine schrittweise Verschlechterung, und diese Voraussage trifft ein – eine sich selbst erfüllende Prophezeiung.

Umgekehrt kann die Erwartung des Kranken, eine bestimmte Therapie werde ihm helfen, die Wirkung auch chemischer Medikamente verstärken.

Ohne den Glauben an die Wirksamkeit haben auch Chemotherapeutika wohl nicht die volle Kraft, oder ein vielfach getestetes wirkungsvolles Medikament versagt vollständig, wie das die deutsche Ärztin in den Anden erlebt hatte.

Die ganze Wahrheit für einen Patienten ist also umfassender, hat mehrere Aspekte: Es gibt immer Hoffnung, selbst in einer lebensbedrohlichen Situation, aber es ist natürlich auch möglich, dass sich die Symptome nicht verbessern, vielleicht auch, dass die Krankheit zum Tode führt. Was am Ende geschehen wird, ist in gewisser Weise offen.

Eine solche Haltung nimmt dem Patienten nicht die Verantwortung ab, sich mit seiner Situation auseinander zu setzen, also auch die Möglichkeit des Todes zu sehen und vielleicht zu akzeptieren. Aber sie lässt ihm ein Fenster der Hoffnung, das seine Lebenskraft stärken und ihm eher helfen wird, nicht vor der Zeit aufzugeben.

Der Streit um den schönen Schein

Angst und Hoffnungslosigkeit sind Gefühle, die krank machen. Vertrauen und Hoffnung haben heilende Wirkung. Dieses alte Wissen, das Grete Flachs Heilkunst bestimmte, wird von modernen Forschern schon lange bestätigt. Aber hat die Medizin diese verborgene Kraft wirklich akzeptiert? Bei genauer Betrachtung sind Vertrauen und Hoffnung keineswegs ungreifbare Gefühle, Bewegungen der Seele, auf die wir keinen Einfluss haben. Sie hängen vielmehr davon ab, was wir selbst für möglich halten, was wir uns und anderen zugestehen und was wir zu tun bereit sind.

Bisweilen wird uns die innere Gewissheit, wieder gesund zu werden, in Träumen geschenkt, oder wir spüren ohne jeden Zweifel, dass eine Heilung geschehen kann. Oft aber müssen wir uns dieser Möglichkeit bewusst zuwenden, uns selbst überzeugen, dass wir wieder in Harmonie kommen werden.

Die Gewissheit aber kann niemand erzwingen. Weil der Zweifel in jedem Menschen wohnt, oft auch eine unter der Oberfläche schwelende Angst vor schweren Schicksalsschlägen, sind wir auf die Hilfe anderer angewiesen. Im Gespräch mit ihnen kann sich Angst auflösen und neue Hoffnung entwickeln. Wir sind eher bereit, dem Urteil anderer Menschen und ihrer Gewissheit zu trauen als uns selbst. Je größer die Kompetenz unseres Gegenüber erscheint, umso mehr sind wir bereit, uns in das Netz des Vertrauens fallen zu lassen, das er aufspannt. Und so kann es geschehen, dass wir wie kleine Kinder aus den Worten ihrer Eltern im Gespräch mit einem Arzt oder Heiler Kraft gewinnen, die so unmittelbar wirkt wie eine Arznei. Die Information allein, dass uns eine bestimmte Behandlung, ein Ritual, ein Pilgerfahrt, ein neues Medikament heilen werde, kann gesund machen.

Diese Macht des Bewusstseins ist in der Schulmedizin wohl bekannt, aber sie spielt in der Ausbildung der Ärzte wie in der täglichen Praxis nur eine untergeordnete Rolle. Den Forschern in den Labors der Pharmaunternehmen erscheint der Einfluss des Geistes sogar als störender Faktor. Denn er bringt ein großes Moment der Unwägbarkeit in die Medizin, weil sich bei jeder Behandlung, bei jedem Erfolg oder Misserfolg die Frage stellt, welchen Anteil der Geist eines Patienten hat und welchen das Medikament.

In der wissenschaftlichen Medizin kommt es aber darauf an, jederzeit verlässliche Aussagen machen zu können und so jedem Arzt die Möglichkeit zu geben, mit einer bestimmten Dosierung eines bekannten Medikamentes stets den gleichen Effekt zu erzielen. Subjektive Faktoren, gar die verborgene Fähigkeit, mit der ganzen Persönlichkeit heilend zu wirken, entziehen der Medizin den sicheren Boden und rücken sie in die Richtung einer Kunst, die mehr mit Begabung als mit Wissen zu tun haben könnte. Das aber ist nicht leicht zu akzeptieren, denn die Schulmedizin lebt noch immer in der Hoffnung, das Regelwerk des Körpers eines Tages vollständig verstehen zu können. Sie sucht das Objektive, jedem Fachmann Zugängliche, möchte gleichsam die Mechanik der Heilung verstehen, die Zahnräder entdecken, die das Uhrwerk des Körpers in Bewegung halten, um Schäden sicher und dauerhaft reparieren zu können. Mit dieser Haltung gelingen ihr große Erfolge, aber weil die Vorstellung eines verborgenen Räderwerks den Blick auf die Rolle des Geistes verstellt, stößt sie auch immer wieder an ihre Grenzen.

Wenn Medizin wieder zur Kunst würde, was sie in ferner Vergangenheit einmal war, kehrte etwas Irrationales und in jedem Fall, bei aller Kreativität, äußerst Subjektives zurück. Eine verschwindend kleine Zahl wirklicher Künstler stünde dann einer unübersehbaren Zahl von Kunsthandwerkern gegenüber.

Die Hoffnung der konventionellen Medizin aber richtet sich auf den Fortschritt in der Forschung: Irgendwann, wenn die Geheimnisse der Heilung vollständig als biologische Regelkreise enthüllt worden seien, würden die unscharfen Vorstellungen und Verfahren der »Außenseiter« zwangsläufig verschwinden. Im Vorgriff auf diese Zukunft fordern viele Mediziner, nur dem Messbaren, jederzeit von jedem Forscher Nachvollziehbaren, das Siegel der Anerkennung zu verleihen.

Diese Haltung gleicht der eines Schatzsuchers, der aus dem grauen Fels einer Mine einen großen Brocken Gestein schlägt, in dem Gold funkelt, aber auch Quarz und viele andere edle Mineralien. Weil er pures Gold möchte und nichts sonst, lässt er diesen Stein liegen und folgt einer anderen Spur, die ihm ein kleiner Stein weist, der ihm rein genug erscheint, denn er hasst Verbindungen, die nicht eindeutig sind. Und so verspielt er vielleicht die Aussicht auf einen gewaltigen Schatz.

Die Goldsucher in der Medizinforschung verlangen tatsächlich reine Ergebnisse in ihren Studien. Und so nennen sie ihr wissenschaftliches Credo den »Goldstandard«, eine Methode, die alle Ebenen jenseits des Materiellen ausschließen möchte. Die »randomisierte Doppel-Blind-Studie« ist ein Versuchsaufbau, dem sich alle Behandlungsmethoden zu unterwerfen haben, wenn sie wissenschaftlich anerkannt werden wollen: Wenn ein neues Medikament getestet wird, dann wird eine Gruppe von Versuchspersonen mit vergleichbaren Symptomen ausgewählt. Ohne dass die Patienten und ihre behandelnden Ärzte es wissen, wird diese Gruppe in zwei Untergruppen aufgeteilt, und zwar zufällig, randomisiert, wie der Fachbegriff lautet.

Die erste Untergruppe erhält das neue Medikament mit seinen chemischen oder biologischen Wirkstoffen, die zweite Gruppe lediglich ein Placebo, ein Scheinmittel, die berühmte Zuckerpille ohne Wirkstoffe. Wichtig ist, dass weder die Patienten, noch die Ärzte wissen, ob sie mit dem Medikament (dem »Verum«) arbeiten oder ob sie das Placebo erhalten, deshalb wird die Studie »doppelblind« genannt. Auch die Versuchsleiter wissen während des Experiments nicht, wer zu welcher Gruppe gehört, damit sie bei der Auswertung unvoreingenommen sind.

Das Placebo löst bei einigen Patienten eine starke Reaktion aus, manchmal ist es ebenso wirkungsvoll wie das neue Medikament, das getestet werden soll. Ein neues Mittel wird aber nur dann zugelassen, wenn es deutlich mehr Patienten heilt als das Scheinmittel in der Placebo-Gruppe. Eine Arznei, die diese Forderung nicht erfüllt, hat die Prüfung nicht bestanden.

Natürlich ist es sinnvoll, chemische Mittel ohne spezifische Wirkung nicht zuzulassen, denn was am Ende bliebe, wäre dann vor allem das, was auf dem Beipackzettel steht: Nebenwirkungen, jene »Kollateralschäden«, von denen schon die Rede war.

Aber die Methode hat einen offenkundigen Nachteil, und der betrifft vor allem die logische Konsequenz, die sich aus solchen Versuchsanordnungen ergibt: dass Heilwirkungen, die sich nicht chemischen Prozessen zuordnen lassen, zu vernachlässigen sind. Was aber, wenn die Zuckerpille tatsächlich vielen Patienten hilft?

Wenn ein Placebo in 50 Prozent aller Fälle die Symptome lindert, vielleicht sogar eine Erkrankung vollständig zum Verschwinden bringt, wird es doch niemals als Medikament gelten, denn es diente ja nur als Hilfsmittel beim Test eines neuen Mittels. Keine Zulassungsbehörde würde eine Zuckerpille für den Verkauf freigeben, auch wenn sie im Vergleich noch so gute Werte erzielte; dies würden am Ende auch die Patienten als Betrug empfinden, denn auf dem Beipackzettel müssten die Hersteller ja eine chemische Zusammensetzung vorgaukeln, die in Wahrheit nicht existiert. Die Zuckerpille funktioniert eben nur, wenn Arzt und Patient von ihrer Wirkung vollständig überzeugt sind, sie ist also im eigentlichen Sinne kein Medikament, sondern nur ein Vermittler von Heilung.

Es ist so, als ob der Gedanke, dass eine Heilung geschehen kann, zunächst das Filter eines skeptischen, prüfenden Intellekts überwinden muss. Das zweifelnde Ich hat im Laufe vie-

ler Jahre gelernt, dass nichts »von selbst« geschieht, dass Veränderungen stets eines Eingriffes von außen bedürfen. Je größer der Eingriff, umso größer die Wirkung, so erleben wir die Ereignisse des Alltags, und so sehen wir auch die Medizin. Die Placebo-Forschung hat herausgefunden, dass selbst Farbe und Größe einer Tablette wichtig sind: Rot wirkt eher aufmunternd, grün eher beruhigend, Kapseln wirken besser als kleine Tabletten. Und jeder von uns kennt das alte Wort von der »bitteren Medizin«: Wenn die Tropfen nicht süß sind, sondern bitter, wenn die Behandlung unangenehm ist, wenn es gar schmerzt, dann erwarten wir stets eine bessere Wirkung. Deshalb verschwinden Symptome schneller, wenn der Arzt eine Spritze verabreicht und keine Tabletten verschreibt, auch wenn die chemische Wirkung gleich sein sollte.
Es ist ein wenig wie bei einem Handel: Ich bin bereit, ein Opfer zu bringen, mich an Regeln zu halten, die mir ein Arzt auferlegt, und die bittere Medizin zu schlucken oder den Schmerz einer Spritze zu ertragen. Ich opfere also ein Stück meiner Freiheit oder meines Wunsches, jeden Schmerz zu vermeiden, und ich erhalte dafür die Kraft der Heilung.

Was geschieht, wenn sich ein Patient einer Operation unterzieht? Von allen medizinischen Handlungen sind Operationen sicher der stärkste Reiz für das skeptische Ich. Wenn schon Farbe und Größe von Medikamenten Einfluss auf den Geist nehmen, dann müssten sich bei Operationen besonders starke Effekte zeigen. Gegen diesen Gedanken spricht die intellektuelle Einsicht, dass es bei chirurgischen Eingriffen eher um »mechanische« Manipulationen geht, bei denen Krankes herausgenommen oder eine Verletzung repariert wird. Deshalb halten wir es für wenig wahrscheinlich, dass eindeutige Symptome durch den bloßen Schein verschwinden könnten. Erstaunlicherweise aber tun sie genau das.
Bei weit verbreiteten Kniebeschwerden wenden Ärzte seit

vielen Jahren eine Technik an, die sich »Athroskopie« nennt. Sie macht große Operationen unnötig und verlangt nur einen kleinen Schnitt unterhalb der Kniescheibe. Durch die Öffnung wird eine Sonde eingeführt, in der chirurgische Instrumente und eine kleine Kamera installiert sind: Der Operateur sieht den physiologischen Zustand in gestochen scharfen farbigen Bildern und kann unmittelbar Störendes entfernen und das Innere des Knies mit einer Spülung säubern.

Bei einem Experiment in den USA wurde ein Teil der Patienten aber nicht wirklich operiert. Der Chirurg machte lediglich einen kleinen, oberflächlichen Schnitt an der richtigen Stelle. Das Ergebnis des medizinischen Befundes war erstaunlich: die Heilungserfolge in der Gruppe der Patienten, die lediglich zum Schein operiert wurden, waren genauso groß wie in der Gruppe der Patienten, die wirklich operiert wurden.[14]

In einem zweiten Experiment erhielten Patienten mit einer schweren koronaren Arterienerkrankung, die starke und bedrohliche Herzbeschwerden hervorruft, eine moderne Behandlung, bei der ein Katheter eingeführt wurde, was häufig zu einer Linderung der Beschwerden führt.

Eine zweite Gruppe wurde nur zum Schein behandelt, der Eingriff lediglich simuliert. Auch in diesem Fall erzielte die Gruppe mit der Scheinbehandlung gleich gute Ergebnisse.[15]

Experimente mit Operationen sind selten, denn aus ethischen Gründen verbietet es sich meist, Patienten die »wirkliche« Operation vorzuenthalten. Die beiden Tests werden deshalb sicher eine seltene Ausnahme bleiben. Aber sie haben gezeigt, dass die Macht des Geistes noch größer ist, als die Placebo-Forscher bisher anzuerkennen bereit waren.

Wenn sich Krankenschwestern und Ärzte im Operationssaal vorbereiten, die Instrumente bereitlegen, die Handschuhe überstreifen, dann bewegen sie sich wie in einer perfekten Inszenierung. Die Choreografie der OP-Vorbereitung und die

Operation selbst folgen natürlich medizinischen Notwendigkeiten, vor allem dem Gebot der Antisepsis. Aber sie ist gleichzeitig ein Ritual, das dem Team das sichere Gefühl vermittelt, die bevorstehende Herausforderung bestehen zu können. Dieses Gefühl, seiner Sache vollkommen sicher zu sein, überträgt sich auch auf den Patienten: Die Gewissheit, in einen sicheren Raum zu kommen, in die Hände von Spezialisten, die alle denkbaren Probleme zu meistern gelernt haben, gibt ihm ein tiefes Vertrauen in die Möglichkeit der Heilung. Äußere Wahrnehmungen werden zu inneren Bildern, und diese Vorstellungen entfalten in der Seele des Patienten ihre Macht: Die Selbstheilungskräfte werden gestärkt, der Placebo-Effekt entfaltet seine Wirkung.

Kritische Mediziner ziehen aus den Ergebnissen der beiden Studien den Schluss, die beschriebenen Athroskopien und Katheter-Eingriffe seien offenkundig wirkungslos: Wenn die Placebo-Gruppe dieselben Ergebnisse erziele, dann gebe es ja offenbar keine »spezifische Wirkung«, also könne, ja müsse man diese operativen Eingriffe aus dem medizinischen Katalog streichen.

Tatsächlich hat sich in den vergangenen Jahren immer mehr gezeigt, dass in den Kliniken der Welt viel zu häufig operiert wird. Nicht wenige Erkrankungen könnten durchaus ohne Chirurgie geheilt werden, und auch in Grenzfällen sollten Ärzte und Patienten immer bedenken, dass Operationen nie ohne Risiko sind.

Dennoch sind die Konsequenzen aus dieser Einsicht falsch, denn sie übersehen, warum die Scheinoperationen wirkten: weil es die wirkliche Operation ja tatsächlich gibt, und weil nach jahrelanger Erfahrung die Ärzte und deshalb auch ihre Patienten fest an den Erfolg dieser Techniken glaubten. Nur weil die Illusion perfekt war, weil also offenbar das geschah, was zehntausendfach erprobt wurde und anerkannter Stand der Wissenschaft ist, weil außerdem gleichsam das Opfer gebracht und der Preis vollständig bezahlt wurde, konnte die Heilung am Ende geschehen.

Trotz dieser erstaunlichen Forschungsergebnisse sind die Goldsucher der modernen Medizin nicht bereit, die Heilkraft des Geistes, die verborgene Fähigkeit zur Selbstheilung, in ihrer ganzen Konsequenz zu bedenken und Methoden zu ersinnen, die dieses Wunder, das in jedem von uns immer wieder geschieht, im medizinischen Alltag verfügbar zu machen. Die Fähigkeit zur Selbstheilung erscheint ihnen nur als störendes Grundrauschen der Seele bei der Reparatur des Körpers.

Die Seele aber hat immer einen großen Anteil, wie alle Medikamentenstudien belegen. Niemals sind chemische Mittel vollständig »rein« zu testen: Weil die Placebo-Gruppe stets Wirkung zeigt, manchmal 20, manchmal 30, manchmal 50 Prozent und mehr, müssen wir akzeptieren, dass auch chemische Mittel nicht nur mit Chemie heilen. Jedes zugelassene Medikament, ob wir das wahrhaben wollen oder nicht, baut also zwangsläufig auch auf die Selbstheilungskräfte des Menschen, eine immaterielle Kraft mit messbarer Wirkung im Körper.

Wenn die Wirkung eines Placebo nur ein lästiges Störgeräusch im Konzert der Wirkstoffe wäre, dann dürfte in vergleichenden Studien kein Unterschied erkennbar sein zwischen Patienten, die nur eine Zuckerpille erhalten, und Patienten, deren Erkrankung völlig unbehandelt blieb. Auch in dieser Patientengruppe werden ja stets einige gesund, was die Wissenschaft als »Spontanheilung« bezeichnet.

Mehrere Medikamentenstudien der letzten Jahre haben diesen Gedanken berücksichtigt und den Patienten, die das neue Medikament erhielten, nicht nur eine Placebo-Gruppe, sondern eine gleich große Zahl von unbehandelten Patienten im direkten Vergleich gegenübergestellt. Stets zeigten sich bei den unbehandelten Patienten die geringsten Verbesserungen, bei den Placebo-Patienten aber deutlich stärkere Reaktionen, ein Beweis für die Wirksamkeit bedeutungsvoller Handlungen in der Medizin.

Als diese Ergebnisse unbestreitbar feststanden, gingen einige Wissenschaftler noch einen Schritt weiter. Sie erfanden Versuchsanordnungen, die auf chemische Medikamente vollständig verzichteten und ausschließlich die Wirksamkeit des Placebo testeten: In einem Versuch erhielten Asthmapatienten ein Wasser-Aerosol zur Inhalation, ein Mittel ohne Wirkstoffe. Die Ärzte erklärten, es handele sich um ein neues Präparat. In einer späteren Phase der Studie erhielten dieselben Patienten noch einmal die gleiche Zubereitung mit dem korrekten Hinweis, dieses Mittel bestehe lediglich aus Wasser.

Auch diese Studie zeigte deutlich die klare Überlegenheit des Placebo: Nur wenn die Patienten glaubten, ein wirksames Mittel zu erhalten, ließen die Symptome nach, obwohl sich die beiden Inhalationssprays ja nicht voneinander unterschieden.[16]

Die Blaupause der Gesundheit

Die Erwartung, geheilt zu werden oder zumindest eine Besserung unangenehmer Symptome zu erfahren, ist wohl die Grundlage jeder Heilung, ganz gleich, ob ein Scheinmedikament gegeben wird oder ein Präparat mit chemisch wirksamen Stoffen. Wenn der Körper nicht von alleine mit einer Störung fertig wird, wenn er nicht vom Bewusstsein unbemerkt im Hintergrund das Gleichgewicht aufrechterhalten oder wiederherstellen kann, braucht der Geist einen äußeren Reiz, das Gefühl, in eine bedeutungsvolle Handlung eingebunden zu sein. Weil jede Behandlung, jede Medikamentengabe und auch jede Operation, ein Geflecht aus Hoffnung und Wünschen, aus Glauben und Vertrauen schafft, ist Heilung nie vom Wirken der Seele und des Geistes zu trennen. Die Hoffnung der Schulmedizin, den Placebo-Effekt als gleichsam unerwünschte Nebenwirkung von der eigentlichen, der wissenschaftlich reinen Medizin zu trennen, ist unerfüllbar, denn medizinische Behandlung ist stets eine Mischung aus persönlicher Begegnung, bedeutungsvollen Handlungen und unmittelbar messbaren Eingriffen. Weil das so ist, kann niemand am Ende entscheiden, warum eine Behandlung Erfolg hatte oder nicht und wie hoch dabei der Anteil etwa eines chemischen Wirkstoffes tatsächlich war.

Inzwischen haben manche Forscher dieses Problem erkannt und eine neue Definition jenes legendären Effektes vorgeschlagen, die den Begriff Placebo vermeidet und mehr auf das Thema Selbstheilung setzt. Die heilende Kraft des Bewusstseins nennen sie »eigenständige therapeutische Effekte«, und sie sagen, dass jede Veränderung im Befinden eines Menschen, die durch die Arbeit eines Arztes oder Heilers zustande kommt, eine vielfach verwobene Antwort von Körper, Geist und Seele auf das Heilungsangebot darstelle, wobei die Wirkung des Heilers und seiner Mittel nicht voneinander zu trennen seien.[17]

Diese neue Betrachtung gibt dem Placebo-Effekt die Anerkennung, die ihm im Kunstwerk der Heilung gebührt, denn sie betrachtet ihn nicht mehr als lästiges Störgeräusch in der Melodie chemischer Substanzen, sondern erhebt ihn gleichsam zum Leitmotiv der Komposition selbst.

Gleichzeitig aber macht diese Sichtweise auch deutlich, dass es auf den Zuhörer ankommt, der am Ende die Harmonie der Komposition beurteilt: Wie sich die Handlung des Arztes oder Heilers auswirkt, hängt entscheidend vom Patienten selbst ab, also davon, wie er die medizinische Behandlung erlebt und welche Saiten sie in seiner Seele zum Klingen bringt. Bei genauer Betrachtung bedeutet dieser Gedanke, dass in jeder medizinischen Behandlung ein Moment der Unwägbarkeit liegt, dass die Hoffnung, eines Tages gleichsam mit der elektronischen Hand eines Roboters in die entschlüsselten Schaltpläne einer Maschine eingreifen und sie nach dem stets gleichen Schema reparieren zu können, eine Illusion ist.

Heilung ist offenbar immer ein individueller Akt, abhängig von den Lebensumständen des Patienten und des Arztes, von Hoffnungen, Glaubensvorstellungen, Erwartungen und Vertrauen. Diese besondere Beziehung, die in der Handlung des Heilens selbst ihren Ausdruck findet, entzieht sich der Gleichmacherei der Statistiken, die ja gerade individuelle Unterschiede unsichtbar machen und am liebsten dauerhaft ausschließen möchte. In den großen medizinischen Studien gibt es keine Individuen, nur Patientengruppen, die über scheinbar eindeutige, genau abgrenzbare Symptome verfügen. Die Studien setzen stillschweigend voraus, dass sich die individuellen Unterschiede der Patienten einer Gruppe im Durchschnitt aufheben und alle Patienten zusammen eine einzige, genau beschreibbare Erkrankung mit klaren Symptomen repräsentieren, so als ob eine Erkrankung ein physikalisches Objekt wäre, das sich messen, wiegen und objektiv beschreiben ließe. Aber jede Erkrankung ist nur die Oberfläche eines Zustandes, der von einer unüberschaubaren Zahl individueller körperlicher und seelischer Abläufe gesteuert wird. Diese großen Unterschiede können am Ende durchaus zu vergleichbaren Symptomen führen – aber wer verstehen will, warum ein bestimmter Mensch erkrankte, darf nicht am Ende beginnen, sondern muss den Anfang betrachten.

Was genau geschieht im Gehirn, wenn ein Placebo zu wirken beginnt? Mehrere Untersuchungen haben gezeigt, dass die Einnahme der chemisch wirkungslosen Tablette zielgenaue biologische Prozesse im Körper auslöst: bei Schmerzpatienten schüttet das Gehirn nach kurzer Zeit Endorphine aus, einen schmerzstillenden Stoff.[18]

Die Scheinmedikation beeinflusst auch andere Substanzen, so als ob eine umfassende Intelligenz genau wüsste, welche körpereigenen Reaktionen notwendig sind, um das gewünschte Ergebnis zu erzielen.

Eine Studie mit Parkinson-Patienten[19] konnte nachweisen, dass unter Placebo-Einfluss im Gehirn mehr Dopamine entstehen, Hormone, die für die Koordination der Bewegung notwendig sind. In der klassischen medizinischen Therapie werden häufig Dopamin-Präparate gegeben, um die Symptome der Schüttellähmung zu lindern, weil der kranke Körper offenbar die Fähigkeit verliert, dieses Hormon in ausreichender Menge zur Verfügung zu stellen. Das Placebo hat eine viel direktere Wirkung: Es regt das Gehirn an, selbst wieder dieses Hormon zu bilden.

Was hier geschieht, ist mit den Begriffen der materialistischen Wissenschaft nur schwer zu erklären, denn es sind im eigentlichen Sinne des Wortes immaterielle Vorgänge – innere Bilder oder gar abstrakte Stimmungen wie Vertrauen oder Glaube –, die im Körper Veränderungen auslösen. Offenbar ist der Geist in der Lage, im ganzen Körper ordnend einzugreifen. Anders als ein chemisches Präparat, das unmittelbare Veränderungen in der Chemie des Körpers bewirkt und dabei zwangsläufig auch unerwünschte Nebenwirkungen hervorruft, einem Schrotschuss auf ein kleines Ziel vergleichbar, scheint der Geist, angeregt durch ein äußeres Zeichen von Bedeutung, direkt dort zu wirken, wo es der Patient braucht. Die Symptome nimmt er wie einen Leitstrahl, der zu den notwendigen biologischen Reaktionen im Körper führt:

Weil der Patient seine Symptome kennt – Schmerzen oder einen unangenehmen Allgemeinzustand – kann der Geist die Richtung der Verwandlung bestimmen. Ohne dass der Patient die verborgenen Zusammenhänge auch nur entfernt kennt, löst das innere Bild der Heilung nun offenbar zielgenau die richtigen Veränderungen in der Körperchemie aus, die am Ende vermutlich bis in die Gene wirken.[20]

Was ist der »Wirkstoff«, der einem Placebo seine Macht verleiht? Ernst Pöppel, Professor für medizinische Psychologie an der Universität München, vermutet, dass es die mit der Gabe der Pille verbundene Information ist, und Karin Meißner, die am Münchener Institut die verborgenen Prozesse experimentell untersucht, entwickelte eine Theorie, die erklärt, wie aus dieser Information biologische Veränderungen entstehen könnten: Jedes Organ hat im Gehirn einen Bereich, in dem es »repräsentiert« wird, gleichsam ein geistiges Abbild. Wenn die heilende Information (»Diese Tablette wird deinem Herzen sicher helfen«) das Bewusstsein erreicht, aktiviert sie die dort gespeicherten Daten, gleichsam die Blaupause der Gesundheit. Über die Nervenbahnen ist das Gehirn mit allen Teilen des Körpers verbunden, und auf diesem Weg gelangt die Information »Heilung« bis zum betroffenen Organ, das sich nun dem neuen Bild anpasst: Der Blutdruck senkt sich oder verengte Herzkranzgefäße weiten sich, ganz unterschiedliche Symptome verschwinden.[21]
Ein erstaunlicher Vorgang: Offenbar genügt eine klare und mit Überzeugung vorgetragene Aussage, um einen komplizierten Mechanismus der biologischen Umgestaltung in Gang zu setzen. Das Wachbewusstsein des Patienten muss nicht die geringste Vorstellung davon haben, was im Körper geschieht – nur den Wunsch, gesund zu werden, und den Glauben, dass dies nun möglich ist. Ein starkes Indiz für die Macht des Immateriellen über das Materielle, für die Macht des

Geistes über den Körper, vielleicht der Schlüssel für das Verständnis von Heilung überhaupt.
Dieses neue Verständnis der Selbstheilungskräfte hat eine erstaunliche Entsprechung in den Überlieferungen der Shipibo-Indianer in Peru: Sie glauben, dass jedes Organ eine eigene Seele besitzt, ein gesundes Abbild, das stets unversehrt bleibt, auch wenn der Mensch erkrankt. Die Seele kann aber den Kontakt zum Körper verlieren, und dann muss der Schamane das heilende Abbild des erkrankten Organs in den Landschaften der Seele aufspüren und dem Patienten zurückbringen.
Diese noch immer geheimnisvollen Zusammenhänge sind das eigentliche Wunder der Heilung. Medizinforscher wie Harald Walach, Professor an der Universität von Northampton, halten die Placebo-Wirkung insgesamt für den bedeutendsten Faktor in der Medizin: In Anspielung auf ein Glasfenster in der gotischen Kathedrale von Chartres, das die Wissenschaft des Mittelalters als Zwerg auf der Schulter eines Riesen darstellt, der Tradition und Überlieferung, sieht Harald Walach die chemische und physikalische Wirkung ärztlicher Medikamentengaben und Operationen in einem ähnlichen Bild: Chemie und Physik seien wie Zwerge auf der Schulter eines Riesen, der verborgenen Selbstheilungskraft.

Die Kunst der Selbstheilung

Kampf mit dem Drachen

Als ich von der Krebserkrankung eines Freundes erfuhr, vor mehr als 25 Jahren, hielt ich diese Nachricht für die Ankündigung eines unausweichlichen Todes. In jener Zeit hatte die Diagnose Krebs tatsächlich eine endgültige Bedeutung. Aus der Angst, sich einem vermeintlichen Todesurteil zu stellen, scheuen sich noch heute viele Menschen, solange es sich vermeiden lässt, über diese Erkrankung zu sprechen, ja es gibt sogar Fälle, in denen Betroffene ihren eigenen Familienangehörigen nicht mitteilen, was ihnen der Arzt offen gelegt hat.

Damals, als ich von der traurigen Diagnose hörte, waren unter Medizinern noch zwei gegensätzliche Strategien üblich, mit dieser Information umzugehen: Ein Teil der Ärzte versuchte, die Wahrheit vor ihren Patienten so lange wie möglich zu verheimlichen, um sie nicht zu beunruhigen, vor allem dann, wenn sie glaubten, für eine Behandlung sei es bereits zu spät. Dahinter steckte ein intuitives Wissen um die Folgen der Diagnose für das Gleichgewicht der Seele, die Angst also, den Betroffenen mit der Wahrheit zu schaden, aber auch die eigene Angst, drängende Fragen beantworten und sich der eigenen Unsicherheit und der unerträglichen Wucht der Hoffnungslosigkeit stellen zu müssen. Vielleicht hat auch, in der Tiefe der Seele, die magische Vorstellung aus der Kinderzeit eine Rolle gespielt, die Realität werde sich verändern, wenn wir nur fest die Augen vor ihr verschließen.

Diese Strategie, aus welchen bewussten oder unbewussten

Gründen sie auch entstanden sein mochte, entmündigte die Patienten, denn schon bald wurde die Dramatik der Erkrankung offenkundig, und spätestens dann gaben die Ärzte den Angehörigen einen Wink oder konfrontierten sie schonungslos mit der Wahrheit. Die Angehörigen hatten nun die ganze Last zu tragen und begannen ihrerseits ein Doppelspiel, das die Patienten mehr und mehr verunsicherte, bis die Wahrheit auch ihnen nicht mehr zu verheimlichen war. Das Gebäude aus Angst, Ratlosigkeit, Verleugnung und Lüge brach zusammen, und die Menschen, um deren Leben und Sterben es eigentlich ging, hatte kostbare Zeit verloren, sich mit ihrer Erkrankung auseinander zu setzen und sich der Endlichkeit des Lebens zu stellen.

Die meisten Ärzte hatten aber in der Zeit, als ich von der Diagnose meines Freundes erfuhr, schon ihre Haltung geändert und setzten auf schonungslose Offenheit. In wissenschaftlicher Sachlichkeit beriefen sie sich auf statistische Erfahrungen und teilten ihren Patienten die verbleibende Lebenszeit zu: wenige Jahre, manchmal nur noch wenige Monate oder Wochen.

Eine Diagnose mit dieser genauen Eingrenzung der Zeit kam der Verkündung eines Todesurteils gleich, denn sie erlaubte den Betroffenen keine Hoffnung. Die neue Offenheit der Ärzte hatte auch eine aggressive Komponente: Hinter der Maske sachlicher Aufklärung verbargen sich gleichermaßen Angst und Wut über die Grenzen medizinischer Hilfe, und wenn das Gespräch auch ruhig und ohne spürbare Emotion geführt wurde, standen doch nicht selten starke Affekte im Hintergrund.

Wenn Menschen von heute auf morgen mit ihrem nahen Ende in Berührung kommen, stürzt sie diese für die Seele unfassbare Tatsache in völlige Verzweiflung. Die Gewissheit, sterben zu müssen, lähmt den Körper und nimmt ihm alle

Kraft. Die stets gegenwärtige Angst vor Krankheit, die den Alltag durchzieht wie ein leises, doch unangenehmes Rauschen im Hintergrund, drängt machtvoll und gewalttätig in die Gegenwart und bestimmt jetzt das ganze Denken.

Wenn der Arzt dem Patienten jede Hoffnung verbietet, verschließt er ihm, ohne es zu wollen, die Quelle, die den Strom des Lebens speist. Mit dem Versiegen dieser Quelle sinkt die Überlebenschance dramatisch, denn jetzt arbeitet der verborgene Teil des Bewusstseins, der noch immer in kindlicher Ehrfurcht den Worten der Erwachsenen glaubt, an der Erfüllung dieser Prophezeiung. Das Todesdatum scheint festzustehen, Widerstand ist zwecklos. Abertausende von Krebspatienten sind so ihres Lebenswillens beraubt worden und haben ihre letzte Zeit in der Verzweiflung von Verurteilten verbracht, die auf ihre Hinrichtung warten. Aber weil die Mediziner auch in aussichtslos erscheinenden Fällen nicht aufgeben dürfen, griffen sie zu den Waffen, die dem Stand der Wissenschaft entsprachen: Totaloperationen, Bestrahlungen und Chemotherapeutika in hohen Dosierungen, mit Nebenwirkungen, die den Menschen oft alle verbliebene Lebensfreude nahmen.

Der junge Mann aus meinem Freundeskreis sah sich mit dem ganzen Waffenarsenal der Schulmedizin konfrontiert, wurde mehrfach operiert und begann eine Serie von Bestrahlungen. Aber der Krebs wucherte weiter, und die körperlichen Folgen der Therapie zermürbten ihn.

In dieser Zeit wurde eine neue Technik bekannt, die Seele zur Heilung der Erkrankung einzusetzen, eine Methode, die von Carl und Stephanie Simonton entwickelt worden war, einem Strahlentherapeuten und einer Psychotherapeutin aus den USA. Diese Pioniere der Psychoonkologie empfahlen ihren Patienten, der Psyche im Kampf gegen die Erkrankung besonderes Gewicht zu geben. Ein Element der Methode besteht darin, den wuchernden Zellen mit Visualisierungsübungen zu begegnen, mit klaren und farbigen inneren Bildern, die das Bewusstsein einsetzen, um über die Seele auf den Körper zu wirken. Diese inneren Bilder, wie sie Simonton empfiehlt, können symbolischer Natur sein – ein weißer Ritter bekämpft einen Drachen – oder konkret-medizinisch: Helferzellen des Immunsystems gehen auf die Jagd nach entarteten Zellen und fressen sie auf. Am Ende sollen die Patienten stets wahrnehmen, wie der Krebs mehr und mehr schwindet.

Mein Freund setzte alle schulmedizinischen Behandlungen aus (was Psychoonkologen keinesfalls empfehlen) und folgte nur noch dieser neuen Methode, die ihm wie ein Licht in der zunehmenden Dunkelheit seines Weges erschien. Einige Monate lang praktizierte er diese Übungen und forschte gleichzeitig in einer Psychotherapie nach vielleicht verborgenen Auslösern seiner Erkrankung. Langsam kehrte die Hoffnung zurück, die er am Tag der Urteilsverkündung verloren hatte, und zum Erstaunen seiner Ärzte stoppten die Wucherungen. Nach einigen Monaten entwickelte sich der Krebs zurück, bis die letzten Metastasen verschwunden waren. Am Ende stand eine dauerhafte Heilung – aus Sicht seiner Ärzte ein unbegreiflicher Vorgang.

Dieser erstaunliche Fall hat meine Vorstellung von dem, was möglich ist, grundlegend verwandelt. Denn hier hatte sich gezeigt, dass es auch in der Medizin keine endgültigen Aussagen gibt, dass sich Patienten im Einzelfall pessimistischen Prognosen widersetzen und die Kräfte der Selbstheilung entwickeln können.

Im Laufe der Jahre musste ich aber auch lernen, dass die Methoden der Psychoonkologie genauso wenig einen Erfolg garantieren können wie die harten Waffen der Schulmedizin. Jede Heilung ist ein besonderer, individueller Fall, eine Ge-

schichte mit Höhen und Tiefen, ein dramatischer Kampf auf Leben und Tod.
In mehreren Kliniken und Forschungseinrichtungen in Deutschland haben Ärzte und Wissenschaftler begonnen, ähnliche Fälle zu sammeln, die dem schulmedizinischen Weltbild zu widersprechen scheinen, Fälle wunderbarer Heilungen. Wenn Mediziner im Alltag der Praxen und Krankenhäuser Zeugen ungewöhnlicher Heilungen werden, zweifeln sie auch heute noch meist an der Richtigkeit der ursprünglichen Diagnose. Weil die Erkrankung per Definition als unheilbar gilt, kann nur die Diagnose falsch gewesen sein, wenn es doch überraschend zur Genesung kommt.

Medizinische Wunder

Inzwischen aber gibt es umfangreiche, gut dokumentierte Fallgeschichten, die den Psychoonkologen Herbert Kappauf zu der Ansicht brachten, dass Wunder möglich sind.[22] Dieses Wort ruft den Gedanken an übernatürliche Kräfte hervor, es hat einen religiösen Charakter, und doch sagt es nur, dass sich die Ärzte nicht erklären können, was geschehen ist. Dass Wunder möglich sind, stärkt die Hoffnung, denn selbst in der Ausweglosigkeit könnte sich noch eine Tür öffnen, die einen unerwarteten Weg zeigt, einen Pfad ins Leben und nicht in den Tod.
Aber die Vertreter einer harten Schulmedizin tun sich schwer mit diesem Begriff, weil er anzudeuten scheint, dass für einen Moment die strengen Gesetze der Natur aufgehoben sein könnten. Tatsächlich folgen die Skeptiker in ihrem Zweifel einer alten philosophischen Anschauung, die der Kirchenlehrer Thomas von Aquin im 13. Jahrhundert so zusammenfass-

te: Wunder seien Geschehnisse, die den Gesetzen der Natur widersprechen und die nur Gott als ihr Schöpfer in besonderen Fällen aufheben könne.

In einer Welt, die den Glauben an Gott durch den Glauben an die Wissenschaft ersetzt hat, ist kein Platz mehr für das Wunderbare. Wenn also »Geschehnisse wider die Gesetze der Natur« nicht möglich zu sein scheinen, dann kann es auch keine Heilung von einer unheilbaren Krankheit geben. So leugnen die Vertreter des Skeptizismus lieber eine Tatsache, als dass sie bereit wären, die Grundlagen ihres Denkens zu verändern. Dabei gehört es zum Grundverständnis jeder Wissenschaft, eine allgemein anerkannte Theorie zu verwerfen, wenn sie neue experimentelle Ergebnisse oder unmittelbare Erfahrungen nicht erklären kann. Und selbst physikalisch bestens abgesicherte Naturgesetze, die fest und unverrückbar erschienen, sind seit den bahnbrechenden Theorien der Quantenphysik ins Wanken geraten, so als ob auch Naturgesetze nur modische Strömungen seien, vom rastlosen Geist der Forscher erdacht.

Schon Ende des vierten, Anfang des fünften Jahrhunderts unserer Zeit hat ein anderer Kirchenlehrer, Augustinus, den Ausweg aus dem Streit gewiesen. Was er vorschlug, ist im ursprünglichen Sinne des Wortes wissenschaftlich, weil es den Begriff des Wunders an den sich ständig wandelnden Einsichten über den Charakter der Wirklichkeit misst: »Wunder geschehen nicht im Widerspruch zur Natur, sondern im Widerspruch zu dem, was wir von der Natur wissen.«

Vieles, was uns heute selbstverständlich erscheint, mag den Menschen früherer Zeiten als Wunder erschienen sein – heute gibt es eine Erklärung dafür, die sich in das rationale Weltbild einfügt. Aber weil es wohl nie eine Formel geben wird, die alle Fragen von Gegenwart, Vergangenheit und Zukunft in einem umfassenden Bild jenseits aller Zweifel beantwortet, muss sich die Grenze unseres Weltbildes immer wieder verschieben.

Mediziner sprechen von Spontanheilungen, wenn sie auf Fälle stoßen, die sich wissenschaftlich derzeit nicht erklären lassen, weil kein Zusammenhang mit einer anerkannten Therapiemethode erkennbar ist oder weil der Krankheitsverlauf dem widerspricht, was in der klinischen Praxis zu erwarten wäre. Auch die beste schulmedizinische Behandlung lässt in einer fortgeschrittenen Phase der Erkrankung normalerweise keine realistische Heilungschance mehr zu. Wenn ein Patient dennoch gesund wird, hat das offenkundig nichts mit der ärztlichen Kunst zu tun: Der Kranke hat sich selbst geheilt.

Wenn es gelänge, im Vergleich unterschiedlicher Heilungsgeschichten bestimmte biologische oder psychologische Gemeinsamkeiten zu finden, die allen gemeinsam sind, wäre das ein Quantensprung in der Medizin. Bisher aber stehen nicht genügend Patientengeschichten zur Verfügung, die dem hohen Standard der Wissenschaft entsprechen. Dafür gibt es zwei Gründe: Selten nur veröffentlichen niedergelassene Ärzte ungewöhnliche Heilungsfälle, auch in den Kliniken gibt es keine Aufzeichnungen, die unabhängigen Forschern zugänglich wären. Bis vor wenigen Jahren galten ja Spontanheilungen im »Endstadium« einer Krebserkrankung als undenkbar, weshalb die Ärzte eher annahmen, es könnten sich am Ende doch Chemotherapeutika oder andere Mittel durchgesetzt haben, auch wenn deren Gabe schon längere Zeit zurücklag und die Patienten als unheilbar entlassen worden waren.
Tatsächlich gibt es nach Vermutungen von Medizinern erheblich mehr Fälle ungewöhnlicher Heilungen als die meisten Menschen für möglich halten, aber auch wesentlich weniger, als die Betroffenen erhoffen.
Die statistischen Chancen lägen durchschnittlich etwa zwischen 1 : 60 000 und 1 : 100 000, sagen die Forscher. Bei einzelnen Krebsarten aber kann die Spontanremissionsrate sehr

hoch sein, beim kindlichen Neuroblastom zum Beispiel sind plötzliche Rückbildungen fast die Regel, auch Hautkrebszellen reagieren relativ gut (wenn auch erheblich seltener) auf die körpereigene Abwehr. Dafür scheinen sich manche andere Krebsarten weniger häufig spontan zurückzubilden. Grundsätzlich aber, das legen die klinischen Erfahrungen nahe, sind bei jeder Krebsart und in jedem Stadium plötzliche Heilungen möglich.

Im Alter von 61 Jahren erkrankte ein Mann an einem Bronchialkarzinom.[23] Er wurde operiert und zunächst traten keine Komplikationen auf. Doch fünf Monate später entdeckten die Ärzte einen neuen Tumor im Leistenbereich, eine Metastase des ursprünglichen Karzinoms. Das Geschwür wurde entfernt, aber schon kurz darauf war im Unterbauch eine weitere, extrem ausgedehnte Wucherung zu ertasten; wie sich herausstellte, eine weitere Metastase. Die Erkrankung schritt schnell voran und schien nicht mehr behandelbar, denn überall im Körper entwickelten sich neue Herde, für die weder eine Operation noch Bestrahlungen oder Chemotherapie erfolgversprechend schienen. Die Onkologen gaben auf und entließen den Mann mit dem Vorschlag, einzelne Symptome, vor allem mögliche Schmerzen, vom Hausarzt mit klassischen Mitteln behandeln zu lassen. Eine Heilung war nach aller Erfahrung ausgeschlossen.

Acht Monate später stellte sich der Patient wieder in der Klinik vor. Sein Zustand hatte sich zum Erstaunen der Ärzte sichtbar gebessert. Er berichtete, dass es zunächst Schritt für Schritt bergab gegangen sei, er habe insgesamt fünfzehn Kilogramm abgenommen und sei nicht mehr in der Lage gewesen, sich allein zu versorgen, seine Frau habe ihn pflegen müssen.

Es war dieser Zustand, der ihm offenkundig die Endlichkeit seines Lebens bewusst machte. Er nahm diese Tatsache an und beschloss, sein Testament zu machen. Gemeinsam mit seiner Frau formulierte er den Text. Als er diesen Schritt getan hatte, fühlte er sich besser, und in den nächsten Tagen spürte er, dass es langsam »bergauf ging«, Schritt für Schritt. Tatsächlich nahm er wieder an Gewicht zu und fühlte sich immer gesünder.

Innerhalb weniger Monate verschwand der Tumor vollständig, bei einer Kontrolluntersuchung in der Klinik war im Bauchraum keine Wucherung mehr nachweisbar, und die Lungenmetastasen waren ebenso verschwunden.

Alle diese Veränderungen waren geschehen, ohne dass der Mann Medikamente eingenommen hatte. Seine Frau hatte lediglich auf eine vitaminreiche Ernährung geachtet. Als der Patient zum ersten Mal in der Klinik war, hatte er einen gedrückt-resignativen Eindruck gemacht, wie der untersuchende Onkologe feststellte. Aber in den Monaten danach habe er sich offenbar durch die Unterstützung seiner Familie aufgefangen und stets umsorgt gefühlt.

Eine 21-jährige Patientin litt unter einem großen Tumor im Bauchraum. Die Erkrankung hatte den gesamten Unterbauch entzündlich verändert, und auch die Lymphknoten waren bereits von Metastasen durchsetzt. Die junge Frau wurde operiert, und dann rieten ihr die Ärzte zu einer chemotherapeutischen Behandlung, um die Metastasen abzutöten. Die junge Frau tat in ihrer Verzweiflung alles, was aus Sicht der Ärzte noch möglich war: zwei Zyklen Chemotherapie und zusätzlich unterstützende Behandlungen, zunächst in der Klinik, dann ambulant. Aber die Erkrankung schien unbesiegbar. Acht Monate nach der großen Operation wurde die junge Frau erneut ins Krankenhaus eingeliefert, sie litt jetzt unter Atemnot und war nach Einschätzung der Ärzte in einem Zustand, der keine Hoffnung mehr erlaubte. Dennoch gelang es ihnen, die Schwerkranke noch einmal zu retten. Sie überlebte und konnte nach vier Monaten unerwartet nach Hause entlassen werden, wo sie von der Familie versorgt wurde. Die junge Frau setzte nun ihre Hoffnung auf eine alternativmedizinische Misteltherapie, doch schien auch dies nicht zu helfen, denn ihr Zustand verschlechterte sich wieder.

Eineinhalb Jahre später kam sie wieder in einem lebensgefährlichen Zustand in die Klinik. Erneut gelang es den Ärzten, sie so weit zu stabilisieren, dass sie nach einiger Zeit entlassen werden konnte. Von diesem Zeitpunkt an blieb sie zu Hause.

In den kommenden zwei Jahren geschah, was den Medizinern nach der langen Krankengeschichte unvorstellbar erschien: Von einem Tag auf den anderen Tag stellten die Krebszellen offenbar ihr Wachstum ein, und die Patientin fühlte sich immer besser. Sie nahm an Gewicht zu (in den letzten Monaten hatte sie insgesamt 20 Kilo verloren), und eines Tages fühlte sie sich wieder völlig gesund.

Die Untersuchung zeigte, dass die Krebsgeschwulste vollständig verschwunden waren, und sie blieben es auf Dauer: Bei Kontrolluntersuchungen noch sechs Jahre später waren keine Tumore mehr nachweisbar.

Im Interview mit den Onkologen schilderte die Patientin, dass sie sich eines Tages plötzlich angstfrei gefühlt habe. Sie habe begonnen, sich selbst »wie von außen« zu sehen, so als ob sie all das nichts anginge. Auch habe sie sich irgendwann im Laufe ihrer Leidensgeschichte überlegt, dass es für die Eltern sicher schwer sei, den Tod ihrer Tochter hinnehmen zu müssen. Sie habe ihnen einfach »nicht antun wollen, dass ich sterbe«, erzählte sie den Forschern. In dieser Zeit habe sie auch viel in ihren alten Fotoalben geblättert. Es sei sehr hilfreich gewesen, ihre früheren Urlaubsreisen auf diese Weise noch einmal in der Phantasie zu erleben.

Nach der Genesung war es der jungen Frau besonders wichtig, nicht als Krebspatientin oder gar als medizinisches Wunder gesehen zu werden. Sie suchte nicht nach einer Erklärung für ihre unerwartete Heilung, sondern wollte einfach ganz normal weiterleben. Über die Erklärungsversuche ihrer Ärzte und ihrer Freunde lächelte sie eher, weil sich die unterschiedlichen Theorien offenkundig vollständig widersprachen.[24]

Bei einem japanischen Medizinprofessor, der gerade 65 Jahre alt geworden und in Pension gegangen war, entdeckten die Ärzte einen Lungentumor, der nach dem Stand der Wissenschaft nicht mehr zu behandeln war. In einem offenen Gespräch über den dramatischen Befund teilten sie dem Professor mit, es bestünden keine Heilungschancen mehr. Sie räumten ihm, streng den statistischen Werten folgend, eine Lebenszeit von vielleicht noch sechs Monaten ein.
Der Professor reagierte auf diese Nachricht mit einem veränderten Blick auf sein Leben: Er kehrte in seinen Beruf zurück und begann, die wenige Zeit, die ihm noch verbleiben sollte, für Forschungsarbeiten in seinem Spezialgebiet zu nutzen. Er war der wichtigste japanische Spezialist für Aneurismen, Fehlbildungen der Blutgefäße, die das Leben vieler Menschen bedrohen. Deshalb schien es ihm wichtig, seine Kenntnisse noch einmal für ein Forschungsprojekt zur Verfügung zu stellen, damit sein Wissen nicht verloren ging.
Während er an seinem Projekt arbeitete, beschäftigte er sich auch mit existenziellen Fragen. Schon immer hatte er sich sehr für die buddhistische Philosophie interessiert, und über diese jahrtausendealte Beschreibung des Lebens und des Todes, vor allem aber des dahinter stehenden Sinns, dachte er viele Stunden nach. Aber er blieb auch offen für Kontakte mit anderen Menschen in seiner Umgebung, zeigte sich freundlich und zugewandt und drückte eine tiefe Dankbarkeit aus für alles, was er empfangen hatte.
Die Zeit verging, und die gesetzte Frist von sechs Monaten verstrich, ohne dass sich der Zustand des Professors ver-

schlechterte. Es folgten weitere Monate, in denen keine wesentliche Veränderung eintrat, weder zum Guten, noch zum Schlechten. Dann aber begann ganz langsam eine von allen Ärzten unerwartete Heilung. Ein Jahr und neun Monate nach der dramatischen Diagnose und der Verkündung des Todesurteils hatten sich die Wucherungen vollständig zurückgebildet.
Der Professor lebte noch dreizehn Jahre, bevor er an einer anderen Krankheit verstarb. Der Krebs war nicht mehr wiedergekommen.[25]

Annahme und Dankbarkeit

Die Beispiele zeigen, dass eine ungewöhnliche Heilung meist am Ende einer langen Leidensgeschichte geschieht, wenn alle Möglichkeiten der Medizin ausgeschöpft sind. Sicher ist aus medizinischer Sicht nur, dass keine konventionelle Behandlung für die plötzliche Wende im Verlauf der Erkrankung verantwortlich sein kann. Der Körper ist von einem Zustand des Chaos in einen Zustand der Ordnung zurückgekehrt, und zwar offenbar von einem Moment auf den anderen. Auch wenn der Heilungsprozess dann vielleicht noch viele Monate dauert, scheint am Anfang diese plötzliche Veränderung zu stehen.
Der Krebsforscher W. M. Gallmeier verglich das Phänomen mit dem Verhalten eines großen Fischschwarms: Hunderte, tausende Fische schwimmen synchron in eine Richtung. Aber im Bruchteil einer Sekunde kann sich der ganze Schwarm in die Gegenrichtung wenden, vollkommen synchron und offenbar gleichzeitig, so als ob es keine Individuen gäbe, sondern nur einen einzigen Organismus. So wie die einzelnen

Fische zeitgleich ihre Richtung ändern, müssen Millionen von Krebszellen gleichzeitig das Wachstum einstellen, als ob sie dem Befehl einer unsichtbaren Intelligenz folgten.[26]
Wer ist diese unsichtbare Intelligenz? Der Begriff selbst legt den Gedanken nahe, es könne sich wohl nur um das Bewusstsein des Patienten handeln, denn steuernde Befehle verlangen eine bewusste Absicht. So einfach aber, wie es dieser Gedanke plausibel machen will, ist das Rätsel nicht zu lösen.

Die Placebo-Forschung hat gezeigt, dass ein Patient nicht die geringste Vorstellung von biologischen Abläufen haben muss: Es genügt, dass er die Heilung erwartet. Könnte es also die Erwartung sein, die den Patienten geholfen hat, ein sicheres, von keinem Zweifel getrübtes Gefühl? Die wenigen Beispiele lassen nicht zu, eine verbindliche Antwort auf diese Frage zu geben. Dennoch möchte ich eine vorsichtige Deutung versuchen, denn tatsächlich gibt es einige Gemeinsamkeiten in den drei Fällen und in der Geschichte meines Freundes, von der schon die Rede war.

Die wichtigste Gemeinsamkeit scheint die Wiedergewinnung der Handlungsfähigkeit oder der Selbstverantwortung zu sein: Alle Patienten hatten sich zunächst vollständig in die Hände ihrer Ärzte begeben, denn eine Krebserkrankung wirft jeden Menschen in eine fast kindliche Abhängigkeit zurück. Die erste Diagnose ist wie ein vernichtender Schlag. Es folgen Operationen, Bestrahlungen, Chemotherapien. Da bleiben wenig Möglichkeiten, das Leben selbst in die Hand zu nehmen. Eine Krebstherapie raubt den Patienten die Souveränität, macht sie abhängig von äußeren Abläufen und Urteilen und lässt sie voller Angst die fortschreitende Verschlechterung ihrer Lebensqualität beobachten. Selbst wenn sich verständnisvolle Ärzte in ihrer beschränkten Zeit auch um die verletzte Seele zu bemühen versuchen, ist doch zunächst

alles auf die Technik des körperlichen Überlebens ausgerichtet.
Diese Phase in der Krankengeschichte dauert meist viele Monate, manchmal sogar Jahre, eine Geschichte von kurzfristigen Siegen und langfristigen Niederlagen, von kurzen Momenten der Euphorie und langen Abschnitten wachsender Depression.
Irgendwann werden die Patienten vielleicht mit den Grenzen des medizinisch Machbaren konfrontiert. Es ist wohl dieser Moment, der über die Chancen einer Veränderung entscheidet, die nur wenige wahrnehmen können.
Jetzt nämlich, im Augenblick der vollständigen Niederlage, scheint sich bei einigen wenigen Menschen in der Seele etwas grundsätzlich zu verändern. Die Beispiele ungewöhnlicher Heilungen zeigen, dass es sich um sehr individuelle Veränderungen handelt, die alle damit zu tun haben, dass der Patient wieder die Verantwortung übernimmt.

Mein Freund beschloss in dieser Phase, alle weiteren Angebote der konventionellen Medizin auszuschlagen, weil sie ihm weniger ein wirkliches Heilungsangebot als vielmehr ein Akt der Verzweiflung zu sein schienen. Stattdessen setzte er sein ganzes Vertrauen und seine ganze Kraft auf eine Methode, die ihn vollkommen überzeugt hatte.
Für den Patienten, der unter einem Bronchialkarzinom litt, scheint jener Moment von besonderer Bedeutung gewesen zu sein, in dem er sich seiner Endlichkeit bewusst wurde und seinem Ich erlaubte, die Wirklichkeit des Todes zu akzeptieren. Unmittelbar danach fühlte er sich wie erleichtert, wie er erzählte, vielleicht, weil er den hoffnungslosen Versuch der Verleugnung beendet und seine Augen für die Möglichkeit der endgültigen Niederlage geöffnet hatte. Paradoxerweise scheint der Tod gerade dadurch seinen Schrecken verloren zu haben, so wie ein Gegner, dem wir uns stellen, einen Teil

seiner Kraft einbüßt, denn nun wird er real und verlässt die Bühne der Phantasie, wo er sich so leicht mit den gewaltigen Ängsten des Unbewussten verbinden kann.

Der Schritt, den Tod zu akzeptieren, könnte dem Geist des Patienten jene Klarheit gegeben haben, die seine Seele brauchte, um sich dem Leben neu zu öffnen. Auf der sichtbaren Ebene zeigte sich die neue, veränderte Haltung im Aufsetzen des Testamentes, eine schriftliche Anerkennung der Wirklichkeit. Danach entstand offenbar ein Gefühl der Ruhe.

Es wäre vermessen, allein in dieser Haltung den Schlüssel zur Heilung zu vermuten, aber vielleicht ist sie ein wichtiges Element, das neben vielen anderen jene Wunder schaffen könnte, auf die alle Kranken hoffen, und die dennoch niemand mit Sicherheit herbeiführen kann. Denn das Geheimnis der Heilung liegt auch in seiner Unfassbarkeit, in der Tatsache, dass es in Wahrheit immer nur Einzelfälle gibt, persönliche Geschichten mit vielleicht winzigen, kaum sichtbaren Unterschieden, die verantwortlich dafür sind, warum der eine seinen Weg fortsetzen darf und sich dem anderen das Leben verschließt.

Die junge Patientin mit ihrer langjährigen, zermürbenden Leidensgeschichte übernahm die Verantwortung auf ganz andere Weise: Sie spürte das Gefühl einer Verpflichtung für ihre Familie, besonders für die Eltern. Der Tod der Tochter würde sie in tiefe Verzweiflung stürzen, und dies wollte die junge Frau ihren Eltern nicht antun. In ihrem Bewusstsein setzte sich so vielleicht der Gedanke fest, eine mögliche Genesung geschehe ja nicht für sie selbst, sei also jenseits persönlicher Egoismen. Und wer etwas für andere tut, darf vielleicht eher auf die Erfüllung eines Wunsches hoffen. Diese Glaubensvorstellung spielt in den Religionen ebenso wie in der Philosophie vieler Kulturen eine wichtige Rolle: Was

Menschen für andere anstreben, hat eine größere Berechtigung, sich zu verwirklichen, als das, was sie für sich selbst erbitten.

Tatsächlich schien für die junge Frau in diesem Moment der eigene Tod vor allem deshalb bedeutungsvoll gewesen zu sein, weil er das Leben der Eltern verändert hätte – für sie selbst hatte er offenbar seinen Schrecken verloren. Dieser Wandel in der Haltung scheint mit dem seltsamen Phänomen der Bewusstseinsveränderung zusammenzuhängen, von dem sie berichtet: Sie habe sich außerhalb ihrer selbst gefühlt, so als ob sie sich selbst anschaute. Ein Blick »von außen« trennt die Wirklichkeit vom Gefühl und kann deshalb zu einem völligen Verschwinden der Angst führen, zu einer neuen Sicht der Welt, in der die Gewissheit des Todes ohne Schrecken gegenwärtig ist.

Es ist eine ganz andere Haltung als die des Patienten, der sein Testament schrieb: keine bewusste Annahme des Todes, sondern eine Neutralisierung des Schreckens, der mit diesem Gedanken verbunden ist.

Und dann ging die junge Frau noch einen Schritt weiter: In einem bildhaften Rückblick auf schöne Erlebnisse der Vergangenheit zeigte sie sich offenbar voller Dankbarkeit gegenüber ihrem bisherigen Lebensweg. Das Blättern im Fotoalbum brachte sie noch einmal mitten in das Erlebnis, und die Bilder setzten positive Gefühle frei, öffneten die Seele für die Freude und die Hoffnung, und damit vielleicht auch für die Zukunft.

Die Patientin hielt ihre Erfahrungen für so bedeutsam, dass sie mit ihrem Arzt darüber sprach. Dennoch wäre es auch in diesem Fall vermessen, aus den wenigen Informationen ein umfassendes Verständnis dieser überraschenden Heilung gewinnen zu wollen.

Das Beispiel des japanischen Krebspatienten zeigt noch einmal, dass die Annahme des Todes große Kräfte freisetzen kann. Sich der Erkenntnis zu stellen, dass vielleicht nur noch wenig Zeit verbleibt, gehört zu den schwersten Prüfungen des Menschen, aber das Durchschreiten des Tores, weg von der Illusion körperlicher Unsterblichkeit und hin zur Erkenntnis des Endlichen, ist auch ein Schritt in die Freiheit.

Der Professor scheint nicht um eine Verlängerung der Frist gekämpft zu haben, er nahm die ihm zugeteilten sechs Monate als unabänderliches Schicksal an, ohne ihm die ganze Kraft seines Denkens und Fühlens zu opfern. So verlor das Schicksal seine alles beherrschende Kraft, und Geist und Seele konnten sich anderen, wichtigen Dingen zuwenden: der Lebensaufgabe, die noch nicht abgeschlossen war, also einer Beschäftigung mit den Dingen des Diesseits. Und gleichzeitig erlaubte sich der Professor ausgedehnte Reisen in die Religionsphilosophie, also jenen Bereich, in dem sich Antworten auf die Frage nach dem Sinn des Lebens verbergen.

Es scheint so zu sein, als ob in diesem ausklingenden Leben, vielleicht zum ersten Mal, ein Gleichgewicht zwischen Diesseits und Jenseits entstanden war, eine vollständige Öffnung, die beiden Ebenen der Wirklichkeit den notwendigen Raum gab. Möglich, dass aus dieser Verbindung beider Seiten jene Dankbarkeit erwuchs, die der Professor gegenüber den Menschen seiner Umgebung zum Ausdruck brachte. Dieser Ausdruck tiefer Gefühle hat auch eine Ebene des Abschieds, einen Aspekt der Ordnung irdischer Dinge. In allen Bereichen, die das Menschsein ausmachen, von der Hinwendung an eine Lebensaufgabe, die mit einem Nutzen für andere Menschen verbunden ist, bis zur Beschäftigung mit dem Transzendenten und schließlich auch im Ausdruck tiefer Gefühle der Dankbarkeit, verbrachte der Todgeweihte jene sechs Monate, die ihm die ärztlichen Kollegen gewährt hatten. Und in dieser vollständigen Annahme, jenseits von Verzweiflung und Lethargie, scheint die Quelle der Kraft gelegen zu haben, die ein medizinisches Wunder möglich machte.

Die Geschichten unerwarteter und medizinisch nicht erklärbarer Heilungen können nicht den Anspruch erheben, stellvertretend für alle anderen Fälle von Spontanheilung zu stehen. Es sind persönliche Geschichten, und sie können sicher nicht die ganze Realität der betroffenen Menschen spiegeln, geben aber vielleicht eine erste Orientierungshilfe.
Eines aber ist sicher: Wer sich als Betroffener nicht in der Lage sieht, sich den Selbstheilungskräften zu öffnen, hat keinen Grund, die eigene Erkrankung unter dem Blickwinkel der Schuld oder des persönlichen Versagens zu sehen. Es ist eher so, dass Menschen, ob sie das wahrhaben wollen oder nicht, in diesen schweren Momenten einer Kraft begegnen, die in allen Kulturen »Schicksal« genannt wird. Das Schicksal aber ist ein Aspekt des Lebens, der sich Manipulationen des Geistes vollständig entzieht.

Die Biochemie der Heilung

Allen Fällen, die heute wissenschaftlich dokumentiert sind, ist gemeinsam, dass es keine Theorie gibt, die medizinisch erklären könnte, was genau die Spontanheilung möglich gemacht hat. Bevor sich die Forscher dem schwer fassbaren Zusammenspiel von Körper, Geist und Seele öffnen, versuchen sie deshalb stets, direkte ärztliche Interventionen für eine plötzliche Heilung verantwortlich zu machen, etwa eine Chemotherapie, die vielleicht zunächst ohne Wirkung schien und die dann doch noch das erwünschte Ergebnis brachte.

Oder eine besonders erfolgreiche Operation in einer auf den ersten Blick aussichtslosen Lage: Obwohl es nach aller Erfahrung nicht mehr möglich schien, die Wucherungen vollständig zu entfernen, könnte es am Ende ja doch gelungen sein, was die langfristige Heilung wissenschaftlich ausreichend erklären würde.
Neben diesen sozusagen aktiven Erklärungsmodellen, in denen die ärztliche Kunst die wichtigste Rolle spielt, suchen die Forscher aber auch nach Modellen, in denen der Körper selbst, oder genauer: das komplizierte Zusammenspiel immunologischer und biochemischer Faktoren, vermeintliche Wunder entzaubern könnte.

Es gibt viele Ideen auf diesem weiten Feld. Eine Überlegung geht von der Tatsache aus, dass im Umfeld der Heilung bisweilen starke Infektionen auftreten, eine Grippe-Erkrankung mit hohem Fieber zum Beispiel, von der wir in einer schwierigen körperlichen Lage eigentlich eher negative Folgen erwarten würden. Ein solches Ereignis könnte sich aber auf das Immunsystem wie der Aufruf zur Mobilmachung aller Verteidigungskräfte ausgewirkt haben, als starker Reiz, der die letzten verfügbaren Reserven für den Kampf bereit machte. Als Nebeneffekt dieser kriegerischen Aktion hätten sich nun auch die Krebszellen einer entschlossenen Streitmacht gegenüber gesehen, die zwischen den Grippe-Viren und den wuchernden Zellen keinen Unterschied machte und ausnahmslos alle vernichtete.[27]
Ein 50-jähriger Patient, der unter einer Leukämie litt, hatte zu einem bestimmten Zeitpunkt seiner Erkrankung eine Chemotherapie abgelehnt, weil er Bedenken hatte, dass sich diese Waffe vorzeitig abnutzen könnte. Schließlich aber schwollen seine Lymphknoten extrem an, manche waren faustgroß. In dieser schwierigen Lage stimmte er einem Behandlungszyklus zu, wollte aber zuvor noch einige Tage in Urlaub fah-

ren, um sich auf die kräftezehrende Therapie vorzubereiten. Von seiner Krebserkrankung geschwächt, zog er sich auf dieser Reise eine schwere Lungenentzündung zu. Als er die Klinik erreichte, war er in einem kritischen Zustand. An die Chemotherapie war in diesem Moment natürlich nicht zu denken – die Ärzte kämpften um sein Leben.
Es dauerte mehrere Wochen, bis der Patient die Erkrankung überwunden und sich so weit erholt hatte, dass die geplante Chemotherapie beginnen konnte. Jetzt aber stellten die Onkologen des Klinikum Nürnberg fest, dass sich die Schwellung der Lymphknoten fast vollständig zurückgebildet hatte – die Behandlung war nicht mehr nötig.
Der Kampf des Immunsystems gegen die Bakterien, so erklärten sich die Ärzte diese unerwartete Entwicklung, habe gleichsam nebenbei Auswirkungen auf die Krebszellen gehabt, eine Art »Kollateralnutzen« der Infektion.[28]

Diese Theorie schließt einen Zusammenhang mit dem Geist oder der Seele des Patienten aus, weil sie die Vorgänge im Körper als autonomen Prozess versteht, der sich stets ähnlich vollzieht. Psychische Probleme mögen die Abwehr beeinflussen, aber im großen statistischen Durchschnitt spielen diese immateriellen Bewegungen keine Rolle, wie dieses Erklärungsmodell nahe legt. Und tatsächlich ist es wohl so, dass der Körper ein gewisses Eigenleben führt, dass er ein sich selbst organisierendes Wesen ist. Nicht jede Nuance im Wechselspiel von Erkrankung und Genesung muss deshalb in größerem Zusammenhang gesehen werden, auch wenn es natürlich offenkundig ist, dass dieser Zusammenhang mit mehr oder weniger starken Auswirkungen immer besteht.

Ein komplexeres Erklärungsmodell sieht ein geheimnisvolles, wenn auch in Teilen entschlüsseltes System am Werk, das »plötzlicher Zelltod« genannt wird, oder wissenschaftlich:

Apoptose. Dahinter steckt eine genetisch gesteuerte Fähigkeit des Körpers, defekte Zellen vollständig abzutöten und sie dann abzubauen.

Die Apoptose hat nichts mit den Verteidigungskräften des Immunsystems zu tun, sie ist eher ein ausgeklügeltes Selbstmordprogramm, das der Körper braucht, um sich entwickeln zu können. Von der Geburt bis zum Tod findet ein nie endender Prozess der Verwandlung statt: Solange wir leben, müssen täglich Zellen sterben, damit neue ihren Platz einnehmen können. Wenn wir uns auch über lange Zeit als unverändert empfinden, sind wir doch nach wenigen Jahren biologisch ein neues Wesen.

Die Apoptose sorgt dafür, dass dies möglich wird. Ein Beispiel aus der Tierwelt macht besonders deutlich, warum ohne diesen verborgenen Mechanismus keine Entwicklung denkbar wäre: Wenn sich Kaulquappen zu Fröschen wandeln, verändert sich die Körperform vollständig, und zahlreiche Zellen verlieren ihre Funktion. Diese »alten« Zellen müssen verschwinden, damit der Frosch leben kann.[29]

Dass Zellen sterben, um Entwicklung zu ermöglichen, dass sie gleichsam verstehen, wann ihre Zeit abgelaufen ist und wann sie im Interesse des großen Ganzen gehen müssen, ist eines von vielen Geheimnissen der Biologie, ein kreativer Prozess, der von den Genen gesteuert, aber dadurch keineswegs vollständig erklärt wird. Im Falle einer Krebserkrankung scheint die Erinnerung an diese »Selbstaufgabe im Interesse der Allgemeinheit« gestört, ja ausgeschaltet zu sein. Die Krebszellen jedenfalls entziehen sich irgendwann der Apoptose, sie wachsen weiter und geben nicht auf, erst wenn der Mensch stirbt, sterben sie zwangsläufig mit.

Die Wissenschaftler vermuten, dass ein plötzlicher Stillstand im Tumorwachstum bedeuten könnte, dass die Fähigkeit oder »Bereitschaft« der Krebszellen zur Apoptose zurückgekehrt sein könnte. Stillstand wäre dann bei genauer Betrachtung, sozusagen unter dem Vergrößerungsglas der Wissenschaft, ein dynamischer Prozess von Wachstum und Vergehen: Zahlreiche Krebszellen sterben ab, weil sie das innere Selbstmordprogramm auslösen, aber ebenso viele wachsen nach. Ultraschall, Röntgenbild oder Computertomografie zeigen einen gleichbleibenden Tumor, der sein Wachstum offenbar eingestellt hat, in Wirklichkeit aber halten sich Wachstum und Selbstzerstörung nur im Gleichgewicht. Das aber ist ein Schritt in Richtung höhere innere Ordnung, und genau dies geschieht täglich in einem gesunden Körper. Eine vollständige Rückbildung würde dann bedeuten, dass die Apoptose schneller verlief als das Wachstum neuer Krebszellen, bis keine einzige mehr übrig blieb: Auf den Bildschirmen der Diagnostiker ist kein Tumor mehr nachweisbar.

Eine andere wissenschaftliche Erklärung für das Rätsel der Spontanheilung wirft ein Licht auf die biochemische Steuerung, die im Hintergrund für das Gleichgewicht von Werden und Vergehen im Körper verantwortlich ist: Es geht um ein Enzym mit dem Namen Telomerase.
Enzyme sind Wirkstoffe, die Veränderungen bei bestimmten Stoffen einleiten, die sonst in ihrem Zustand blieben, mit allen möglichen Fehlern, die sich zum Beispiel bei der Zellteilung einstellen können. Enzyme sind hoch spezialisiert und jeweils nur für eine Aktion zuständig. Damit sie ihre Aufgabe erfüllen können, verbinden sie sich mit den jeweiligen Stoffen und lösen so eine Verwandlung aus.
Das Enzym Telomerase sorgt bei Keimzellen oder embryonalen Zellen dafür, dass sich nach jeder Teilung die Endstücke der Chromosomen verlängern. Würde dies nicht geschehen, entstünden nach einigen Teilungen zu kurze Chromosomen, die nicht überlebensfähig wären.
So lange die Zellen noch nicht die volle Reife erreicht haben, bleibt das Enzym im Körper aktiv, erst dann wird es abge-

schaltet. Die Körperzellen sind nun bereit für die Veränderung, sie können abgebaut werden, und neue Zellen treten an ihre Stelle, ein phantastischer Prozess, der den Körper einerseits erhält und andererseits eine langsame Entwicklung möglich macht.

In den Krebszellen aber bleiben die Enzyme aus ungeklärten Gründen immer aktiv und werden nicht abgeschaltet. Damit gewinnen sie praktisch die Unsterblichkeit – so lange, bis der Krebs gesiegt hat und der Mensch stirbt.

Manche Forscher halten es für denkbar, dass der Körper unter besonderen, ungeklärten Umständen bisher unbekannte Hemmstoffe zur Verfügung stellt, die diesen fehlenden »Schalter« ersetzen, indem sie die Produktion des Enzyms blockieren. Im Laborexperiment konnte nachgewiesen werden, dass eine künstlich ausgelöste Blockade des Enzyms tatsächlich Tumore auflösen kann. Aber der Stoff, der dies im Körper auf natürliche Weise hervorrufen könnte, ist noch nicht gefunden.

Die Wissenschaftler diskutieren noch viele andere mögliche Regelmechanismen. Vermutlich spielen alle diese Faktoren in einer bisher nicht erkannten Weise zusammen, denn schon jetzt ist offenkundig, dass jede einzelne Theorie auf Beispiele verweisen kann, die sie belegen.

Wenn der Körper beginnt, auf einem oder mehreren der beschriebenen Wege Tumore aufzulösen, dann bleibt die entscheidende Frage noch immer unbeantwortet: Warum tut er das? Wenn die klassische Wissenschaft auf dieses Problem stößt, dann versucht sie stets, einen Regelkreis zu finden, der automatisch in Gang kommt, ohne äußeres Hinzutun: das Modell einer Maschine, die sich selbst steuert, oder die Idee eines kreativen Computerprogramms, das sich selbst im Gleichgewicht hält. Ein denkender Geist, die Bewegungen der

Seele oder das Bewusstsein spielen in diesen Theorien keine Rolle.
Natürlich beziehen manche Forscher auch diese Ebene mit in ihr Erklärungsmodell ein, sie messen ihr aber keine besondere Bedeutung neben den »automatischen« Funktionen des Körpers zu, so wie es ja in jedem Einzelfall wohl tatsächlich unterschiedliche Ursachen für eine Spontanheilung geben könnte.
Wenn der Körper eines Menschen aus einem Zustand der Unordnung in einen Zustand der Ordnung zurückkehrt, dann ist das ohne Zweifel die Folge einer intelligenten Steuerung. In gewisser Weise ist der Körper in der Lage, mit seiner ihm innewohnenden Intelligenz solche Veränderungen hervorzurufen – aber erklärt dieser Gedanke wirklich alles? Es liegt nahe, auch den Einfluss einer »höheren Ebene« in Erwägung zu ziehen, des Bewusstseins nämlich, das als einzige Kraft des Menschen jenseits automatischer Prozesse eine innere Ordnung herstellen kann. Lässt sich in den dokumentierten Fällen von Spontanheilungen dieser Einfluss nachweisen?

Kampf und Gnade

Der japanische Psychosomatiker Horoshi Oda hat in einem mehrjährigen Projekt an der Universität Heidelberg über hundert Fälle von Spontanremissionen gesammelt und dabei zwölf Beispiele ausgewählt, bei denen alle denkbaren somatischen Erklärungen ausgeschlossen schienen. Jetzt kam es ihm darauf an, in diesen Fällen ein verstecktes Muster zu entdecken, vielleicht sogar ein Element, das überall eine Rolle gespielt haben könnte.
Aber so einfach scheint es nicht zu sein, das Geheimnis der

Heilung zu lüften. Denn einerseits war die Zahl der Fälle, die seinen strengen Auswahlkriterien entsprachen, sehr gering; aus wissenschaftlicher Sicht könnte der Zufall den Blick auf die Wirklichkeit verstellen. Andererseits waren die Beispiele auch nicht in vollem Umfang miteinander vergleichbar. Die Ausgangsbedingungen unterscheiden sich, die Einschätzungen der Ärzte und die Methoden der medizinischen Behandlung. Auch ist die soziale Umgebung der Patienten niemals gleich, nicht einmal annähernd. Die Sammlung von Fallgeschichten kann also niemals der Strenge eines kontrollierten Laborexperiments genügen.
Und doch fielen dem japanischen Forscher Gemeinsamkeiten auf, die sich nicht von der Hand weisen lassen.[30]

Hiroshi Oda analysierte die Inhalte von umfangreichen Interviews mit überlebenden Patienten. Es ging ihm darum herauszufinden, wie die Patienten selbst den Prozess von Erkrankung und Heilung erlebt hatten, ihre subjektive Sicht. Die Auswertung ergab, dass sich in den Erzählungen drei unterschiedliche Strategien verbargen, denen jeweils eine Gruppe von Betroffenen gefolgt war und die von den Beteiligten selbst mehr oder weniger für die Heilung verantwortlich gemacht wurden.
Die erste Gruppe vertraute auf eine Strategie der Abwehr und des Kampfes. Die Patienten sahen den Krebs wie einen fremden Eindringling, der die inneren Abläufe des Körpers störte und ihn vernichten wollte. Als Antwort auf diese »Invasion« begannen diese Patienten, den Eindringling mit allen verfügbaren Mitteln zu bekämpfen. Dabei setzten sie auch persönliche Kraft ein: ihren Optimismus, am Ende doch siegen zu können, und einen unbedingten Lebenswillen.
Die zweite Gruppe erlebte eine »Geschichte der Gottesgnade«. Diese Menschen glaubten an Gott oder hatten einmal an Gott geglaubt. Ihre Erkrankung verstanden sie als Schicksals-

schlag und zugleich als Prüfung. Sie nahmen diese Aufgabe an und fühlten sich bereit, nur noch den Weg des Glaubens zu gehen. Deshalb brachen sie alle konventionellen Behandlungen ab und vertrauten auf die Hilfe einer höheren Macht, allenfalls unterstützt durch eine alternative Therapie. In dieser schweren Zeit, die sie als einen langen Prozess der Prüfung verstanden, stärkte sich ihr Glaube an Gott oder sie fanden ihren verlorenen Glauben wieder. Die medizinisch unerwartete Genesung sahen sie rückblickend als Zeichen der Gottesgnade und ihrer stärkeren oder wieder aufgenommenen Verbindung mit dem Übernatürlichen.

Die dritte Gruppe fand die Ursachen der Erkrankung in sich selbst. Die Menschen dieser Gruppe erlebten ihre Heilung als Geschichte der Selbsttransformation. Mit der Diagnose gingen diese Betroffenen eher gelassen um, sie fühlten sich nicht aus der Bahn geworfen. Die üblichen medizinischen Behandlungswege betrachteten sie als unzulänglich und brachen sie ab. Stattdessen wandten sie sich wie einzelne Betroffene der zweiten Gruppe alternativen Methoden zu. Vor allem aber begannen diese Patienten mit einer genauen Betrachtung des eigenen Lebens, sie prüften ihr bisheriges Selbstkonzept, das ja offenkundig nicht in der Lage gewesen war, die Erkrankung zu verhindern. Der Krebs wurde so zum Anlass und Ausgangspunkt einer grundlegenden Veränderung. Die Menschen entdeckten die Wichtigkeit eines spirituellen Weges und begannen, zum ersten Mal oder wieder neu im Einklang mit ihrem spirituellen Selbst zu leben. Die Spontanheilung verstanden sie als Folge ihres neuen Weges, als Nebenprodukt ihrer Hinwendung zu den Bedürfnissen der Seele.

Einen spirituellen Weg kann niemand verordnen wie eine ärztliche Therapie, jeder Mensch muss ihn selbst suchen und finden. Und so ist auch dieser Aspekt der Heilung keine Frage des intellektuellen Willens. Manchen Menschen mag sich dieser Weg verschließen. Sie finden vielleicht in einer Haltung des festen Willens und des Kampfes ihre Möglichkeit, sich einer schweren Erkrankung zu stellen. Andere werden versuchen, sich den Gedankenspielen der Philosophie zuzuwenden, oder sie werden in ihre eigene Lebensgeschichte reisen und dort nach Sinn und Hoffnung suchen. Auch wenn alle diese Wege nicht jedem Heilung bringen, können sie doch die Qualität des Lebens steigern, so dass aus hilflosen Opfern Menschen werden, die alles tun, was ihnen möglich ist.

Wer sich auf diese Weise einer Erkrankung stellt, bleibt in der Haltung eines Handelnden, also in einer aktiven Position, auch wenn die Handlung sich vielleicht nur als Annahme des Unvermeidlichen ausdrückt, also für Außenstehende wie ein Nicht-Handeln erscheinen mag. Aber dies ist nur vordergründig ein Widerspruch. Denn es könnte darum gehen, dass jeder Mensch das ihm Gemäße tut, im Einklang mit sich selbst, mit seinem persönlichen Bild der Welt, mit seinen individuellen Wünschen und Hoffnungen.

Die Untersuchung Hiroshi Odas zeigt, dass die innere Haltung offenbar wichtig ist, wenn Menschen einen Ausweg aus einer lebensbedrohlichen Situation suchen. Sie macht aber auch deutlich, dass es individuell völlig unterschiedliche Wege gibt. Was dem einen Patienten als Schlüssel zur persönlichen Heilung erscheint, hat für den anderen keine Bedeutung. Die meisten Forscher sind deshalb heute weit davon entfernt, einfache Antworten auf die Frage zu geben, was ein Betroffener tun muss, um eine Krebserkrankung zu überwinden.

Vor einigen Jahrzehnten noch glaubten Psychoonkologen, eine allgemeingültige Formel gefunden zu haben: Sie vermuteten, dass es eine »Krebspersönlichkeit« geben könnte, dass also bestimmte Erfahrungen in der Lebensgeschichte und bestimmte Strategien, mit belastenden Ereignissen umzugehen, die Erkrankung auslösen könnten. Sie hofften, mit dieser Erkenntnis Menschen helfen zu können, ihre Haltung zu verändern und so den Krebs zu besiegen. Im Laufe der Jahre hat sich diese Theorie aber als wenig hilfreich erwiesen: Je mehr Fälle die Onkologen untersuchten, um so mehr zeigte sich, dass nicht die Gemeinsamkeiten, sondern die Unterschiede in der Persönlichkeit überwogen.

Eine Erkenntnis aber darf als gesichert gelten: Angst und Verzweiflung verringern die Chance einer Spontanheilung, die Hoffnung auf Genesung fördert sie.

Die Seele und die Medizin

Geist, Bewusstsein und Gehirn

Die Geschichten von Patienten, die eine Spontanremission ihrer Krebserkrankung erlebten, haben gezeigt, dass jenseits körperlicher Regelkreise offenbar innere Veränderungen eine wichtige Rolle spielen können, Bewegungen der Seele, die dazu führten, dass sich die Patienten anders verhielten, dass sie anders fühlten und vielleicht auch das Leben und ihr persönliches Schicksal anders wahrnahmen als zuvor.

Wie lässt sich die Rolle der Seele genauer erfassen, welche Bedeutung haben Geist und Bewusstsein aus der Sicht der Forscher? Im alltäglichen Sprachgebrauch verwenden wir diese Begriffe wie Synonyme, so als ob sie sich nicht voneinander unterschieden.

Tatsächlich können wir die Seele als Einheit betrachten, wie einen großen Kreis, der alles umschließt. Im Zentrum liegt jener unbeschreibbare Bereich der »Alleinheit«, in dem es keine Trennung gibt, also auch keine Individualität, von dem die Religionen und Philosophien in vielfarbigen Bildern sprechen. In der Nähe dieses Zentrums leben die Archetypen, Metaphern der Seele, die jenseits der Zeiten und Kulturen eine grundlegende Gültigkeit für alle Menschen haben.

Je mehr wir uns vom Zentrum an die Peripherie des Kreises bewegen, um so mehr zeigt sich Individualität: Hier bilden sich die persönlichen Erfahrungen ab, hier entsteht das, was wir als »uns selbst« erleben.[31]

Im Sinne dieser Vorstellung ist es durchaus berechtigt, Seele, Geist und Bewusstsein in einem Atemzug zu nennen. Wenn wir sie aber genauer betrachten, erkennen wir, dass diese drei Bereiche zwar eng miteinander verwoben sind, dass es aber durchaus wichtige Unterschiede gibt.

Wenn wir uns die Seele als ein gewaltiges Meer von Informationen vorstellen, die sich unsichtbar zu Sinnzusammenhängen formen, dann könnte der Geist wie ein Boot sein, das über dieses Meer gleitet. Im Boot sitzt als Beobachter das Ich, sich seiner selbst bewusst. Was der Beobachter wahrnimmt, was in sein Bewusstsein dringt, wird vor seinem inneren Auge real, verdichtet sich zu einem Bild und wird damit dem Vergessen für eine gewisse Zeit entrissen. Was der Beobachter sieht, ist aber nur die Oberfläche dieses gewaltigen Wassers, und auch von der Oberfläche, die vielleicht ein zarter Wind kräuselt und ein paar Tage später ein Orkan aufwühlt, nimmt er nur einen begrenzten Ausschnitt wahr. Er kann in der Ferne vielleicht Inseln erkennen oder die Küsten des Festlandes, immer aber bleibt die Weite des Meeres unüberschaubar.

Was in der Tiefe geschieht, wenige Meter unter der Wasseroberfläche, oder noch tiefer, in den verborgenen Gräben des Meeresgrundes, hat seine Wirkung auf die Bewegungen des Bootes und damit auch auf den Beobachter, aber es scheint unergründlich. Die unsichtbaren Strömungen zu ignorieren, wäre aber lebensgefährlich, deshalb ist es von Bedeutung zu erforschen, was unter der Oberfläche geschieht. Vieles aber wird der Beobachter aus seiner Position nie erfassen, umso wichtiger ist es für ihn, sein Boot vorsichtig und niemals gegen die Bewegungen des Meeres dorthin zu steuern, wohin er möchte. Manchmal wagt er es, ein Stück in die Tiefe zu tauchen und die Wirklichkeit unter der Oberfläche wahrzunehmen. Dann wird auch dieses Verborgene bewusst und damit Teil des inneren Bildes, das Leben bedeutet.

Das Bewusstsein nutzt den Geist als Fahrzeug in der Weite

der Seele. Es hängt von der Stärke des Geistes und den Bewegungen der Seele ab, wohin das Bewusstsein am Ende gelangt. Alle drei sind eng miteinander verbunden, solange das Boot über die Wellen gleitet, gesteuert von einem Beobachter, der eine Richtung sucht und doch nicht unbedingt das Ziel erreichen kann, das ihm vorschwebt.
In diesem Bild hat die Seele eine besondere Macht. Sie erscheint um ein Vielfaches größer als der Geist, der wiederum größer ist als das Bewusstsein, das jedoch in der Wahrnehmung und Erkenntnis der Seele innerlich wächst. Mit dem Geist, der das Bewusstsein trägt, erkunden wir die Räume der Seele, deshalb kommt ihm eine wichtige Bedeutung zu, er ist eine nicht zu unterschätzende Kraft.

Das Bewusstsein ist nicht immer im gleichen Zustand. Bisweilen verlässt es die alltägliche Wirklichkeit und gleitet in die Bilderwelt der Träume, auch der Trance. So kann es sein Blickfeld verändern, kann jenseits des Wachzustandes, der uns als das eigentliche Bewustein erscheint, die Tiefe der Seele auf andere Weise ausloten. Wenn es unter der Oberfläche Veränderungen wahrnimmt oder in der Ferne die Inseln des Inneren Landes entdeckt und vielleicht zu erkunden beginnt, dehnt es sich aus und erweitert sich. Ohne dass sich ein Mensch vielleicht im Wachzustand vollständig erinnert, kann sich seine innere Haltung auf diesem Wege grundlegend und vielleicht dauerhaft verändern. In den besonderen, nicht alltäglichen Zuständen ist das Bewusstsein in der Lage, mit dem Körper und auch mit Symptomen einer Erkrankung in Kontakt zu treten. Es kann Veränderungen wahrnehmen, die es im Wachzustand niemals erfassen würde, und es kann, oft ohne es zu wissen, Einfluss auf biologische Regelkreise nehmen. Für diese Gedanken gibt es in der neueren Forschung immer mehr Indizien, vor allem aber zeigen jahrtausendealte Erfahrungen der archaischen Heiler ebenso wie die moderne Hypnotherapie, dass in den unterschiedlichen Zuständen des Bewusstseins eine wichtige Quelle der Heilung liegt.

Mit solchen bildhaften Vorstellungen können sich viele Forscher aus dem Bereich der wissenschaftlichen Medizin nur schwer anfreunden. Denn bei ihrer Suche nach den Ursachen von Erkrankungen, der schweren und bis heute als unheilbar geltenden ebenso wie der großen Zahl der leichteren und behandelbaren, verfolgen sie ein klares Ziel: Sie möchten die materiellen Hintergründe verstehen, um mit möglichst einfachen, in jedem Fall aber eindeutigen und von jedem Arzt anwendbaren Methoden eingreifen zu können. Es fällt ihnen deshalb schwer, die Bedeutung eines gleichsam immateriellen, vor allem aber höchst subjektiven Faktors anzuerkennen.

Die Scheu vor dem Ungreifbaren, nicht Messbaren, ist vor dem Hintergrund des Jahrhunderte währenden Disputes in der Philosophie verständlich, der alten Frage nämlich, ob Körper und Seele getrennte Wesen seien, die sich im Menschen lediglich für eine beschränkte Zeit verbinden, oder ob die Seele nur ein Teil des Körpers ist. In der Philosophie wird dieser Streit die Auseinandersetzung um Dualismus und Monismus genannt, eine Frage, die heute entschieden scheint: Die Vertreter des Dualismus haben die Schlacht zumindest in der Wissenschaft verloren, und das hängt auch mit dem Siegeszug der Hirnforschung zusammen. Heute glauben die meisten Philosophen und Hirnforscher, früher oder später könne die Seele im Labor vollständig entschlüsselt werden.

Die Seele, sagen sie, sei nur ein Programm des Gehirns, das uns den Eindruck eines immateriellen Wesens lediglich vorgaukle. In den Synapsen entstehe die Vorstellung eines Ich, das seiner selbst bewusst sei und in wachsendem Größenwahn seine Unsterblichkeit postuliere. In Wirklichkeit aber sei dieses sich als individuell wahrnehmende Ich nur einem ausgeklügelten Computerprogramm vergleichbar, einer Simulation, die sich im Laufe der Evolutionsgeschichte offenbar als allen anderen Programmen überlegen herausgestellt habe. So habe der Mensch in seiner Illusion, über einen freien Willen zu verfügen und sich sogar als vom Körper unabhängig zu begreifen, im Überlebenskampf offenbar einen Vorteil gegenüber Lebewesen gehabt, deren Gehirn lediglich auf Instinkte setzte. Dies ändere aber nichts daran, dass auch Menschen letztlich Biocomputer seien, komplizierte biologische Einheiten, die natürlich einen Geist benötigten, um agieren zu können, so wie jede Hardware ohne Software leblos bliebe, deren Geist sich aber im Angesicht der darwinschen Evolutionstheorie endlich damit abfinden müsse, dass hinter allem kein Sinn, kein kreativer Schöpfer stehe.[32]

Die materialistische Hirnforschung ist der Biologie der Gedanken und Gefühle auf der Spur, den biochemischen Signalen, aus denen sich innere Bilder, Glaubensvorstellungen, Hoffnungen und Wünsche formen. Die meisten Wissenschaftler wie der Leiter des Max-Planck-Instituts für Hirnforschung, Wolf Singer, ziehen aus den Experimenten in den Labors eindeutige und dramatische Schlüsse: Der Mensch habe bei genauer Betrachtung keinen freien Willen, damit sei das Leben im Grunde vorherbestimmt, aber nicht im Sinne eines göttlichen Planes, sondern als Folge bioelektrischer Schaltkreise.

Wenn »immaterielle« Gedanken letztlich auf materielle Entladungen zurückgeführt werden können, dann scheint für die Seele wenig Raum zu bleiben. Sie verliert das Geheimnisvolle, Ungreifbare, Überraschende. Und wenn hinter allen Prozessen am Ende materielle Regelkreise stehen, dann scheint es sinnvoll, diese Regelkreise immer besser zu verstehen, um sie mit chemischen oder physikalischen Mitteln wirkungsvoll beeinflussen zu können.

Die meisten Mediziner an der Spitze der Forschung sind deshalb nicht bereit, der Seele in ihren Theorien von Krankheit und Heilung großes Gewicht beizumessen. Sie akzeptieren die psychosomatische Medizin als Nebengleis, das offenbar bei bestimmten Erkrankungen befahren werden muss, allerdings wohl nur so lange, bis sich auch für diese Symptomketten wirkungsvolle Medikamente und damit schnellere Behandlungsmethoden finden lassen.

Dem gegenüber stehen die großen Erfolge der Psychotherapie in ihren zahlreichen Varianten: unübersehbare Heilungserfolge bei oft dramatischen Erkrankungen, die Erfahrung von mehr als hundert Jahren Forschung in jenem so immateriell erscheinenden Raum, in dem sich Erinnerungen, Gedankenblitze, Hoffnungen, Ängste und ein tief verankerter Glauben an den verborgenen Sinn der Welt und des Lebens zu dem verbinden, was den Menschen ausmacht.

Tatsächlich sind, ganz gleich, welche neurobiologischen Prozesse sich im Hintergrund abspielen, auch die Theorien der materialistischen Forscher nur Gedankengebilde, die in Fachzeitschriften, Büchern und den Köpfen der Menschen ein Eigenleben führen. Gedanken formen andere Gedanken, ein höchst immaterieller Akt. Anders als beim Computer beeinflusst beim Menschen die »Software« fortlaufend die »Hardware«, ihre Macht in der Geschichte der Welt ist unübersehbar.[33] Ohne den Geist, in dem das Bewusstsein die Seele durchmisst, um in unserem Bild zu bleiben, wäre der Körper ohne Leben. Und die Evolution des Menschen hätte wohl schon ihr Ende erreicht.

In einem Teilgebiet der medizinischen Wissenschaft spielen solche Überlegungen längst eine wichtige Rolle. Und es sind auch die Entdeckungen der Hirnforscher, die es möglich machen, das Zusammenspiel von Körper und Seele auf neue Weise zu betrachten und so in gewisser Weise die Vertreter der unterschiedlichen Denkschulen miteinander zu versöhnen.

Die Fachdisziplin, von der hier die Rede ist, wird Psychoneuroimmunologie genannt. Sie hat sich zur Aufgabe gemacht, das Zusammenspiel zwischen seelischen Faktoren und dem Immunsystem zu untersuchen. Es geht dabei um nicht weniger als die Frage, warum bei vergleichbaren körperlichen Voraussetzungen bei einem Menschen Erkrankungen entstehen und bei einem anderen nicht – und was wir tun können, um Erkrankungen zu vermeiden, auch dann, wenn wir in schwierigen Lebenssituationen stehen.

Stress und Abwehrkraft

In vielen Geschichten, in Märchen und Mythen, ist von der besonderen Macht des Schreckens die Rede, der Menschen von einem Moment auf den anderen zu Tode bringen kann. In der Sprache verwenden wir nicht selten die Wendung »Ich habe mich zu Tode erschrocken«, ohne uns des Inhaltes dieser Aussage wirklich bewusst zu sein. Was der Satz sagt, hat aber eine tiefer liegende Wahrheit: Es ist tatsächlich möglich, sich buchstäblich zu Tode zu erschrecken, und dies kann auch Menschen geschehen, die körperlich vollständig gesund sind, bis sie ein plötzliches Schockerlebnis völlig aus der Bahn wirft. Glücklicherweise sind derart folgenreiche Schockerlebnisse äußerst selten, aber sie zeigen den engen Zusammenhang zwischen Körper und Seele. Amerikanische Kardiologen haben in einer Studie an der John-Hopkins-Universität Patientinnen untersucht, die mit akuter Herzschwäche in die

Notfallstation kamen. Die Symptome waren durchweg bedrohlich, einige Patientinnen hatten fast keinen nachweisbaren Pulsschlag mehr, weil das Herz seine Pumpleistung extrem reduziert hatte. Sie konnten nur durch den Einsatz einer künstlichen Pumpe gerettet werden.
Im Gespräch klagten die Patientinnen über typische Symptome eines Herzinfarktes, zum Beispiel Brustschmerzen oder ein Ausstrahlen der Schmerzen in den linken Arm. Die Ärzte fanden jedoch keine organischen Ursachen, die einen Infarkt bestätigten oder auf eine Erkrankung der Herzkranzgefäße hinwiesen.[34]
Im Gespräch mit den Patientinnen entdeckten sie aber eine wichtige Gemeinsamkeit: Alle hatten einen sehr starken Schock erlitten, bevor sich die Symptome zeigten, sie berichteten über den plötzlichen Tod eines nahen Angehörigen, waren Opfer eines Raubüberfalls geworden oder hatten zumindest einen extrem belastenden Streit erlebt, von dem sie sich nicht distanzieren konnten. Wie konnten diese erschreckenden Erlebnisse im Körper Symptome eines Infarktes auslösen? Die Forscher fanden im Blut der Patientinnen hohe Konzentrationen von Stresshormonen. Diese Hormone führen zu raschen körperlichen Veränderungen, eine zunächst durchaus erwünschte Reaktion: In gefährlichen Situationen stellen sie dem Menschen die Kraft für eine schnelle Reaktion zur Verfügung, die Möglichkeit, sich zu wehren. Der Körper verfügt über größere Reserven, was im Notfall die Fähigkeit zur Gegenwehr oder zur Flucht erhöht. Dies ist der physiologische Grund, warum Menschen in lebensbedrohlichen Situationen oft ungeahnte Kräfte entwickeln und über sich hinauszuwachsen scheinen.
Die Leistungsfähigkeit des Herzens, seine Fähigkeit, das Blut zirkulieren zu lassen und alle Zellen mit Sauerstoff zu versorgen, erhöht sich durch die Stresshormone. Paradoxerweise aber scheint bei extrem Schocks die Flut der Hormone das

Gegenteil zu bewirken, sie überschwemmt offenbar die Körperzellen und bringt, wie in der amerikanischen Studie beobachtet, die Herzfunktionen beinahe zum Stillstand.

Warum dies so ist, konnten die Mediziner bisher nicht erklären. Sicher ist nur, dass offenbar keine bleibenden Schäden zurückblieben: Alle Frauen der Studiengruppe wurden innerhalb kurzer Zeit wieder vollständig gesund und hatten keinerlei Rückfälle.

Die Untersuchung zeigt in ihrer nüchternen Bestandsaufnahme, was die Menschen zu allen Zeiten wussten: dass Seele, Geist und Bewusstsein wichtige Faktoren von Krankheit und Gesundheit sind. Erst in den letzten Jahrzehnten des 20. Jahrhunderts entdeckte die wissenschaftliche Medizin diese Erfahrungstatsache wieder, und seitdem bringen immer neue Studien die verborgenen Zusammenhänge ans Licht.

Sie zeigen, wie aus Wahrnehmungen, Gedanken und Gefühlen, also aus den ungreifbaren Äußerungen der Seele, materielle Veränderungen im Körper entstehen, wie Erlebnisse und ihre Bewertung unmittelbare Reaktionen auslösen, die sich wissenschaftlich messen lassen. Was in solchen Momenten geschieht, hat nichts mit Einbildung zu tun, so wie wir diesen Begriff im Alltag verstehen, also mit Vorstellungsbildern, die keine Entsprechung im Körper haben, sondern die Wahrnehmung und das innere Bild, das ihr entspricht, haben direkte Folgen: Etwas Reales bildet sich, wird im wörtlichen Sinne ein-gebildet. Und was sich da zeigt, hat wieder Rückwirkungen auf das Bewusstsein, von dem es wahrgenommen wird. So kann eine Schleife aus Gefühlen, Gedanken, Erinnerungen und körperlichen Reaktionen entstehen, die sichtbare Krankheitssymptome hervorruft, leichte und schwere.

Die Psychoneuroimmunologie hat inzwischen viele Erkrankungen untersucht, von der einfachen Erkältung bis zum

Krebs.[35] Und offenbar spielen stets biologische Regelkreise eine Rolle, die von Stresshormonen gesteuert werden. Wie stark die Reaktion des Körpers ist, das hängt in höchstem Maße von der persönlichen Bewertung ab. Damit ist nicht die rationale Abwägung des denkenden Ich gemeint, sondern die grundlegende Einschätzung der Seele insgesamt, also eine Bewertung, die mit der eigenen Lebensgeschichte zu tun hat.
Wer in einer Atmosphäre der Sicherheit aufwuchs, gestützt von den Eltern und anderen wichtigen Personen, wird als Erwachsener eine gegebene Situation weniger belastend erleben als ein Mensch, der in großer Unsicherheit und ständiger Angst aufwuchs. Dieser Gedanke ist keineswegs banal, sondern von großer Wichtigkeit. Er zeigt, dass es keine einfachen Antworten gibt, wenn wir die Ursachen von Erkrankungen verstehen wollen, denn jeder Mensch steht am Ende einer Kette von Erfahrungen, die ihn einzigartig und bei ehrlicher Betrachtung mit keinem anderen Menschen vollständig vergleichbar machen.
Diese Tatsache hat Folgen für ein medizinisches Weltbild, das gerade die Vergleichbarkeit aller Menschen zur Grundlage hat und deshalb stillschweigend davon ausgeht, dass Erkrankungen mit denselben Hauptsymptomen im Wesentlichen dieselben Ursachen haben und deshalb auch mit denselben Mitteln zu behandeln sind.
Wenn sich alle Menschen derart voneinander unterscheiden, dass sie auf vergleichbare Reize völlig unterschiedlich reagieren, dann sollte auch die Heilkunst eher von Unterschieden ausgehen und diese individuelle Verschiedenheit genau betrachten. Auf subjektive Unterschiede gibt es keine allgemeingültige Antwort. Damit erhält die persönliche Beziehung zwischen Arzt oder Heiler und Patient wieder die Bedeutung, die ihr in alten Zeiten einmal zugeschrieben wurde.
Manche Ärzte, die im Bereich der Krebsbehandlung arbeiten, sprechen von »Beziehungsmedizin«, wenn sie dieses beson-

dere Verhältnis beschreiben. Es ist der persönliche, von Faktoren wie Zuwendung, Verständnis, Mitgefühl und Vertrauen getragene Kontakt zwischen zwei Menschen, um den es offenbar auch in der Heilbehandlung geht.

In der Psychotherapie-Forschung ist dieser Gedanke schon seit einigen Jahren bekannt. Auf der Suche nach dem Therapieverfahren, das allen anderen überlegen ist, kamen Forscher zu einem unerwarteten Schluss: Ganz gleich, welche der zahlreichen überlieferten Techniken ein Therapeut wählt – es ist die Beziehung zum Patienten, die am Ende darüber entscheidet, ob eine Heilung möglich ist oder nicht. Diese Erkenntnis wird jetzt auch für die Schulmedizin der Gegenwart wichtig, die sich vor allem auf den Körper und seine Krankheitssymptome bezieht. Wenn Seele, Geist und Bewusstsein untrennbar mit Krankheit und Heilung verbunden sind, muss jede Behandlung immer auch Hilfe für diesen Bereich sein, oder genauer: Sie muss anerkennen, dass es zwischen Körper und Seele letztlich keine Trennung gibt.

Entscheidend für den Beleg, dass Beziehungen zwischen Menschen von grundlegender Bedeutung sind, ist die Entdeckung der so genannten HPA-Achse. Es geht dabei um das Zusammenspiel von bestimmten Hirnarealen mit dem Stresshormon Cortisol, das in den Nebennieren entsteht. In dieser Verbindung liegt nach neuen Erkenntnissen ein wichtiger Schlüssel zum Verständnis des Immunsystems.

Wenn ein Mensch in Stress gerät, weil er sich in einer bedrohlichen oder verletzenden Situation erlebt, dann werden Gene aktiviert, die eine rasche Erhöhung des Cortisolspiegels auslösen. Das Cortisol seinerseits schaltet eine ganze Reihe anderer Gene an oder ab, was eine Kette von körperlichen Reaktionen nach sich zieht. Alle diese Reaktionen dienen im Prinzip dem Schutz des Menschen, sie sollen ihm ermöglichen, die problematische Begebenheit zu meistern und zu überstehen. Gleichzeitig aber verringert sich, sozusagen als Nebenwirkung, die Produktion der Interleukine, wichtiger Botenstoffe für das Immunsystem.

Nach einer gewissen Zeit registrieren verschiedene »Meldestellen« im Körper den erhöhten Cortisolwert und beginnen, die Hormonausschüttung zu verringern, und langsam kehrt der Körper wieder in den Normalzustand zurück. Eine dieser Meldestellen ist ein Gen, das offenbar durch seelische Zuwendung beeinflusst wird, diese Erkenntnis ließ sich sogar im Tierversuch nachweisen. Zuwendung hilft, das Gen empfänglicher für die Wahrnehmung des Stresshormons zu machen, dadurch kann der Körper die Stressreaktionen besser verarbeiten und ohne Schaden überstehen. Umgekehrt bedeutet das aber auch, dass sich fehlende Zuwendung schädlich auf dieses vernetzte System auswirkt: Cortisol wird vermehrt und länger ausgeschüttet, und das Immunsystem verliert eine Zeit lang seine Fähigkeit, fremde Eindringlinge – Bakterien, Viren – oder entartete Körperzellen sicher zu entdecken und zu vernichten.

Mit anderen Worten: Beziehungen zwischen Menschen sind so wichtig, dass sie Erkrankungen auslösen, aber auch heilen können. Wenn sich Menschen dauerhaft belastet fühlen – privat oder im Beruf, wo persönliche Beziehungen ebenfalls entscheidend sind – dann sind sie zum Beispiel deutlich anfälliger für Erkältungskrankheiten. Die Schnupfenerreger lassen sich im Blut auch bei Menschen nachweisen, die nicht unter Stressbelastung stehen – aber bei ihnen zeigen sich keine Symptome. Wer sich aber belastet fühlt, wird mit größerer Wahrscheinlichkeit eine Erkrankung entwickeln.[36]

Ähnliche Zusammenhänge sind auch für die Entstehung von Krebs nachweisbar, aber bei dieser schweren Erkrankung spielen noch viele andere Faktoren eine Rolle, wie wir schon gesehen haben. So ist der Umkehrschluss in jedem Fall nicht zulässig: Wer an Krebs erkranke, müsse für längere Zeit oder dauerhaft unter Stress gestanden haben. Stress hat eine wichtige Bedeutung, aber seine Folgen sind kein unausweichliches Schicksal. Auch dafür gibt es viele Indizien in der Forschung, weshalb einfache Zirkelschlüsse nicht weiterführen. Dieser Gedanke ist auch deshalb wichtig, weil Untersuchungen gezeigt haben, dass manchmal allein schon der Glaube, zwischen Emotionen und Erkrankungen bestünde ein Zusammenhang, das Erscheinen akuter Symptome begünstigt. Es sind also auch negative Erwartungshaltungen, die Stress auslösen und Patienten in einen Teufelskreis führen können, eine sich selbst erfüllende Prophezeiung.[37]

Umgekehrt aber liegt in einer positiven Erwartung die Chance, Erkrankungen zu verhindern oder abzukürzen: Der Glaube nämlich, Einfluss auf das körpereigene Regulationssystem zu haben und nicht schutzlos blinden Regelkreisen ausgeliefert zu sein, die – einmal in Gang gesetzt – nicht mehr zu stoppen seien, wirkt offenkundig heilsam.

Was den Menschen in besonderen Stress versetzt, ist die Unausweichlichkeit einer Situation, deshalb sind Erfahrungen von Gewalt so schädigend und wirken so lange nach. Die seelischen Folgen solcher Erlebnisse sind tatsächlich dauerhaft, weil sie prägend wirken, und je früher sie geschahen, umso schwerer ist es, dem Sog dieser Erinnerung zu entkommen. So können Ereignisse, die längst in der Tiefe der Seele ihren Fluchtpunkt gefunden haben und dem Wachbewusstsein nicht zur Verfügung stehen, dennoch zeitlebens das Verhalten eines Menschen beeinflussen und seine Fähigkeit, sinnvoll mit Stress umzugehen, dramatisch verringern.

In jedem Leben ist ein gewisses Maß an Stress, Spannungen, Repression und Konflikten, Enttäuschung und Depression unvermeidbar, gibt der Homöopath und Psychotherapeut Edward C. Whitmont zu bedenken. Es wäre deshalb falsch, in ängstlicher Vorausschau allen Konflikten aus dem Weg zu

gehen oder, wenn eine Krise unvermeidbar ist, allzu viel Aufmerksamkeit auf die möglichen Folgen zu lenken.[38]
Für die Entwicklung der Persönlichkeit sind Krisen und Konflikte notwendig, sagt Whitmont, denn sie bieten die Möglichkeit, an ihnen zu wachsen. Krisen stets vermeiden zu wollen, heißt also in letzter Konsequenz, nicht wirklich zu leben. Dieser radikale Gedanke bedeutet natürlich keineswegs, dass es notwendig ist, tatenlos im Tal der Ausweglosigkeit zu bleiben.
Es gibt vielmehr gute Möglichkeiten, auf aktuelle Erlebnisse der Handlungsunfähigkeit und des seelischen Schmerzes zu reagieren: Psychotherapien im Sinne einer Beziehungsmedizin haben nachweisbar großen Einfluss auf die Wiederherstellung innerer Harmonie. Wer im persönlichen Gespräch lernt, dass er im Alltag und auch in schweren Krisen dennoch stets handlungsfähig ist, und wenn es nur bedeutet, eine unerträgliche Situation im Beruf oder im privaten Umfeld aktiv beenden zu können, der erlebt sich selbst wieder als aktiven Pol im Geschehen. Das kann die Fähigkeit des Immunsystems, auf Krankheitserreger zu reagieren, sehr schnell wieder erhöhen.
Schon tief gehende, stützende Gespräche mit nahe stehenden Menschen, Freundinnen oder Freunden, die sich ausgleichend und zurückhaltend zeigen und so die verletzte Seele stützen, können den Teufelskreis durchbrechen. So lässt sich auch eine Situation ertragen, die keine Handlungsmöglichkeit offen zu lassen scheint, so lange, bis sich ein Ausweg öffnen mag und sich eine neue Stufe der Entwicklung zeigt.
Die Forschung hat auch gezeigt, dass verschiedene Techniken der Entspannung und aktive Visualisierungen das Immunsystem wieder in Gang bringen können, weil diese Übungen offenbar die Cortisol-Produktion verlangsamen und den Körper wieder ins Gleichgewicht zurückführen.
Innere Bilder, die unsere Phantasie erzeugt, können also das

Immunsystem stärken – ein Beleg für die Wirksamkeit der Methode, die der amerikanische Psychoonkologe Simonton schon seit Jahren empfiehlt. Und manchmal sind sie die einzige Möglichkeit eines Menschen, in belastenden Lebenssituationen die Balance zu halten.

Kann die Wissenschaft noch mehr zu der Frage sagen, ob eher biologische Voraussetzungen oder eher persönliche Erfahrungen über Gesundheit und Krankheit entscheiden? Welche Rolle spielen die Gene, die in unserer Zeit den meisten Menschen als Boten einer unausweichlichen Vorherbestimmung erscheinen? Wie die Stressforschung gezeigt hat, ist es offenbar möglich, Gene ein- und auszuschalten, so als ob sie lediglich Elemente im Schaltkreis eines großen Computers wären.

Das Konzert der Gene

Die meisten Patienten sind ebenso wie ihre Ärzte in ihrem Denken und Handeln von der gegenwärtigen Diskussion über die Macht der Gene beeinflusst. Seit die wissenschaftliche Welt die Entschlüsselung des Genoms als den entscheidenden Schritt zur Entzauberung des Menschen feierte und die Freigabe weit reichender Experimente forderte und in vielen Ländern auch schon durchsetzte, hat sich ein Irrglaube verbreitet, der den Blick auf die eigentlichen Möglichkeiten dieser großen Entdeckung verschleiert.
Die Gene erscheinen als unbeeinflussbares Erbgut des Menschen, als gleichsam Gestalt gewordenes Schicksal, das in der DNS ruht und von dort aus über alle Dinge entscheidet, die den Menschen ausmachen, die letztlich sein Handeln und,

über die Gestaltung des Gehirns, auch sein Denken bestimmen. Vor allem aber, so glauben die meisten, entscheiden viele der etwa 35 000 Gene, die im Menschen identifiziert wurden, unbeeinflussbar über Gesundheit und Krankheit.
Immer wieder verkünden Forscher neue Erfolge, die Hoffnung auf ein längeres und besseres Leben machen: Das Gen dieser oder jener Erkrankung sei entdeckt, bald könne man (wenn der Gesetzgeber nur die entsprechenden Klon-Experimente genehmige) die größten Geißeln der Menschheit auf einfachem Wege und vor allem dauerhaft besiegen.
Dass die Genforschung tatsächlich Hilfe für manche Exkrankung bringen wird, kann niemand ernsthaft bestreiten. Und doch liegt der Hoffnung vieler Menschen, auch vieler Mediziner, den Schlüssel für eine Heilkunde der Zukunft gefunden zu haben, wohl ein verkürztes Verständnis dieser großen Entdeckung zu Grunde.

Die meisten Gene sind nämlich keineswegs unbeeinflussbare Größen, sondern werden durch vielfältige Signale aus dem Körper, aber auch von außerhalb, also durch bewusste wie unbewusste Wahrnehmungen des Menschen gesteuert. Tatsächlich ist es so, dass sich die meisten wie Programme verhalten, die so lange ruhen, bis sie aufgerufen werden, oder umgekehrt, wie Programme, die so lange laufen, bis sie gestoppt und vielleicht durch andere ersetzt werden.
Natürlich gibt es grundlegende Gene, die etwa die Augenfarbe oder die Farbe der Haare bestimmen, oder ähnliche Faktoren, die für den Aufbau und die Gestalt unseres Körpers wichtig sind. Und manche körperliche Behinderung, die von Geburt an besteht, hat hier ihre Ursache. Diese Gene sind nicht beeinflussbar, und deshalb sind sie das Feld einer künftigen medizinischen Technik. Keineswegs aber liegt einer nennenswert großen Zahl von Erkrankungen eine genetische Ursache zu Grunde, die sie von Geburt an festlegt.

Wenn Wissenschaftler melden, das Gen entdeckt zu haben, das Brustkrebs auslöse oder das zuständig sei für Erkrankungen wie Alzheimer, die den Verlust aller intellektuellen Fähigkeiten nach sich ziehen, dann gewinnen diese Erkrankungen im öffentlichen Bewusstsein den Charakter eines von Geburt an bestimmten biologischen Schicksals. In Wirklichkeit aber, darauf weist der Freiburger Medizinwissenschaftler Joachim Bauer hin, ist Brustkrebs zu weniger als fünf Prozent und Alzheimer zu weniger als einem Prozent auf genetische Mutationen zurückzuführen, also auf Veränderungen im Erbgut, die von vornherein fehlerhaft und nicht umkehrbar sind. Der größte Teil der betroffenen Patienten erkrankt deshalb, weil die Regulation der Gene sich verändert, und zwar durch innere oder äußere Einflüsse.[39]

Wenn also Eltern oder Großeltern schon unter diesen Erkrankungen litten, ist es demnach keineswegs zwangsläufig, dass sich auch bei ihren Kindern oder Enkeln diese Symptombilder zeigen müssen, und eine bereits ausgebrochene Erkrankung ist auch kein Zeichen für ein unumkehrbares biologisches Schicksal. Zumindest aber sollten wir bei der Suche nach den Ursachen nicht nur auf die kleine Zahl von Genen blicken, die tatsächlich nicht durch äußere Einflüsse verändert werden können.

Joachim Bauer äußert die Vermutung, dass die weit verbreitete Fehlinformation über die Macht der Gene auf die Entdeckungen Gregor Mendels zurückzuführen sei, der im 19. Jahrhundert die Vererbungslehre entwickelte. Mendel habe seine Theorie nur begründen können, weil er sein Augenmerk genau auf jene relativ geringe Zahl von Genen legte, die von Anfang an und immer aktiv sind: Gene etwa, die über die Farbe grün bei Erbsen und anderen Pflanzen entschieden. Wenn er sein Augenmerk auf die viel größere Zahl von Genen gerichtet hätte, die manchmal angeschaltet und manchmal nicht aktiv sind, hätte er die »Grundgesetze«

der Vererbung übersehen, und die Zusammenhänge zwischen den Ähnlichkeiten der Arten wären nicht nachweisbar gewesen.

Ein Großteil der rund 35 000 Gene des Menschen gehört zu dieser zweiten Kategorie. Diese Gene können durch innere und äußere Einflüsse in Gang gesetzt oder ausgeschaltet werden. Was genau sind »äußere Einflüsse«? Alles, was auf Körper, Geist und Seele einwirkt.
Auf der unmittelbaren körperlichen Ebene sind das zum Beispiel Gifte, die wir über die Nahrung oder die Luft, auch durch Berührung aufnehmen, ebenso Magnetfelder oder Gammastrahlung (natürliche ebenso wie künstliche) und viele andere unsichtbare Einflüsse, die wir bei bewusstem Verhalten vielleicht, aber keineswegs immer vermeiden können.
Auch Wahrnehmungen sind in diesem Sinne Umwelteinflüsse. Sie werden von den Sinnesorganen registriert und ins Gehirn geleitet. Dort zeigen sie sich als innere Bilder, verwandeln sich also in Produkte des Geistes, in Ideen und vor allem Gefühle, wie Joachim Bauer ausführt.
Je nachdem, wie das Gehirn diese Wahrnehmungen einschätzt – als angenehm und nützlich oder als irritierend und bedrohlich –, werden nun unterschiedliche Gene in den verzweigten Hirnarealen aktiv, die sofort beginnen, Botenstoffe auszusenden. Diese Botenstoffe gehen auf die Reise durch den Körper und nehmen Einfluss auf zahlreiche Körperfunktionen: Herz und Kreislauf, Hormonausschüttung, Immunsystem, zentrales und peripheres Nervensystem. Je nach Bedeutung und innerer Bewertung der Geschehnisse entstehen kleine oder große Veränderungen, auch Kettenreaktionen sind möglich, denn das An- oder Abschalten eines Gens kann auch entsprechende Reaktionen bei einem anderen Gen auslösen. Dennoch entsteht kein Chaos im Körper, sondern das

ganze System reguliert sich selbst, was allerdings keineswegs bedeutet, dass die geschilderten Reaktionsmuster grundsätzlich positiv wären. Im Gegenteil liegen hier die Ursachen vieler Erkrankungen, akuter ebenso wie chronischer.

Es sind also zunächst äußere Faktoren, die am Anfang stehen, aber erst dadurch, dass sie zu inneren Bildern werden, entfalten sie ihre Wirkung. Dieser Gedanke ist wichtig, denn er zeigt noch einmal die Macht des Geistes, körperliche Veränderungen hervorzurufen. Erlebnisse der Demütigung, der Scham, der Ausweglosigkeit, des dramatischen Verlustes, vor allem aber das Gefühl, vollständig machtlos zu sein, wirken noch lange fort, auch wenn die äußeren Ereignisse schon längst vorüber sind. Es sind oft quälende Erinnerungen, also das immer wieder neue Betrachten der eigenen Erlebnisse auf der Leinwand des Geistes, die das Ereignis im Innern lebendig halten, ein grausamer Zirkel, der nur schwer durchbrochen werden kann.

Umgekehrt wirken aber auch positive Erlebnisse kurzfristig und dauerhaft, indem sie eine andere Kette von Schaltungen auslösen. Ein angenehmes Umfeld mit vielen guten Erfahrungen kann das Wachstum von Nervenzellen erhöhen und auch das Netz der Verknüpfungen dichter weben – eine wissenschaftlich gut gesicherte Tatsache, die zu einer höheren Leistungsfähigkeit des Gehirns und zu einer grundlegenden Verbesserung vieler Körperfunktionen führt.

Auch innere Bilder, die nicht unmittelbar in Zusammenhang mit äußeren Begebenheiten stehen, haben vermutlich Einfluss auf das Spiel der Gene: fixe Ideen, Gefühle von Schuld oder auch von einer drohenden Gefahr, selbst wenn es keine realen Ursachen geben sollte. Es sind die mit ihnen verbundenen Gefühle, die körperliche Reaktionen auslösen könnten. Wenn dies so ist, müssten umgekehrt auch die schönen Gebilde der Phantasie, Träume ebenso wie Imaginationen, die Schalter einer Kette von Genen bewegen können.

Jens Reich, Molekularbiologe und Genforscher, verglich die Gene, wie schon erwähnt, mit einem Konzertflügel, der ohne einen Pianisten stumm bliebe. Vielleicht lassen sich die verborgenen Zusammenhänge noch besser verstehen, wenn wir das Zusammenspiel der Gene, die im Hintergrund die biologischen Prozesse steuern, als Konzert deuten, in dem sich zahlreiche Instrumente zu einem harmonischen Klangkörper zusammenfinden. Wenn alle Instrumente ihre Aufgabe gut erfüllen und in Ein-Klang sind, ist das Konzert voller dynamischer Kraft. Dass bisweilen einzelne Instrumente pausieren und andere dafür in den Vordergrund treten, entspricht durchaus dem Wesen der Musik und ist deshalb gewollt. Manchmal aber fallen wichtige Stimmen aus, oder einzelne Instrumente spielen plötzlich atonal und folgen nicht mehr den Gesetzen der Harmonie, von der jedes Musikstück lebt.

Damit alle Teile des Orchesters einem gemeinsamen Ziel folgen können, sind sie auf einen Dirigenten angewiesen. Er bestimmt den Rhythmus, er interpretiert die Grundthemen, es liegt in seiner Hand, ob sich das Orchester zu einer großen Aufführung zusammenfindet oder ob das Konzert scheitert.

Im Konzert der Gene übernimmt das Bewusstsein die Rolle des Dirigenten. Hier spiegeln sich äußere Ereignisse und innere Konflikte. Wenn ein Mensch den Problemen, die sich zeigen, eher passiv gegenübertritt und den Dirigentenstab nicht in der Hand behält, dann gewinnen diese Einflüsse eine große Macht. Im Bild des Konzertes würde das einer Phase entsprechen, in der das Orchester nicht mehr harmoniert: Die einzelnen Klanggruppen orientieren sich weiter am Spiel der anderen und versuchen, einen Zusammenhang herzustellen, aber was hörbar wird, entspricht nicht mehr der Idee des Stückes.

Dies ist die Phase, in der sich im Körper erste Anzeichen einer Erkrankung zeigen, vielleicht ganz allgemein eine höhere Anfälligkeit für Infekte oder eine ganze Reihe unterschiedlicher Symptome, die in keinem Zusammenhang zu stehen scheinen, die aber Folge der zunehmenden Disharmonien sind.

Eine ganze Zeit lang kann das so weitergehen, bis es vielleicht dem Dirigenten gelingt, das Grundthema wiederzufinden und den Klangkörper in die ursprüngliche Harmonie zurückzuführen. Wenn er daran scheitert, kann es sein, dass die Aufführung zu einem plötzlichen Ende kommt. Diese Situation würde dem Ausbruch einer schweren Erkrankung entsprechen, die sich als langfristige Folge einer Kettenreaktion steuerbarer Gene zeigen könnte.

Im Gegensatz zur Partitur eines klassischen Musikstückes, das nur interpretiert, aber nicht wesentlich verändert werden kann, steht das Skript des Lebens nicht fest. Jeder Mensch schreibt täglich an seiner persönlichen Geschichte. Als Dirigent seines Lebens hat er die Möglichkeit, mit klaren Vorstellungen und gleichsam künstlerischen Entscheidungen über den Verlauf seines persönlichen Konzertes zu entscheiden. Jeder Mensch ist also in gewisser Weise Herr über das Netzwerk seiner Gene, zugleich aber auch abhängig von den Vorgaben, denen er im Leben begegnet: von seinen physischen Möglichkeiten (zu denen auch die Gene gehören, die nicht beeinflussbar sind) und von dem, was ihm in seinem persönlichen Umfeld widerfährt. Innerhalb dieses Rahmens kann sich das Konzert entfalten. Die Partitur enthält also, wie bei manchen modernen Musikstücken, nur einige Eckpunkte, die der Dirigent als Meister des Konzertes, soweit es ihm möglich ist, mit seinen Ideen füllen und so das Stück zum Leben erwecken kann.

In jedem Konzert gibt es vielfältige Beziehungen zwischen dem Dirigenten und seinem Orchester: Die Musiker reagieren auf die Zeichen des Dirigenten, der Dirigent seinerseits spürt, ob das Orchester in eine schwierige Phase gerät, und er versucht dann, auf kreative Weise und rechtzeitig gegenzusteuern.

Auch zwischen dem Bewusstsein und den von ihm abhängigen biologischen Schaltkreisen besteht diese Wechselbeziehung. Gelingt es dem Bewusstsein, ein klares Bild der inneren Harmonie zu erzeugen, aus dem heraus die Entscheidungen des Lebens gefällt werden, von persönlichen Beziehungen bis zu beruflichen Veränderungen, schließlich auch jene Schritte zu tun, die notwendig sind, um unvorhergesehene Situationen oder Schicksalsschläge zu meistern, dann kann sich dieses klare Signal auf den Körper übertragen, dann reagieren die steuerbaren Gene in einer Weise, die für die Gesundheit nützlich ist.

Wenn wir unserer persönlichen Partitur folgen wollen, müssen wir also ein Gefühl dafür haben, auf welche Weise und mit welchen Akzenten wir sie verwirklichen wollen. Weil die Menschen unter höchst unterschiedlichen äußeren Bedingungen und inneren Voraussetzungen durchs Leben gehen, nützt es wenig, auf das Notenblatt des Nachbarn zu schielen oder in fremden Aufführungen die Lösung für eigene Probleme zu suchen: Dort ist nicht zu sehen, wie die eigene Musik weitergeht. Es kommt darauf an, sein einzigartiges, ganz persönliches Meisterwerk aufzuführen, mit allen barocken Schnörkeln oder modernen Arabesken.

Diesen einfach erscheinenden Gedanken umzusetzen ist deshalb so schwer, weil im Bewusstsein jedes Menschen zwei Figuren um die Macht kämpfen: das Ich und das Selbst, also ein eher rationaler, auf die Darstellung der eigenen Person bedachter und damit äußerlicher Anerkennung verpflichteter

Anteil und jene Ebene, die über ein tieferes Wissen verfügt, die also erspüren kann, was der eigentliche Sinn der Komposition ist.

Das Selbst ist in der Lage, sich in die Idee der Symphonie einzuschwingen und die Leitung zu übernehmen, ohne den Variantenreichtum der Melodie in allzu feste Bahnen zwingen zu wollen. Indem es mit den vielfältigen Erlebnissen und Erfahrungen schwingt, kann sich das Leben in einer gewissen Leichtigkeit entfalten. Das Ich ist vor allem darauf aus, möglichst große Effekte zu erzielen, also den Verlauf des Lebens um jeden Preis in einen vorgefertigten Plan zu zwingen, oder umgekehrt, es könnte sich, wenn es eher zur Bequemlichkeit neigt, damit zufrieden geben, die Musiker nur am Spiel zu halten, ohne das Stück zu würdigen. In beiden Fällen könnte es den Kontakt zu dem verlieren, was das Leben im Fluss hält.

Heilung ist vielleicht genau der Moment, in dem es unserem Selbst gelingt, den Dirigentenstab (wieder) in die Hand zu nehmen. In diesem Augenblick können Disharmonien verschwinden, und in seltenen, an ein Wunder grenzenden Fällen kann sich sogar ein schon verloren geglaubtes Leben fortsetzen oder zu einem guten Ende gebracht werden.

Das Bild der Harmonie als Grundprinzip des Lebens bedeutet (wie schon erwähnt) keineswegs, dass nur eine Existenz ohne Konflikt, ohne Schicksalsschläge, ohne Höhen und Tiefen Erkrankungen verhindern könnte. Im Einklang sein, das kann auch bedeuten, äußeren Beobachtern gegenüber egoistisch zu erscheinen oder insgesamt ein Leben zu führen, das nicht geradlinig verläuft. Entscheidend ist offenbar nur die »Werktreue«, also die Bereitschaft, dem zu folgen, was sich aus den Grundmotiven der eigenen Partitur ergibt.

Was im Körper geschieht, ist in höchstem Maße individuell. Schwere Schicksalsschläge mögen bei den meisten Menschen ähnliche Gefühle auslösen, ebenso große Erfahrungen uneingeschränkten Glücks, aber bei vielen Begebenheiten des Alltags sind die Bewertungen sehr unterschiedlich. Was dem einen Menschen bedeutungslos erscheint, weil es vor dem Hintergrund seines bisherigen Lebens weder positive noch negative Erinnerungen hervorruft, kann für einen anderen traumatische Folgen haben, weil es vielleicht schwerwiegende Erfahrungen aus der Vergangenheit wiederbelebt. Umgekehrt kann ein Erlebnis, das dem einen Menschen völlig neutral erscheint und sofort wieder ins Vergessen sinkt, bei einem anderen lange ungespielte, aber wohlklingende Saiten in Schwingung versetzen, so dass er für einen längeren Zeitraum in eine angenehme Stimmung gerät.

Es sind offenbar die Erinnerungen, an denen unser Geist neue Erfahrungen misst. Hinter diesen Erinnerungen verbergen sich wieder reale Erlebnisse, so dass am Ende konkrete Erfahrungen im Leben wohl die größte Rolle spielen.

Auch klar erinnerte Erfahrungen sind aber keineswegs sichere Belege für wirkliche Ereignisse, sie können durchaus Trugbilder sein, wie die Gedächtnisforschung zeigt: Die Speicherung im Gedächtnis ist zwar viel umfassender, als es uns im Alltag erscheinen mag, aber nicht alles muss sich auch tatsächlich genau so abgespielt haben. Erinnerungen können sich durch Erzählungen verändern oder mit anderen Erinnerungen mischen und gewinnen dann in den Tiefen des Gedächtnisses eine neue Qualität, die subjektiv als unbestreitbare Tatsache erscheint.

Wenn sich in der Erinnerung Szenen finden können, die vielleicht nicht real stattgefunden haben und die dennoch das Leben eines Menschen beeinflussen wie ein unbestreitbares Erlebnis der Alltagswirklichkeit, dann sollte es auch möglich sein, diese kreative Gestaltungskraft des Gedächtnisses positiv zu nutzen, um vielleicht schrecklichen oder traurigen Bildern aus der Vergangenheit eine neue Färbung zu geben. Hier setzen Methoden des Heilens an, die um die Kraft innerer Bilder wissen, nicht im Sinne einer »Umprogrammierung«, der Erschaffung einer neuen Wirklichkeit gegen die Wahrheit des tatsächlichen Erlebens, sondern im Sinne einer heilsamen Veränderung. Neben die Szenen der Trauer und der Angst, die vielleicht das innere Erleben bestimmen, können behutsame Therapeuten Momente der Hoffnung setzen, Bilder eines Kraftfeldes oder eines Helfers, der vielleicht damals, als das Unheil geschah, noch nicht präsent war, aber jetzt zur Verfügung steht.

Dieser Gedanke bringt das Konzept eines »Schutzgeistes« ins Spiel, mit dem die Schamanen arbeiten und das wir leicht auch in den Alltag der Menschen des aufgeklärten Westens übertragen können. Die meisten Kinder verbringen viel Zeit mit solchen Figuren der Imagination, die oft die Kraft lebender Personen entwickeln und aus dieser Kraft hilfreich sein können, bis sie die Erziehung zu einer rationalen Betrachtung der Welt auszulöschen beginnt.

Wenn Menschen in schwierigen Lebensphasen wieder Kontakt zu solchen Helfern aufnehmen, gewinnen sie oft sichtbar an Klarheit. Weil alle inneren Prozesse, alle Emanationen des Geistes und alle Spiegelungen der Seele im Körper Veränderungen auslösen, müsste sich auch diese neu gewonnene Kraft auf die verborgenen Schalter der Gene auswirken und könnte so unmittelbare körperliche Folgen haben.
Die Schamanen der Naturvölker haben schon immer mit dieser Kraft gearbeitet. Sie entwickelten die Suche nach ihren Quellen zu einer besonderen Kunst, von der moderne Psychotherapeuten noch immer lernen. Schamanen waren die ersten Reisenden in den Landschaften der Seele, sie erkannten

die Bedeutung des Bewusstseins für die Heilung vieler Erkrankungen, und sie entwickelten virtuose Techniken, um in den nahen und fernen Bereichen der Seele Hilfe für ihre Patienten zu finden.

Weil ihre Erfahrungen mehr als zehntausend Jahre zurückreichen, in die Ferne der Vorgeschichte, darf ihre Methode als die älteste Heilkunst der Menschheit gelten: Es ist die Kunst, auf den Flügeln des Bewusstseins die Kraft der Seele zu erschließen, damit in der sichtbaren Wirklichkeit Heilung geschieht.

Die Kunst der Bewusstseinsreise

Diagnose in der Anderswelt

Als ich vor dreißig Jahren zum ersten Mal das Gebiet der Shipibo-Conibo-Indianer im peruanischen Amazonas-Gebiet bereiste, hatte ich keine Informationen über die Mythen dieses Volkes. So erlebte ich die Dörfer entlang der mäandernden Flüsse als Stützpunkte der siegreichen westlichen Zivilisation. Es gab Schulen und Gesundheitsposten, und die Männer in den Dörfern trugen die abgelegten Kleider aus den Großstädten Amerikas, Spenden wohlmeinender Christen. Eines der Dörfer, das ich mitten in der Regenzeit besuchte, schien wie eine vergessene Insel in einem grenzenlosen See zu liegen, denn wochenlanger Regen hatte die gewaltigen Flüsse des Landes über die Ufer treten lassen. Dort entdeckte ich einen alten Plattenspieler, der sich mechanisch in Gang setzen ließ, um dann, mitten im Regenwald, die amerikanische Weihnachtshymne »Jingle Bells« zu spielen. Die Indianer schienen ihre Kultur, ihre alten Überlieferungen, schon lange vergessen zu haben, und sie hatten sie durch Bruchstücke eines fremden und fernen Weltbildes ersetzt.

Eines Tages aber erzählte mir ein zwölfjähriger Junge eher beiläufig, er unterhalte sich gerne mit seinen Vorfahren. Er sagte das so selbstverständlich, dass ich mir nicht erlaubte, an dieser Aussage zu zweifeln. Ich fragte stattdessen, wie er das denn bewerkstellige. Das ist einfach, antwortete er. Wenn wir das möchten, steigen wir hinunter in den Fluss. Dort steht ein Haus, und dort treffen wir dann unsere Ahnen.

Ich bedankte mich für diese Geschichte und ging nicht weiter darauf ein, denn ich hielt sie für ein Märchen, das der Junge von seinen Eltern aufgeschnappt und mit der Kraft seiner eigenen Phantasie ausgeschmückt hatte, wie das auch unsere Kinder gerne tun, wenn sie den gruseligen und abenteuerlichen Erzählungen lauschen, die ihnen die Eltern manchmal vor dem Einschlafen erzählen.

Einige Zeit später lernte ich einen Künstler kennen, der am Rande des Yarinacocha-Sees sein Atelier unterhielt. Don Agustin hatte sich mit der Kultur der Shipibo viele Jahre beschäftigt, obwohl er kein Indianer war (wenn er auch, wie die meisten Menschen in diesem Gebiet, vermutlich Indianer in der Kette seiner Vorfahren hatte). Don Agustin hatte nicht nur die alten Überlieferungen studiert, er lebte und bewahrte sie in seiner Kunst.

Ich begleitete ihn auf seinen Erkundungsfahrten in den Wald, wo er sich von dem Zauber der Baumriesen berühren ließ. Manchmal brachte er den Einbaum, in dem wir saßen, nach einiger Zeit ruhigen Gleitens in der Nähe einer Wurzel zum Stehen. In meditativer Versenkung wartete er dann, bis er in der bizarren Gestalt dieser urweltlich anmutenden Gewächse eine alte Legende der Shipibo zu erkennen glaubte, so wie wir bisweilen im Spiel der Wolken Gesichter sehen, und sofort nahm er Axt oder Säge zur Hand und schnitt den Teil aus der Wurzel, in dem die mythischen Figuren verborgen waren.

Wenn er auf diese besondere Weise eine der alten Geschichten gefunden hatte, kehrte er in sein Haus zurück und begann mit der Arbeit: Der Form folgend, die ihm die Natur vorgegeben hatte, löste er aus der Wurzel Gesichter und Hände, die Körper von Menschen und von Tieren, die wie ineinander verwoben waren – so gewannen die Legenden der Shipibo Gestalt, als Skulpturen aus dem Dschungel.

Don Agustin war aber mehr als ein Künstler, und sein zweites Leben spielte sich in den Nächten ab. Dann nämlich empfing er in einer Hütte am Waldrand Menschen aus der Gegend, um Erkrankungen zu heilen.

Eines Nachts nahm ich an einem Ritual teil und sah zum ersten Mal mit eigenen Augen, was Schamanen tun, wenn sie mit den Geistern des Waldes, der Krankheit oder des Schutzes in Kontakt treten.

Don Agustin rauchte eine Pfeife mit stark riechendem Tabak und blies den Rauch über die Gesichter der Patienten, die auf dem Boden lagen. Dann sang er leise uralte pentatonische Gesänge, die vielleicht überliefert, vielleicht aber auch aus dem Augenblick geboren waren. Mit geöffneten Augen schien er in den Körper eines Patienten zu sehen, und er begann, etwas herauszuziehen, was dort nicht sein durfte, vielleicht auch, etwas zurückzubringen, was fehlte. Ich sah, dass der Heiler eine braune Flüssigkeit trank, jenes legendäre Ayahuasca, die Lianendroge, von der schon die Rede war. Und während er so sein Bewusstsein veränderte, schien er immer deutlicher und klarer zu sehen. Sein Gesang wurde noch feiner, schwebender, fremder und zugleich vertrauter als zuvor. Die Zeremonie hatte etwas Geheimnisvolles, Sakrales. Aber was genau geschah, konnte ich nicht begreifen. Ein Freund und Kollege, der mit mir gemeinsam unterwegs war, hatte später, in einer jener dunklen mondlosen Nächte, selbst die Gelegenheit, ein Glas dieser Droge zu trinken. Er erzählte am folgenden Tag, der Wald habe sich nach kurzer Zeit verwandelt, sei leuchtend geworden, und aus der Dunkelheit hätten ihn fluoreszierende geometrische Muster umfangen, dieselben, mit denen die indianischen Frauen (die mehr als ihre Männer die alten Traditionen bewahrten) ihre Röcke und Blusen verzierten. Schließlich sei alles im Wald lebendig geworden, und er habe die Möglichkeit gespürt, mit Tieren und Bäumen zu sprechen.

Diese Fähigkeit, so wurde mir damals klar, mussten die Curanderos zur Perfektion entwickelt haben, wenn sie ihre Patienten heilten. Und auch Künstler wie Don Agustin waren zu solchen Leistungen in der Lage, denn seine Patienten bestiegen nach der Zeremonie offenbar gesund und zufrieden ihre Boote, um zu ihren Hütten zurückzukehren.

Die Curanderos heilen mit der Unterstützung der Geister, die ihnen aus dem Wald zur Hilfe eilen, das berichteten die Indianer den ersten Ethnologen, die sich in ihre Gebiete wagten. Die Methode erschien ihnen so natürlich, dass sie sich eine andere Medizin kaum vorstellen konnten. Selbstverständlich nutzten sie im medizinischen Alltag auch Kräuter und Wurzeln, aber die Wirkung neuer Pflanzen hatten sie nicht durch Versuch und Irrtum herausgefunden (was das Risiko bedeutet hätte, eine tödliche Dosis einzunehmen). Sie hatten, wie sie freimütig erzählten, die Pflanzen direkt um Auskunft gebeten, welche Rolle sie denn bei der Heilung von Erkrankungen zu spielen bereit seien. Vor allem aber habe ihnen der Ayahuasca-Geist geholfen, die Wirkung dieser Pflanzenhelfer zu erkennen.

Diese verrückt erscheinende Erzählung war für den Ethnologen natürlich eine Phantasiegeschichte von Menschen, die zwischen Traum und Wirklichkeit noch nicht zu unterscheiden gelernt hatten. Umso erstaunter reagierten spätere Forscher, als sie selbst die Erfahrung machten, dass unter bestimmten Umständen, dann nämlich, wenn es ihnen gelang, ihr Bewusstsein in einen tieferen Bereich der Wahrnehmung zu lenken, in der Vision Pflanzen zu sprechen begannen und ihr Geheimnis enthüllten. Offensichtlich ist es möglich, in verändertem Bewusstseinszustand in Kontakt mit unbekannten Pflanzen zu treten und auf direktem, intuitivem Weg Informationen zu erhalten, die sich sonst nur auf dem Weg der biochemischen Analyse herausfinden ließen.

Der kanadische Anthropologe Jeremy Narby, der Mitte der achtziger Jahre des 20. Jahrhunderts im Gebiet der Ashaninca in Peru Feldforschung betrieb (die Ashaninca sind unmittelbare Nachbarn der Shipibo) berichtet über dieses Phänomen und kommt zu Aufsehen erregenden Schlussfolgerungen. Er vermutet, dass Menschen in tiefer schamanischer Trance in der Lage sind, ihr Bewusstsein auf die Stufe der Moleküle herabzuführen und auf diese Weise Zugang zu biochemischen Informationen zu erhalten.[40] Was sie in dieser tiefen Versenkung erfahren, meint Narby, übersetzten sie in plastische Bilder eines Universums der Geister.

Nehmen wir die Schlange als Tier von überwältigender Kraft, die große Anaconda, die Riesenschlange des Amazonas. In nahezu allen Visionen unter Einfluss des Ayahuasca spielt sie eine Rolle, und sie erscheint oft als jene Kraft, die alle Welten zusammenhält. Nicht selten wird diese Kraft auch als Schlangenpaar gesehen, das sich umeinander windet, oder als Lianenranke oder Seil, ebenfalls ineinander verschlungen, schließlich auch als Leiter, die von unten nach oben führt und zurück. Diese Bilder bedeuten im Verständnis der Indianer alle dasselbe: dass das Leben stets auf dem gleichen Prinzip beruht.

Diese geistigen Bilder ähneln der Doppelhelix der DNS, der Grundlage allen Lebens, in manchen von Künstlern unter Einfluss des Zaubertranks gemalten Bildern würden Biologen tatsächlich sofort ein Abbild der Chromosomen erkennen. Es gibt viele weitere Parallelen, die alles andere als zufällig erscheinen. Natürlich ist die Theorie bisher nicht experimentell beweisbar im Sinne der westlichen Wissenschaft. Es ist bis heute unklar, wie es dem Bewusstsein gelingen könnte, die Ebene der Chromosomen zu erreichen und von dort Informationen ins Wachbewusstsein zu bringen. Und so sind die meisten Forscher sicher, das botanische Detailwissen der Schamanen im Amazonas-Gebiet, die unter Abertausenden von Pflanzen die richtigen Zutaten für hoch komplexe heilende oder halluzinatorische Getränke fanden, sei das Ergebnis einer Kette von Selbstversuchen, die dem Prinzip von Versuch und Irrtum folgten, im Laufe der Jahrhunderte nicht selten mit tödlichem Ausgang für viele der Experimentatoren. Diese materialistische Theorie steht im Widerspruch zu dem, was die Bewusstseinsreisenden erzählen und was sie immer wieder neu erleben. Aber sie entspricht dem, was die Wissenschaft akzeptieren kann.

Der Neuropsychiater Franz Xaver Vollenweider, ein Spezialist für Halluzinogene, suchte an der Universitätsklinik Zürich mit bildgebenden Verfahren den Ort im Gehirn, an dem die Pflanzendrogen wirken. Während die Studienteilnehmer unter den Detektoren des PET-Scanners[41] lagen, berichteten sie über ihre Visionen. Dabei erlebten sie nicht selten Zugänge zu einem Wissen, das ihnen in normalem Bewusstseinszustand vollständig verborgen war. Ein Mann etwa sah in klaren Farben die Evolutionsgeschichte der Fische vor seinem inneren Auge – von den Erkenntnissen der Forschung über diese Fakten hatte er noch nie gehört, mit Sicherheit jedenfalls nicht in dieser Detailgenauigkeit. Eine Überprüfung ergab, dass er die Fakten aber vollständig korrekt wahrgenommen hatte.[42]

Wie ist dieser Zugang zu einem verborgenen Spezialwissen zu erklären? Zeigen solche Beispiele – unerwartete (und nicht weiter verfolgte) Nebenprodukte wissenschaftlicher Grundlagenforschung –, dass die Behauptungen der Heilkundigen im Regenwald eine reale Grundlage haben? Wenn eine Versuchsperson in einer westlichen Klinik ihr unbekannte evolutionsgeschichtliche Zusammenhänge verstehen und wiedergeben kann, wenn sie unter Einfluss von LSD steht, warum soll dann nicht ein Schamane im Regenwald auf einer Reise mit Hilfe der Ayahuasca-Liane Wissen über die Wirkung von Pflanzen gewinnen können? Wenn wir also für einen Moment bereit sind, uns eine bisher wissenschaftlich unerforschte Ebene der Wahrnehmung vorzustellen, die tatsächlich Zugang zu unbekannten Informationen, zum Beispiel über die Wirkung von Pflanzen möglich erscheinen lässt, dann wäre es auch denkbar, dass Schamanen Zugang zu anderen verborgenen Informationen erlangen könnten, etwa über den körperlichen Zustand eines Patienten, den sie behandeln. Für unser Verständnis von Realität, das keine unmittelbare Verbindung zwischen Menschen möglich erscheinen lässt, ist ein solcher Gedanke eine Herausforderung, wenn nicht eine Zumutung. In das Weltbild der Quantenphysik, das längst eine Verbindung zwischen allen Teilen des Universums für möglich hält, würde sich ein solcher Gedanke schon leichter einfügen lassen. Denn dort heben sich die Trennungen zwischen materiellen Körpern auf, weil die kleinsten Teilchen, aus denen sich Materie formt, bei genauer Betrachtung ihre Festigkeit verlieren und nur noch als Wellen erscheinen, so ungreifbar und so unbestimmbar wie eine Wolke. Auch sind diese seltsamen Zwitterwesen, die je nach Betrachtung fest sein können oder ohne jede Masse, offenkundig miteinander verbunden und reagieren unter bestimmten Voraussetzungen synchron, ohne dass Zeit vergeht.

Diese schwierigen Themen werden in einem späteren Kapitel ausführlicher dargestellt. An dieser Stelle genügt der Hinweis, dass es sinnvoll sein könnte, das Bewusstsein aus der alltäglichen Betrachtung in einen Bereich zu lenken, der auch in wissenschaftlicher Sicht etwas Geisterhaftes hat.

Die Welt der Schamanen, ihre von unsichtbaren Kräften getragene Sicht der Wirklichkeit, hat für die Frage nach dem Schlüssel, der Heilungen möglich macht, den großen Vorteil, dass sie über Zehntausende von Jahren immer wieder neu erfahren und mit sehr ähnlichen, oft identischen Bildern beschrieben wurde. Was über so lange Zeit in so vielen Kulturen wirksam war, enthält einen Schatz, den es auch für unsere wissenschaftlich entzauberte Welt des 21. Jahrhunderts zu heben lohnt.

Das gestörte Gleichgewicht

Die Shipibo haben im Lauf der Jahrhunderte, vielleicht der Jahrtausende, eine Technik des Sehens entwickelt, die es ihnen erlaubte, aus dem Muster der fluoreszierenden Zeichen, das ihnen in der Trance erschien, auf die Erkrankung des Patienten zu schließen. Wenn die Schamanen vor dem Patienten knieten, der ruhig auf dem Boden der Hütte lag, nahmen sie auf seinem Körper filigrane Linien wahr, fein gezeichnet wie der Plan einer verborgenen, geheimnisvollen Stadt. Es sei ihnen auf diesem Weg möglich, erzählten sie den Ethnologen, genau zu sehen, wo die Störung liege und so Disharmonien im Geflecht des Körpers wahrzunehmen. Mit ihrem Gesang gelinge es ihnen dann, die Muster nach und nach wieder in Harmonie zu bringen, auch wenn dies vielleicht sehr lange dauere. Aber in jenem besonderen Zustand, in dem sie sich befänden, wenn sie mit dem Geist des Ayahuasca in Verbindung träten, verliere die Zeit ihre Bedeutung.
Jede Erkrankung erscheint den Schamanen als Zustand des Ungleichgewichts, in dem das Kunstwerk der geometrischen Muster, das wie ein Netz alles umfängt, einen Riss erhält oder in einer anderen Weise seine Form und Gestalt verändert. Das Netz ist wie eine Blaupause des Körpers und der Seele, wie

die Wahrheit hinter dem Schein, denn die Aufhebung von Störungen in diesem Muster bringt offenbar Harmonie bis in die Zellen des Körpers. Ein wenig erinnern die Linien und Bahnen auch an das System der Meridiane und Chakren, die in den Lehren des Ostens eine so große Rolle spielen.

Kein Curandero der Shipibo (oder in ihrer Sprache: kein Muraya) würde es je für sinnvoll halten, nach diesen Linien und Mustern im Körper selbst zu suchen und ihre Existenz, wenn sie sich denn nicht unter dem Seziermesser der Pathologen finden ließe, ein Hirngespinst zu nennen. Die Heiler wussten und wissen sehr wohl, dass sich das Bild des Netzwerkes nur dann zeigt, wenn sie in diesen besonderen Bewusstseinszustand eintreten, den das Ayahuasca hervorruft.

Inzwischen hat die ethnologische Forschung gezeigt, dass vergleichbare Veränderungen der Wahrnehmung auch mit Hilfe anderer Methoden möglich sind, im Rhythmus der Trommel zum Beispiel, wie das Heiler und Zauberer auf der ganzen Welt, vor allem in den nördlichen und östlichen Regionen, für ihre Stämme tun. Nur etwa zehn Prozent der Schamanen benutzen bewusstseinsverändernde Drogen, die meisten gehen mit Rhythmusinstrumenten auf die Reise in die Grenzregionen der Wahrnehmung.

Die Methode des Sehens unsichtbarer Zusammenhänge, wie das von den Shipibo berichtet wird, ist charakteristisch für alle schamanischen Kulturen. Das Netz der Muster aber ist eine Besonderheit, und auch nur eine von mehreren Möglichkeiten, deren sich die Curanderos der Shipibo bedienen. Am wichtigsten nämlich ist die Erkenntnis, dass es einen Zusammenhang zwischen allen Dingen und allen Lebewesen der Welt gibt, dass niemand allein ist und isoliert, sondern stets auf vielfältige, wenn auch unsichtbare Weise eingebunden. Und dass es neben unserer sichtbaren Welt des Alltags unsichtbare und um ein Vielfaches größere Regionen gibt, die von unendlichen Scharen lebender Wesen bewohnt werden, mit denen es möglich ist, in Kontakt zu treten.

Dieses umfassende Weltbild macht uns klein, denn neben dem sichtbaren Universum gibt es Myriaden von Welten, deren Macht wir oft noch nicht einmal erahnen (eine Vorstellung, die heute im modernen Weltbild der Astronomen seine materielle Entsprechung findet). Zugleich aber macht uns die Erkenntnis dieser Welten auch groß, weil sie uns einen unendlichen Raum der Hilfe zur Verfügung stellt, übernatürlicher Hilfe, die uns in der Bahn halten oder in die Bahn zurückbringen kann, aus der wir – aus welchen Gründen auch immer – geschleudert wurden.

Diese Vorstellung ist ein spiritueller Gedanke, und deshalb kann man das Weltbild der Schamanen spirituell nennen, wenn es auch nicht zur Entwicklung einer Religion mit universellem Anspruch geführt hat. Religionen neigen dazu, nach einer Zeit der persönlichen Erfahrung ihrer Gründer, in die festen Grenzen einer unumstößlichen Wahrheit zu geraten, wo sie dann gefangen und den Interpretationen der Theologen ausgeliefert sind. Im Schamanismus dagegen – und deshalb ist er im eigentlichen Sinne keine Religion – herrscht eine ungeheure Vielfalt von Bildern und Überlieferungen, Myriaden von Geister erscheinen und vergehen, und die Welten der schamanischen Wahrnehmung sind verschachtelt bis in die Unendlichkeit. Kein Schamane würde behaupten, dass die Reise in die oberen Welten des Seins in der siebenten Ebene zu Ende sein könnte, im siebten Himmel sozusagen, wie wir vielleicht mit unseren Worten aus dem christlichen (oder islamischen) Kulturkreis sagen würden. Stets sind noch unzählige weitere Landschaften des Jenseits denkbar und existent, eine Reise bis in die Anfänge von Raum und Zeit.

Ohne diese spirituelle Vorstellung wäre Heilung aus der Sicht der Schamanen nicht möglich, denn so wie die Welt unendlich ist und in allen ihren Teilen miteinander verbunden, seien auch die Menschen nicht von dem getrennt, was sie umgebe, weder von der sichtbaren noch von der unsichtbaren Welt.

Zwischen den Menschen einer Gemeinschaft bestehen in der indianischen Philosophie unsichtbare Verbindungen, die ein Dorf wie einen Organismus erscheinen lassen, und deshalb ist Heilung immer auch Heilung für die Gemeinschaft, nicht nur für den einzelnen Patienten. Diese alte Vorstellung wird heute von der modernen Familientherapie fast identisch gesehen, sie erkennt in der psychischen Erkrankung eines Menschen immer die Spiegelung des Familiensystems, so als ob die Familie eine Art gemeinsames Bewusstsein hätte, das einen Einzelnen gleichsam herausdeutet, um in der Erkrankung einen Konflikt der Gemeinschaft deutlich zu machen. In der Familientherapie wird deshalb niemals nur der Patient behandelt, sondern das ganze System, wie sich die Psychologen ausdrücken.

In der Vorstellung der Shipibo wie der meisten Völker mit schamanischer Tradition, ist diese Denkweise selbstverständlich. Aber es kommt noch eine andere Dimension hinzu: die Welt des Unsichtbaren, der Ahnen und aller Geister, die uns nach alter Überlieferung stets umgeben, als Feinde oder Verbündete. Auch in dieses Geflecht ist jeder Mensch eingebunden, und so kommt es darauf an, mit den Geistern in Kontakt zu treten, wenn ein Mensch erkrankt. In vielen Stämmen des Amazonas-Gebietes war noch in der Mitte des 20. Jahrhunderts die Vorstellung weit verbreitet, kein Mensch werde nur aus sich selbst heraus krank, stets gebe es einen äußeren Einfluss, den Angriff eines Geistes oder eines feindlichen Schamanen, den Rivalen aus dem eigenen Dorf oder den benachbarten Ortschaften zu einem Schadenszauber angestiftet hätten. Die Kunst der Curanderos oder Brujos, der Zauberer, wie es in der spanischen Umschreibung auch heißt, ist immer zwiespältig: Sie kann ebenso Schaden erzeugen wie Schaden wegnehmen. Als schwarze oder weiße Magie ist diese Doppelgesichtigkeit auch im europäischen Kulturkreis überliefert, bis in unsere Tage.

Die Welt der Geister und damit der höheren Mächte bringt, bei aller Kunst der Schamanen, auch etwas Schicksalhaftes ins Leben: Wenn die Menschen, wie die alten Kulturen glauben, von ungreifbaren Mächten umgeben sind, die oft über größere Kräfte verfügen, als es den Sterblichen gegeben ist, dann steht nicht alles in unserer Macht. Dann genügt es nicht, die Verantwortung einem Arzt zu übergeben, der sich der Reparatur des Körpers widmet, während der Geist weiter und ohne sich zu verändern den Geschäften des Alltags nachgeht. Wenn das Leben von einem Geheimnis getragen wird, das wir niemals vollständig begreifen können, bleibt uns nichts anderes übrig, als uns demütig vor diesen Kräften zu verneigen.

Erkrankungen werden, wenn sie nicht von menschlichen Feinden in Auftrag gegeben werden, in der Vorstellung der Schamanen von Geistern geschickt, deren Welt sich die Menschen also zuwenden müssen, wenn sie im Gleichgewicht bleiben wollen. So gewinnen viele Handlungen im Alltag der Eingeborenenvölker etwas Rituelles, sie enthalten Elemente des Dankes, der Demut, des Schutzes, der Abwehr und der Annahme.

Diese spirituelle Haltung, geboren aus der Unmöglichkeit, die Welt und ihre Zusammenhänge vollständig zu verstehen, scheint auf den ersten Blick die Freiheit des Individuums einzuschränken: ein System der Angst und nicht der Selbstbestimmung. So sahen es auch die Denker der europäischen

Aufklärung im 18. Jahrhundert, und sie empfanden die Überwindung des Aberglaubens, der damals noch weite Teile Europas beherrschte, als Befreiung.

Sie hatten mit ihrer Mission ebenso Recht wie Unrecht. Denn einerseits befreite das neue, naturwissenschaftliche Denken tatsächlich Millionen von Menschen aus der düsteren Abhängigkeit, in die sie der Klerus und andere Institutionen der Obrigkeit gebracht hatten, aus jenem Spiel mit der Angst vor der Verdammnis. Auf der anderen Seite aber beraubte dieses Denken die Menschen ihrer Verbindung mit einem Mythos, der ihnen Halt in der undurchschaubaren Vielfalt des Lebens gegeben hatte.

Die alte Vorstellung, mit allen Kräften »des Himmels und der Erde« in Wechselwirkung zu stehen, scheint aber der Seele gut zu entsprechen, denn sie lebt ja nicht nur an der Oberfläche des Sichtbaren und Persönlichen, sondern reicht bis in unsichtbare Tiefen, wo die uralten Mythen der Menschheit noch immer gegenwärtig sind. Diesen fernen und zugleich nahen Bereich hat C. G. Jung das »kollektive Unbewusste« genannt.

In dieser tiefen Schicht ist es für alle Menschen aller Kulturen selbstverständlich, dass Tiere sprechen, dass Pflanzen Ratschläge geben und dass wir uns von den Beschränkungen des sichtbaren Universums lösen und in Regionen jenseits der Vorstellungskraft schweben können. In besonderen, bedeutungsvollen Träumen erlebt jeder Mensch diese Tiefe. Diese Bilder der Nacht können uns berühren und am Ende sogar verwandeln.

In den schamanischen Kulturen waren die Menschen immer bereit, sich den Botschaften zu öffnen, die aus den unsichtbaren Bereichen zu kommen schienen, denn die »Anderswelt« war für sie ebenso wirklich wie alles Sichtbare des Alltags. Aber auch die Menschen dieser Kulturen überließen stets Spezialisten den Kontakt mit dem Unsichtbaren, wenn sie von einer Erkrankung betroffen waren. Und sie vertrauten darauf, dass die Schamanen mit Hilfe ihrer Geister in der Lage waren, Wunder zu wirken.

Der amerikanische Anthropologe Michael Harner, der in den frühen 60er Jahren des vorigen Jahrhunderts eine Zeit lang bei den Shipibo-Conibo lebte und ihre Vorstellung von Heilung studierte, berichtet von der Offenheit, mit der die Menschen in den Dörfern den Erzählungen christlicher Missionare lauschten, die von den Wundern Jesu handelten. Die biblischen Geschichten fügten sich gut in ihr magisches Weltbild ein. Zu der Zeit, als Harner in einem Dorf der Shipibo lebte, kam regelmäßig ein Missionar, um den Indianern vorzulesen. Es war zwar stets dasselbe Buch, das der Missionar mitbrachte, nämlich die Bibel, aber die Geschichten aus diesem Buch waren bildreich, und die Indianer versammelten sich deshalb stets in großer Zahl, um zuzuhören. Am meisten mochten sie Wundergeschichten, und so waren sie erfreut, eines Abends von der Auferweckung des Lazarus zu hören, den Jesus aus dem Reich der Toten zurückgeholt hatte. Bei der Verabschiedung an diesem Abend begleitete Harner den Missionar zu seinem Boot am Fluss, und so wurde er Zeuge eines Gesprächs zwischen dem Schamanen des Dorfes und diesem Abgesandten einer nordamerikanischen Kirche.

Der Schamane sagte: Das war eine hervorragende Geschichte, die du uns da vorgelesen hast, von Jesus und diesem toten Lazarus, den er zum Leben erweckt hat. Du weißt, dass du vollkommen Recht hast. Wir hatten das hier einige Nächte zuvor, und es funktionierte.[43]

Harner berichtet nicht, wie der Missionar auf diese beiläufige Bemerkung reagierte, deutet aber an, dass er nicht allzu erfreut war.

Der Umgang mit Heilungswundern war für die Curanderos offenbar Alltag, aber natürlich stießen auch sie an ihre Grenzen. So hörten sie gerne Geschichten zu, die ihr Wissen und ihre Hoffnung, dass Unmögliches möglich werden kann, unterstützten. Wegen der offenkundigen Macht des Christentums, die sich in den biblischen Erzählungen zeigte, ließen sich viele Indianer taufen. Spiritualität und Heilung sind bei den indianischen Völkern stets eng miteinander verbunden, und so waren nicht wenige Eingeborene enttäuscht, wenn die Missionare bei ihren Heilungsversuchen nicht ganz so erfolgreich waren wie jener »Schamane Jesus«, der sie so sehr beeindruckt hatte.

Manchmal demonstrierten die Missionare aber, wie schon erwähnt, durchaus ihre Heilkunst, und zwar mit den damals noch neuen Antibiotika, was die Menschen am Amazonas beeindruckte, denn gegen die Infektionskrankheiten, die mit den weißen Eroberern ins Land gekommen waren, wussten die Schamanen oft kein Mittel. Die Indianer wiederum konnten nicht verstehen, warum sie die Zauberpillen weiter einnehmen sollten, wenn sie sich doch schon längst wieder gut fühlten. So setzten sie das Mittel schnell wieder ab und erkrankten erneut. Die Erkenntnisse der modernen pharmakologischen Medizin und das Weltbild der Indianer passten nicht sehr gut zusammen.

Für das Verständnis der verborgenen Gesetze, die Heilung möglich machen, sind Vorstellungen, wie sie die Schamanen aller Völker entwickelten, von großer Bedeutung. Denn die Gestalten, die dieses uralte System annahm, sind, wie der rumänische Religionspsychologe Mircea Eliade[44] schon in der Mitte des 20. Jahrhunderts nachwies, von großer Ähnlichkeit, ganz gleich, in welcher Gegend der Welt praktiziert wird. Sicher lassen sich viele Parallelen im medizinischen Denken und Handeln der Stämme mit den großen Wanderungsbewegungen erklären, die in frühen Zeiten mongolische und sibi-

rische Völker über die mit Eis bedeckte Behringstraße vom asiatischen Kontinent nach Alaska und dann über Mittelamerika bis nach Feuerland brachten. Dort praktizierten sie ihre Vorstellungen eines engen Kontakts mit der Welt der Geister weiter und vielleicht umso getreuer, weil sie diese alten Überlieferungen aus ihrem vergangenen Leben bis in diese neue Welt gebracht hatten wie einen alten, wertvollen Besitz, den es zu bewahren galt.
Aber diese These erklärt nicht, warum es unabhängig davon ähnliche Gedanken und Praktiken auch in Europa gab, wie Höhlenmalereien aus der Steinzeit nahe legen (in denen sich Menschen offenbar in Tiere verwandeln und zu fliegen beginnen),[45] auch nicht, warum sich in Australien und Afrika offenbar ohne Kontakt zu den asiatischen Traditionen vergleichbare Vorstellungen entwickelten, die sich nur in ihrer kulturellen Ausgestaltung, nicht aber im Kern voneinander unterscheiden.
Michael Harner nennt die Heiltechniken der Schamanen »time-proofed«, von der Zeit geprüft: Es sei nicht denkbar, dass sich über Zehntausende von Jahren über alle Kontinente Gedanken und Praktiken entwickelten und erhielten, wenn sie nicht nützlich und wirksam für die Menschen wären. Was nicht heilt, verschwindet schnell, was hilft, überdauert die Zeit.

Die Ebenen des Unsichtbaren

Was genau tun die Schamanen, wenn sie heilen? Was ist der gemeinsame Kern ihrer Arbeit? Michael Harner hat diesen Kern entschlüsselt und ihn zum Ausgangspunkt eines Systems gemacht, das sich in jeder Kultur anwenden lässt, weil es auf die besonderen, durch Landschaften und Geschichte geprägten Ausschmückungen der unterschiedlichen Völker verzichtet.

Das Wesentliche besteht offenbar darin, im Augenblick des Heilens die Existenz unterschiedlicher Ebenen der Wirklichkeit anzuerkennen. Die Welt besteht in der archaischen Philosophie aus drei Ebenen:

Die mittlere ist die Welt des Alltags, in der wir uns zusammen mit allen Tieren, Pflanzen und Mineralien aufhalten. Sie wird aber auch bewohnt von unsichtbaren Wesen, Naturgeistern, Kräften der Himmelsrichtungen und der Elemente.

Über der mittleren Welt erstrecken sich die oberen Regionen, bis in die Unendlichkeit verschachtelte Ebenen, die von Geistern, aber auch Verstorbenen bewohnt werden, und in der große Weisheit für die Menschen zu finden ist. Von ähnlicher Weisheit sind die unendlichen Landschaften der unteren Welt, in der sich viele Geister, vor allem in tierischer Gestalt, aber ebenso Seelen von Verstorbenen aufhalten.

Die untere Welt hat keinen negativen Klang, sie ist von »schönen Landschaften« durchzogen, wie die Shipibo erzählen. Geprägt durch griechische, römische und christlich-mittelalterliche Interpretationen empfinden die Menschen unserer Kultur die »unterirdischen« Bereiche als düster und höllisch, die oberen dagegen als licht und himmlisch. Aber die alten Überlieferungen aus viel früherer Zeit sehen in beiden Landschaften große Weisheit und Helligkeit, wenn sich auch überall immer wieder dunkle Regionen öffnen können, ganz gleich, in welche Richtung sich ein Forschender wendet.

Deshalb muss der Schamane auf ausgedehnten Reisen die weiten Landschaften der anderen Wirklichkeit erkunden, damit er sich frei und sicher fühlen kann, wenn er für seine Patienten die guten Kräfte aus diesen Ebenen überträgt. Dabei wird er stets von einem Schutzgeist begleitet, manchmal noch von weiteren Geistern mit helfender Funktion. Ohne sie kann er sich in den »Anderswelten« niemals sicher fühlen. Auf sie verlässt er sich, und deshalb ist es die wichtigste Aufgabe für jeden Novizen, Kontakt mit hilfreichen Kräften aufzunehmen, bevor er beginnt, für andere Menschen zu arbeiten. Es kann viele Jahre dauern, bis eine solche Lehrzeit abgeschlossen ist.

Heilung kann dann geschehen, wenn es dem Schamanen gelingt, auch für seinen Patienten einen Schutzgeist zu gewinnen, den jeder Mensch braucht, um zu überleben. Das »Einblasen« eines solchen Geistes in den Brustkorb und den Scheitel, wie es Harner beschreibt, vermittelt dem Patienten ein starkes Bild einer Kraft, die ihn im Idealfall ganz ausfüllen kann. Wenn dieser Schutzgeist zurückgekehrt ist (nach weltweit verbreiteter Vorstellung hat jeder Mensch von Geburt an einen solchen Geist, der den Menschen allerdings manchmal verlässt), dann übernimmt dieser unsichtbare Helfer den Kampf gegen die Geister der Erkrankung und gibt dem Menschen, mit modernen Worten, seine Abwehrkraft zurück.

So wie dem Patienten also etwas fehlen kann, was der Heiler zurückbringen muss, kann er auch etwas haben (»Was fehlt Ihnen denn? Was haben sie?«, fragt der Arzt), es kann also etwas in ihn eingedrungen sein, was ihm schadet. Dann ist es die Aufgabe des Schamanen, diesen »Eindringling« (den »magischen Pfeil«, wie das die Jivaro im Grenzgebiet von Peru und Ecuador nennen) im Körper des Patienten zu suchen und herauszuziehen, eine Art spirituelle Operation. Es geht im Schamanismus nicht darum, den Körper in der Wirklichkeit des Alltags zu öffnen und etwas herauszuschneiden, sondern darum, die eigentliche, dem Wachbewusstsein unsichtbare Ursache zu finden und zu beseitigen. Erst dann kann sich wieder Harmonie herstellen, und die Heilung des Körpers folgt nach.

Der Schamane arbeitet also stets und überall mit geistigen Bildern, denen er selbst folgt und die er auch seinem Patienten vermittelt. So bewegen sich beide in einem mythischen Raum, in dem Körper, Geist und Seele miteinander verbunden sind, als unterschiedliche Manifestationen desselben Seins. In diesem Raum der Seele oder genauer: Im veränderten Bewusstsein entstehen gemeinsame Bilder. Der Schamane erlebt sie, wenn er mit Hilfe des halluzinogenen Getränks oder nach einer Zeit monotonen Trommelns das Gefühl hat, auf dem Boot seines Geistes in die parallelen Welten zu gleiten (tatsächlich bezeichnen manche Völker die Trommel als »Kanu«). Der Patient bleibt eher passiv, er empfängt die heilenden Bilder, die der Schamane manchmal in seinen Gesängen beschreibt. Aber im Ritual ist der Patient ganz gegenwärtig, wohl wissend, dass er nun in der sicheren Obhut eines erfahrenen Spezialisten ist, der sich in den oberen und unteren Welten, aber auch in den verborgenen Bereichen der mittleren Welt gut auskennt, in jenem Bereich, den wir mit unserem Alltagsbewusstsein als einzige Wirklichkeit ansehen.

Der Patient also ist wie eingebettet im gemeinsamen Mythos der Verbundenheit aller Wesen, geschützt von seinem Heiler und bereit, das Geschenk zu empfangen, das der erfahrene Reisende vielleicht für ihn bereithält. Er ist aber auch demütig genug, ein negatives Ergebnis der Behandlung zu akzeptieren, die Botschaft vielleicht, dass ein Teil seiner Seele gegangen ist und der Schamane es nicht vermochte, diesen verlorenen Teil zurückzubringen.

Häufig waren viele Sitzungen notwendig, um eine schwere Krankheit zu heilen, manche dieser Behandlungen dauerten die ganze Nacht und gingen dann oft in der nächsten Nacht weiter, bis zum Erfolg oder zum endgültigen Scheitern.

Der Gedanke des Seelenverlustes ist eine weitere in der ganzen Welt verbreitete Vorstellung: In großer Gefahr, unter dem Eindruck von Gewalt oder eines unerwarteten Schocks, können sich Teile der Seele, die den Menschen ausmacht (und die als der »wirkliche Mensch« hinter dem äußerlich sichtbaren verstanden wird) abspalten und in die Landschaften der nicht-alltäglichen Wirklichkeit zurückziehen. Der Grund für diese Reaktion ist die Hoffnung, mit diesem verzweifelten Schritt einer lebensbedrohlichen Gefahr entkommen zu können. Weil aber in der »Anderswelt« die Gesetze von Raum und Zeit nicht mehr gelten, vergisst der verlorene Seelenteil die Rückkehr und bleibt auf ewig verborgen, wenn nicht ein kundiger Heiler nach ihr sucht und sie dem Menschen, zu dem sie gehört, zurückbringt.

Seelenverlust ist durch ein Gefühl der Leere gekennzeichnet, den klaren Eindruck, dass etwas fehlt, dass sich die Wirklichkeit nicht mehr anfühlt wie zuvor. Jeder Mensch verliert im Laufe seines Lebens kleinere Teile seiner Seele, berichten die Schamanen, und meist kann er mit diesem Verlust leben. Wenn aber große Schockerlebnisse, die Erfahrung einer von Menschen ausgehenden Gewalt und das Gefühl großer Ohnmacht zur Abspaltung von großen Seelenteilen führen, kann er nicht mehr der sein, der er vorher war. Psychische Erkrankungen sind die Folge, aber auch körperliche.

In einem solchen Fall nützt es wenig, einen Schutzgeist zu beschwören oder nach unsichtbaren Eindringlingen zu suchen: Zunächst müssen die verlorenen Teile zurückgebracht werden, damit der Mensch wieder »vollständig« wird.

Diese alte Methode der Seelenrückholung hat die amerikanische Psychotherapeutin Sandra Ingerman, selbst geschult in den Techniken der schamanischen Reise, für die Menschen im Westen wiederentdeckt und als neuen Weg der Heilung verfügbar gemacht.[46]

Wie erlebt ein Schamane selbst die Séance und das Erscheinen seiner Hilfsgeister? Welche inneren Bilder nimmt er wahr? In einer großen Untersuchung hat Michael Harner die jahrhundertealten Praktiken der Jivaro untersucht und sich dabei nicht nur theoretisch, sondern auch praktisch in die Geheimnisse der schamanischen Reise einführen lassen. Wenn er die Arbeit eines Heilers im Regenwald beschreibt, kennt er also die Szenenfolgen der »Anderswelt« aus eigener Erfahrung: die Erzählungen der Schamanen, überprüft im Selbstversuch.

Er hatte das Ayahuasca getrunken, und jetzt sang er leise und sanft. Allmählich erschienen zarte Linien und Muster in der Dunkelheit, und die schrille Musik der Hilfsgeister hüllte ihn ein. Die Macht des Zaubertranks nährte sie. Er rief, und sie kamen. Als erste erschien Pangi, die Anaconda, und umwand seinen Kopf, verwandelt in eine Krone aus Gold. Dann erschien Wampang, der gewaltige Schmetterling, schwebte über seiner Schulter und sang zu ihm mit der Stimme seiner Flügel. Schlangen, Spinnen, Vögel und Fledermäuse tanzten in der Luft über ihm. Auf seinen Armen erschienen tausend Augen, während seine Geisthelfer ausschwärmten, um die Nacht nach Feinden abzusuchen. Das Geräusch des stürzenden Wassers füllte sein Gehör, und während er das Donnern wahrnahm, wusste er, dass er die Kraft von Tsungi besaß, des ersten Schamanen. Jetzt konnte er sehen. Jetzt konnte er die Wahrheit finden. Er starrte auf den Bauch des kranken Mannes. Langsam wurde die Haut transparent wie das seichte Wasser eines Gebirgsbaches, und er sah darin, sich windend, Makanchi, die Giftschlange, die ein feindlicher Zauberer geschickt hatte. Der wirkliche Grund für die Krankheit war gefunden.[47]

Für einen Menschen aus dem Westen, geschult im Denken der modernen Medizin und bewandert im Wissen um die biologischen Regelkreise des Körpers, sind solche Bilder nicht mehr als Phantasien. Wie können sie heilend wirken? Vor allem aber: Wie kann es möglich sein, dass Heilung geschieht, wenn der Patient selbst passiv bleibt und keine Bilder wahrnimmt?

Wahrscheinlich gibt es keine einfache Erklärung für diese Fragen. Es liegt nahe, dem Ritual die größte Bedeutung beizumessen, das ist die Sichtweise der Wissenschaft, die in der Gestaltung der Zeremonie, in der Atmosphäre des Geheimnisses, einen großen psychosomatischen Effekt vermutet: Weil die Seele des Patienten beeindruckt ist von allem, was sie wahrnimmt, von den Menschen, die vielleicht im Kreis in der Hütte sitzen und das Ritual mit ihrer Anwesenheit unterstützen, von den Gesängen des Schamanen, dem Zusammenspiel von Geräuschen und Düften, von Ruhe und Bewegung in der Zeremonie selbst, weil sie immer mehr das Gefühl für die Zeit verlieren und für die äußere Realität, geraten sie in einen Zustand der Offenheit und des Vertrauens, in dem die Selbstheilungskräfte zu tanzen beginnen.

Ohne Zweifel ist das Ritual ein mächtiges Mittel der Heilung, weil es den Menschen aus der Situation des Alltäglichen führt, vom Profanen ins Heilige, in das Gefühl, mit etwas Größerem, vielleicht Göttlichem, verbunden zu sein. Eine viele Stunden dauernde Zeremonie verändert auch den Bewusstseinszustand des Patienten, der sich in einem Netz von Geborgenheit und Kraft aufgefangen fühlt.

Ein schamanisches Ritual strahlt Ruhe aus, und alle Beteiligten nehmen sich sehr viel Zeit, nicht nur im Regenwald Amazoniens, wo sich oft das ganze Dorf eine Nacht lang versammelt, zumindest war das in den alten Zeiten so.

Auch die Schwitzhüttenzeremonien der Lakota Nordamerikas dauern stets von Sonnuntergang bis Sonnenaufgang, sie finden in völliger Dunkelheit statt, in einer kleinen Rundhütte, aus gebogenen Hölzern gebaut und mit Decken und Fellen abgedichtet. Alle Beteiligten setzen sich in der Zeremonie großen körperlichen Strapazen aus, denn in der Mitte liegen rot glühende Steine, die vom Hüter des Feuers hereingereicht werden, und immer wieder wird Wasser über die Steine gegossen, was brennende Hitzewellen durch den engen Raum treibt. Es ist nicht ungewöhnlich, wenn in der völligen Dunkelheit der Schwitzhütte, in der die Menschen Körper an Körper sitzen, singend und betend, nicht nur der Schamane, sondern auch die Teilnehmer in einen Zustand des Unwirklichen oder besser: des Herausgehobenen, Transzendenten geraten. Manchmal nehmen sie Erscheinungen von Lichtern wahr, oder sie glauben, die Anwesenheit großer Tiere zu spüren, des Adlers vielleicht, dessen Flügel die nackte Haut streifen. Von solchen Erlebnissen berichten bisweilen auch heute noch Menschen unseres Kulturkreises, die einmal an einer authentischen Séance der Lakota teilgenommen haben.[48]

Wenn eine Zeremonie so groß und bedeutend angelegt ist, fühlt sich auch die Seele in ihrer Größe und Bedeutung gewürdigt und ist eher bereit, die Macht des Rituals anzuerkennen und in eine Heilung des Körpers umzusetzen. Die Rituale der westlichen Medizin erscheinen dem gegenüber eher beiläufig, und viele Ärzte und Krankenschwestern nehmen sie nicht einmal als solche wahr, weil das Ich um den rationalen Grund einer medizinischen Handlung weiß und andere Interpretationen nur schwer zulässt.

Aber auch die medizinischen Rituale berühren die Seele und beruhigen gleichzeitig den Geist, wie wir schon gesehen haben, denn sie vermitteln Vertrauen, auch wenn der Patient die geheimen Wege der Heilung nicht kennt. Wie im Urwald, der Prärie oder der Steppe muss er sich fallen lassen und für eine gewisse Zeit die Verantwortung vollständig abgeben. Seine grundsätzliche Verantwortung aber bleibt: sich dem zu öffnen, was die Helfer am Krankenbett zu geben bereit sind. Auch wenn wir also in den medizinischen Handlungen, so naturwissenschaftlich begründet sie sein mögen, stets etwas Zeremonielles erkennen können, unterscheidet sich das Ritual der Schamanen aber in einem wesentlichen Punkt: Es zielt ganz bewusst auf eine unsichtbare, spirituelle Seite des Lebens, um auf diesem Weg Heilung für körperliche Gebrechen zu bringen. Es ist vor allem das Element des Zauberhaften, die Aura des möglichen Wunders, die verborgene Kräfte stärkt, also ein Zustand des Schwebens zwischen Erwartung, Hoffnung, Vertrauen, Loslassen und Annehmen.

Aber diese eher psychologischen Überlegungen, so nahe sie liegen mögen, können nicht alles erklären, was in den schamanischen Séancen geschieht. Offenbar kommt noch etwas hinzu, das unser wissenschaftlicher Verstand nicht gerne wahrnimmt, weil er stets bemüht ist, alles Geschehen so einfach wie möglich zu erklären und – wenn er denn schon etwas schwer Fassbares wie die Kräfte der Seele oder die Macht des Bewusstseins anerkennen muss – wenigstens sicherstellen möchte, dass diese Kräfte ausschließlich im Patienten, auf keinen Fall im Heiler zu finden sind.

Heilende Absicht

Warum aber legt der Schamanismus in der ganzen Welt einen so großen Wert auf die Arbeit des Heilers selbst, auf seine Vorbereitung, seinen persönlichen Kontakt mit unsichtbaren Geistern, seine Erfahrungen, die er auf den Reisen des Bewusstseins macht? Würde es nicht genügen, ein Schauspiel der Heilung zu inszenieren, mit dem Schamanen als begnadetem Darsteller, eindrucksvoll kostümiert und bereit, seine ganze Persönlichkeit einzusetzen, um die Illusion der Macht in vollendeter Choreographie auf die Bühne zu bringen?

Sind Schamanen nicht vor allem Illusionisten, Zauberkünstler, die ihren gläubigen Patienten ein perfektes Spiel bieten, um ihrer Seele zu helfen, sich selbst zu heilen?

Der Schlüssel für die Kraft, die offenkundig aus ihren Ritualen erwächst, liegt in der Haltung der Schamanen selbst. In den Eingeborenenkulturen suchen die Novizen viele Jahre nach den Geheimnissen der Geisterwelt, bevor sie ihren ersten Patienten behandeln, und nicht wenige weigern sich zunächst, die Aufgabe des Heilers zu übernehmen, denn sie sind sich der großen Verantwortung bewusst und ahnen, dass dies ihr Leben nicht leichter machen würde. Im klassischen Schamanismus nämlich sind die Heiler stets auch Jäger oder Fischer, sie müssen selbst für ihren Lebensunterhalt sorgen und ihre Kräfte unentgeltlich in den Nächten zur Verfügung stellen, denn diese Kräfte sind ein Geschenk der Geister an den Stamm. So können sie allenfalls Geschenke erwarten, freiwillige Leistungen, aber niemals eine Bezahlung, die ihnen erlauben würde, nur noch als Heiler tätig zu sein. In den Kulturen des Ostens kämpfen deshalb die Auserwählten oft viele Jahre gegen den Wunsch der Geister an, denen sie sich aber am Ende ergeben müssen. Oft sind es schwere Erkrankungen, die als Berufungserlebnis verstanden werden müssen, denn die Symptome verschwinden erst, wenn die Novizen den Widerstand aufgeben.

Weil sie oft keineswegs nach dieser Aufgabe streben und weil sie in den Jahren ihrer Ausbildung große Strapazen auf sich nehmen müssen – lange Fastenzeiten in der Einsamkeit zum Beispiel, wo sie schutzlos der Natur ausgesetzt sind, eisiger Kälte in der Arktis, oder Hitze und Regengüssen in den tropischen Regionen – fühlen sie sich am Ende vollständig verwandelt: Sie spüren eine Kraft, die ihnen vorher nicht bewusst war, und sie beginnen mit anderen Augen zu sehen, nehmen unsichtbare Helfer war, gewinnen Kontakt zu Geistern, die ihre Unterstützung anbieten. Ihr neues Wissen ist keine Theorie, sondern Erfahrung. Was sie berichten, haben sie persönlich erlebt, selbst die alten Mythen ihrer Völker erscheinen ihnen in den Reisen der Nacht als persönliche Erlebnisse, die sie dann gleichsam aus erster Hand erzählen können.

Schamanen können wohl vor allem deshalb heilen, weil sie sich vollständig sicher fühlen, dass diese unsichtbaren Welten existieren. Sie haben in vielen Séancen erlebt, dass dort eine heilende Macht liegt. So glauben sie nicht an diese Welten, sondern sie wissen einfach aus Erfahrung, dass sie existieren. Diese innere Sicherheit, jenseits allen Zweifels, erlaubt ihnen, klar und zentriert zu sein. Und diese Klarheit vermitteln sie ihren Patienten mit jedem Wort und jeder Bewegung. Ihr tiefes Wissen um die Kraft der Geister überträgt sich offenbar in die Seelen der Kranken, wo es zu einer eigenen inneren Gewissheit wird.

Man könnte also sagen, dass der Geist des Schamanen eine ebenso große Rolle spielt wie der des Patienten, vielleicht sogar eine größere. Der Heiler nämlich muss in der Lage sein, einen tiefen inneren Wunsch wahrzunehmen: den Wunsch zu heilen, geboren aus Mitgefühl (nicht aus Mitleid, denn die Identifikation mit dem Leid des Patienten würde das Kraftfeld zerstören). Und diesen Wunsch wird er stets in eine klare Intention verwandeln, in ein deutliches Bild der Heilung, das er in seinem Bewusstsein aufbaut, in eine »makellose Haltung«.[49]

Der Schamane bringt sich also in einen Bewusstseinszustand, der ihn aus dem Alltäglichen heraushebt und zu einem Mittler zwischen dem Göttlichen und dem Menschlichen macht. Diese Haltung ist offenbar entscheidend für die Leitung der Zeremonie und damit für die Heilwirkung der Behandlung insgesamt.

Schon in den 70er Jahren hat die Weltgesundheitsorganisation WHO festgestellt, dass die schamanische Medizin zumindest bei psychosomatischen Erkrankungen ebenso wirksam sei wie die westliche Schulmedizin und dass sie deshalb gefördert und vor allem geachtet werden sollte. Schamanische Rituale können durchaus auch gleichzeitig mit schulmedizinischen Behandlungen Wirkung erzielen, wenn sich Heiler und Arzt gegenseitig anerkennen und nicht in Wettstreit geraten.

Im Regenwald Kolumbiens, bei den Waunana, arbeiten Schamanen und eine nahe gelegene westlich orientierte Klinik eng zusammen. Wenn ein Patient in die Klinik kommt und um Hilfe bittet, fragen die Schwestern stets als erstes, ob denn der Patient schon den Schamanen konsultiert habe. Wenn dies noch nicht geschehen sei, solle er das unbedingt nachholen. Umgekehrt schicken auch die Heiler ihre Stammesangehörigen oft in die Klinik, spätestens dann, wenn sie sehen, dass ihre Kunst begrenzt ist. Schamanen sind in allen Regionen der Welt Pragmatiker: Wenn es einen schnelleren, einfacheren Weg zur Heilung gibt, bestehen sie niemals auf dem komplizierteren. Sie folgen damit der alten Regel »Wer heilt, hat Recht« – und nutzen sie für sich selbst und für ihre Patienten. Gleichzeitig aber bestehen sie auch darauf, den spirituellen Zusammenhang einer Erkrankung nie aus dem Auge zu verlieren. Vielleicht also ist eine Operation in der Klinik für einen bestimmten Kranken ebenso notwendig wie die Zeremonie in der Hütte des Heilers einige Nächte später: Wenn der Curandero auf den Flügeln des Ayahuasca (oder des Yagé, wie die kolumbianischen Stämme diesen Trank nennen) in die Welten jenseits der Alltagswirklichkeit reist, um verlorene Seelenteile wiederzubringen.

Wie aber kann es geschehen, dass sich die Intention des Schamanen auf die Heilung seines Patienten auswirkt? Auf welche Weise gelingt es ihm, seine innere Gewissheit zu übertragen?

Spiegelung im Gehirn

Viele tausend Kilometer vom Netz der Flüsse entfernt, an deren Ufern die Hütten der Schamanen stehen, suchen Neurowissenschaftler die Bilder des Geistes in den Synapsen des Gehirns.
In ihren klimatisierten Labors fahnden sie nach der materiellen Entsprechung des Ungreifbaren, nach dem »neurophysiologischen Korrelat« des Denkens, wie das in der Fachsprache heißt. Zu Beginn des 21. Jahrhunderts entdeckten sie Gruppen von Nervenzellen, die sie in Erstaunen versetzten.
Als sie diese Zellen auf den Bildschirmen ihrer PET-Scanner und der anderen Computertomografen beobachteten, zeigten sich besondere, bisher unbekannte Fähigkeiten. Sie waren nämlich nicht nur dafür zuständig, im Körper des Menschen bestimmte Handlungen oder auch Wahrnehmungen und Gefühle zu bemerken, zu steuern oder hervorzurufen, sondern sie gerieten selbst dann in Schwingung, wenn ein Mensch vergleichbare Handlungen oder Gefühle bei anderen Menschen lediglich beobachtete.[50]
Wenn also eine Versuchsperson zusah, wie eine andere Person im Labor zum Beispiel ein Glas Wasser in die Hand nahm und zum Mund führte, dann wurden beim Beobachter genau die Neuronen in seinem Gehirn aktiv, die exakt diese Handlung zu steuern in der Lage waren. Der Beobachter reagierte

also so, als ob er die entsprechende Handlung selbst ausgeführt hätte.

Im Laufe der Zeit lernten die Forscher, dass dies auch für Wahrnehmungen gilt, die mit Gefühlen der Freude oder des Schmerzes oder mit vielen anderen Facetten des menschlichen Lebens zu tun haben: Wenn ein Mensch wahrnimmt, dass es einem anderen schlecht geht, dass er vielleicht Schmerzen erleiden muss, dann geraten in seinem Gehirn die gleichen Neuronen in Schwingung, die auch bei dem Menschen aktiv sind, der die Schmerzen tatsächlich erleidet.

Wenn der Beobachter Menschen wahrnimmt, die sich freuen oder die einen ekstatischen Zustand erleben, dann beginnen in seinem Gehirn die gleichen Neuronen zu »feuern«, die bei dem Menschen in der Ekstase aktiv sind.

Im Laufe unseres Lebens gewinnen wir einen unermesslichen Schatz an Erfahrungen, welche Handlung zu welchen Ergebnissen führen und welche Gefühle das auslösen kann. Dabei sind wir keineswegs auf eindeutige Beobachtungen angewiesen. Es genügen bereits Andeutungen, aus denen unser innerer Beobachter gleichsam hochrechnen kann, wie die Aktion weitergeht, und mit wachsender Erfahrung reichen selbst winzige Veränderungen, die dem Wachbewusstsein vielleicht verborgen bleiben, aber von unbewussten Bereichen unseres Geistes betrachtet, beurteilt und gleichsam zu Ende gedacht werden, um dann im Gehirn jene Kaskade von Signalen auszulösen, an deren Ende eine Veränderung des persönlichen Gefühls steht.

Gefühle aber, das zeigt ja die Pychoneuroimmunologie, haben eine unmittelbare Auswirkung auf die Gesundheit, sie können Schmerzen auslösen oder umgekehrt lindern, sie sind nicht unwesentlich am Entstehen und auch an der Heilung von Erkrankungen beteiligt.

Die Wissenschaftler haben jene Gruppen von Nervenzellen,

die uns auf wunderbare Weise mit den sichtbaren Handlungen anderer Menschen verknüpfen, Spiegelneuronen genannt, denn sie scheinen das, was andere Menschen erleben, in unser eigenes Gehirn zu spiegeln, wo sie bewusst oder unbewusst wahrgenommen werden und nicht ohne Folgen bleiben.

Spiegelneuronen werden nur aktiv, wenn ein Mensch die Handlungen oder sichtbar werdenden Gefühle anderer Lebewesen (Menschen oder Tiere, in gewissem Umfang wohl auch Pflanzen) wahrnimmt. Sobald die Versuchsperson, die ein Glas Wasser trinkt, durch einen Roboter ersetzt wird, bleiben die Spiegelneuronen ohne Aktivität, auch wenn der Roboter genau die Bewegung eines Menschen nachahmt.

Es ist noch nicht untersucht worden, ob ein »perfekter Roboter«, der von einem Menschen nicht zu unterscheiden ist, die intelligenten Nervenzellen täuschen könnte. Sicher ist aber, dass die Szenen eines Film das System der Spiegelneuronen in Schwingung versetzen, es würde also genügen, die beschriebenen Handlungen lediglich auf der Leinwand zu sehen, um sich in die Empfindungen der dort agierenden Menschen einfühlen zu können. Deshalb funktionieren Filme so gut als Auslöser auch sehr tief gehender Gefühle.

Der amerikanische Neurowissenschaftler Vilayanur Ramachandran sieht in den Spiegelneuronen die Grundlage der Menschwerdung: Durch sie erst sei es möglich geworden, Empathie zu entwickeln, Mitgefühl für andere Lebewesen. Mit ihrer Hilfe können sich Menschen in andere Menschen hineinversetzen – in gewisser Weise seien die Spiegelneuronen also »Zellen zum Gedankenlesen«.[51]

Was die Forscher im Laborversuch herausfanden, gilt für alle Situationen, in denen sich Menschen begegnen – unmittelbar, aber eben auch beim Anschauen von Filmen und sogar beim Betrachten von Zeichnungen und Fotografien. Weil die äußere Wirklichkeit stets ein inneres Bild erzeugt und erst so wahrgenommen werden kann, muss es folgerichtig auch eine Resonanz mit inneren Bildern geben, denen kein äußeres Ereignis entspricht: Szenen zum Beispiel, wie sie die Reisenden der Seele in einem veränderten Bewusstseinszustand, in der Trance erleben.

Tatsächlich gerät dann dasselbe System in Bewegung, das auch bei Handlungen im Wachbewusstsein aktiv ist. Allerdings scheint es weniger stark zu reagieren als bei der Beobachtung einer realen Handlung, vermuten Forscher nach der Auswertung eines Laborversuchs. Der Test wurde aber nur mit einfachen Visualisierungen gemacht, also in leichter Entspannung, keineswegs in jenem tief veränderten Bewusstseinszustand, den Menschen erreichen, wenn sie auf den Flügeln der Zauberliane oder dem Klangteppich eines monotonen Trommelrhythmus die sichtbare Welt verlassen, um in die Landschaften der Seele zu reisen.

Vermutlich sind die Reaktionen der Nervenzellen umso stärker, je realer die wahrgenommenen Szenen erscheinen. Und in der Welt der Schamanen gibt es keinen Unterschied in der Qualität der Wirklichkeit zwischen Alltag und Anderswelt.

Ähnliches dürfte für tief gehende Träume gelten, vor allem dann, wenn wir nach dem Erwachen eine Zeit lang brauchen, um uns wieder im Alltag zu verankern, und wenn wir im ersten Moment vielleicht noch glauben, die Gesichte der Nacht seien Erinnerungen an Ereignisse in der Wachwirklichkeit. Im Spiegel der Neuronen könnte das nächtliche Erlebnis tatsächlich so wirklich gewesen sein wie eine Handlung im Alltagsbewusstsein, mit allen positiven wie negativen Folgen.

Für den Umgang mit den inneren Bildern sind diese Erkenntnisse wie ein Aufruf zur Vorsicht: Wer die Landschaften der Seele betritt, verlässt eine Wirklichkeit und betritt eine andere, die von nahezu gleicher Macht und Bedeutung ist. Die alte Vorstellung der Schamanen und die moderne Neurobiologie gehen plötzlich Hand in Hand.

So scheint es eine weise Haltung der eingeborenen Völker zu sein, bei medizinischen Behandlungen stets den Schamanen, nicht aber den Patienten auf die Reise zu schicken. Der Heiler ist sich der Bedeutung jenes Reiches der Geister stets bewusst, er hat gelernt, sich den Gefahren zu stellen und nicht in der Flut seiner Eindrücke zu versinken. Er weiß, was er tun muss, um auch die negativen Regionen jener anderen Welt ohne Schaden betreten zu können, Landschaften, in die ihn die Geister des Ayahuasca oder der Trommel durchaus führen können. Weil er in der Lage ist, sich den Gefahren mutig zu stellen und sie am Ende zu überwinden, weil er auch jene düsteren Regionen besuchen kann, ohne Schaden an seiner Seele zu nehmen, weil er die Unordnung und das Chaos der bizarren Regionen des Bösen durchqueren und vielleicht sogar verwandeln kann, ist er fähig, in seinem Inneren ein Gefühl der Klarheit zu erzeugen, der Struktur und der Heilung. Wenn die Behandlung gelingt, ist es genau dieses Gefühl, das wir auch als Bild des Friedens und der Ordnung sehen können, die er auf seinen Patienten überträgt.

In der Sprache der Neurobiologie können wir die Arbeit des Schamanen mit seinem Klienten als ein wechselseitiges Spiegeln von Bildern und Gefühlen der Krankheit und der Gesundheit sehen. Der Schamane ist, vor allem, wenn er die Ebene des Wachbewusstseins verlässt und damit dem Unbewussten und seiner verborgenen Weisheit näher ist, sehr schnell in der Lage, das Bild der Dunkelheit und der Verzweiflung aufzunehmen, das ihm der Patient vielleicht vermittelt. Dieses Gefühl, das sich in seinem Inneren spiegelt, nimmt er als ein Bild gefährlicher und vielleicht zerstörerischer Landschaften der »Anderswelt« wahr.

Der Schamane kann sich nun in dieser Welt bewegen und sie mit der Kraft seiner Intention durchqueren. Indem er auf seiner Reise andere, schönere, heilsamere Regionen erreicht, indem er dort neue Helfer trifft und für seinen Patienten gewinnt, oder indem er negative Substanzen im Körper des Patienten visualisiert und herausnimmt und vielleicht auch das strahlende Bild eines verloren gegangenen Seelenteiles zurückbringt, verwandelt er das Negative, Unordnung stiftende Bild der Erkrankung in ein positives, Ordnung stiftendes Bild von Gesundheit. Und genau dieses Bild spiegelt er seinem Patienten zurück, der nun seinerseits – auch wenn er nur wenig Informationen über das erhält, was der Schamane gesehen hat – in seinem Inneren plötzlich das Gefühl von Heilung erfahren kann.
So könnte über die Entdeckung der Spiegelneuronen ein Teil dessen verständlich werden, was die Rituale der Schamanen und anderer Heiler bei den Patienten erzeugen.

Diese Erkenntnisse bedeuten eine hohe Verantwortung für jeden, der heilend tätig ist. Wenn auch der Schamane sicher ein Künstler des Spiegelns ist, so hat doch im Prinzip jeder Mensch diese Fähigkeit und wendet sie Zeit seines Lebens an.
Die innere Haltung eines Arztes also, der vordergründig den Patienten ermuntert, während er innerlich glaubt, dessen Überlebenschance sei eher gering, wird mit großer Sicherheit auch die verborgene Botschaft in die Seele seines Gegenübers pflanzen und so ein kränkendes, nicht ein heilendes Bild erzeugen.
Ärzte und Heiler brauchen deshalb mehr als andere Menschen ein tiefes Vertrauen, damit sie von ganzem Herzen bereit und fähig sind, auch in einer aussichtslos erscheinenden Situation immer noch einen gewissen Anteil von Hoffnung zu spiegeln. Dies ist ganz ohne Zweifel keine Frage eines

rationalen Entschlusses, es wäre unmöglich, den rastlosen Geist, in dem der Verstand sich gerne in immer schnelleren Kreisen dreht, zu einem Glauben zu zwingen, dem er nicht wirklich folgen kann.
Möglich, dass dies den Unterschied zwischen großen Heilern, großen Ärzten und den eher durchschnittlichen ausmacht: Heilung ist offenbar eine Kunst, und Kunst war noch nie eine Fähigkeit des rationalen Ich, sondern des in sich ruhenden Selbst und damit der Tiefe der Seele. Und so sind Gewissheit, Mitgefühl und Vertrauen vielleicht die wichtigsten Farben, mit denen Menschen ein Kunstwerk der Heilung schaffen können.

Die Entdeckung der Spiegelneuronen kann einen Teil dessen entschlüsseln, was bei schamanischen und anderen Formen des geistigen Heilens gleichsam im Hintergrund geschieht. Aber sie kann nicht alle Zusammenhänge erklären und sie beschreibt nur eine begrenzte Sichtweise der Wirklichkeit. Wie jede neurobiologische Theorie setzt sie stillschweigend voraus, dass die unseren Sinnesorganen zugängliche Realität die einzig gültige ist. Die Erfahrungen der Schamanen können aus dieser Sicht nur Gebilde der Phantasie sein, wenn auch offenkundig sinnvolle, vielleicht heilsame.
Die Schamanen selbst zweifeln nicht daran, dass sie in andere Bereiche der Wirklichkeit reisen, die unserer Alltagswirklichkeit ebenbürtig, vielleicht sogar übergeordnet sind. Erstaunlicherweise sind sie mit dieser Vorstellung keineswegs allein. Forscher aus den Bereichen Biologie und Physik haben Modelle entwickelt, die nahe legen, dass die Welt noch andere Dimensionen hat, die sich nicht so einfach und keinesfalls vollständig mit den Befunden der Neurobiologie erklären lassen.
Herms Romijn vom Nationalen Institut für Hirnforschung der Niederlande entwickelte in einer Studie über den »Ursprung

des Bewusstseins« den Gedanken, unsere alltägliche Wahrnehmung der Welt sei nur die Oberfläche eines unendlichen Geflechtes der Wirklichkeit, die wir insgesamt bis heute nicht einmal in Bruchteilen erfassen können. Unter der sichtbaren Oberfläche liege eine nicht weniger reale Dimension des Seins, die Menschen erst in veränderten Bewusstseinszuständen erreichen.[52]

Vielleicht sind manche Bilder, die im Bewusstsein der Schamanen aufsteigen, tatsächlich mehr als nur symbolische Spiegelungen seelischer Landschaften, sondern kommen aus diesen anderen Bereichen der Wirklichkeit. Vielleicht ist es möglich, in der Trance gleichsam ein Tor zu öffnen, das in »parallele Welten« führt, die ihren eigenen Gesetzen folgen. Ob diese Welten physikalische Realität sind oder nur in Abhängigkeit von den Gehirnen der Menschen ein gewisses Eigenleben führen, wird sicher immer umstritten bleiben.

Nicht wenige Physiker beschreiben die Wirklichkeit inzwischen mit Begriffen, die an das traditionelle Weltbild der archaischen Kulturen erinnern: Das Universum sei keine Ansammlung von toten Objekten, sondern in gewisser Weise belebt, getragen von einem geistigen Prinzip. Der Physiker Amit Goswami spricht ausdrücklich von einem »bewussten Universum«. Das Bewusstsein, sagt er, sei gleichsam der Gegenpol der Materie und ihr sogar übergeordnet.

Schon Max Planck, einer der größten Physiker des 20. Jahrhunderts, der die Grundlagen der Quantentheorie schuf, scheute sich nicht, auf der Suche nach einem Verständnis für die verborgenen Zusammenhänge der Welt dem Geist eine größere Rolle zuzugestehen, als es die Physik Newtons bis heute tut. Er schreibt:

Alle Materie entsteht und besteht nur durch eine Kraft, welche die Atomteilchen in Schwingung bringt und sie zum winzigsten Sonnensystem des Alls zusammenhält. Da es im ganzen Weltall aber weder eine intelligente Kraft noch eine ewige Kraft gibt – es ist der Menschheit nicht gelungen, das heiß ersehnte Perpetuum mobile zu erfinden –, so müssen wir hinter dieser Kraft einen bewussten intelligenten Geist annehmen. Dieser Geist ist der Urgrund aller Materie. Nicht die sichtbare, aber vergängliche Materie ist das Reale, Wahre, Wirkliche – denn die Materie bestünde ohne den Geist überhaupt nicht –, sondern der unsichtbare, unsterbliche Geist ist das Wahre ...[53]

An dieser Stelle endet, zumindest vorläufig, die naturwissenschaftliche Debatte und die Philosophie beginnt. Darüber war sich Max Planck natürlich im Klaren. Er legte seine persönliche Gesamtsicht der Welt ausdrücklich »in die Hände der Philosophie«.

Der Widerspruch zwischen einem eher materialistischen und einem eher »immateriellen« Konzept der Wirklichkeit könnte sich aber auflösen, wenn wir beide Sichtweisen als zwei Seiten derselben Medaille verstünden. Ich werde im Kapitel über Medizin und neue Physik auf diesen Gedanken zurückkommen.

Hier genügt es, sich die beiden Konzepte als »Außensicht« und »Innensicht« vorzustellen. Die Außensicht ist die des rationalen Denkens, also jenes Teils des Bewusstseins, der den Wachzustand beherrscht. Die Innensicht führt in tiefere Bereiche der Seele, die wir in den Träumen der Nacht betreten, aber auch in der Trance und in jenen Momenten, in denen eine »Atmosphäre des Heiligen« entsteht. Dann ist kein Platz mehr für die abstrakten Erklärungen der Wissenschaft, die aber für den rationalen Geist wichtig sind, weil sie ihm zeigen, dass sich die Gleichnisse der Seele und die kühlen Modelle der Vernunft nicht widersprechen müssen. Die neurobiologischen Theorien sind Kinder des Tagesbewusstseins, die Welten der Geister Kinder der Nacht, also näher am »Zentrum der Seele«. Und dort können Menschen Heilung finden, wenn die wissenschaftliche Medizin schon an ihre Grenzen gestoßen ist.

Reisen zur verlorenen Kraft

Michael Harner hat nach Jahrzehnten der Forschung und der persönlichen Erfahrung Ende der 70er Jahre des 20. Jahrhunderts begonnen, Menschen im Westen in den Techniken der schamanischen Reise auszubilden. Indem er die alten Rituale ihrer besonderen, von der Kultur abhängigen Form entkleidete und ihren weltweit gleichen Kern freilegte, machte er die Kraft der Bewusstseinsreise für eine große Zahl von Menschen nutzbar. Denn nun war es nicht mehr notwendig, archaische Rituale ferner Stämme zu imitieren, sondern jeder Reisende konnte seinem eigenen, persönlichen Mythos folgen.
Die schamanische Reise, wie sie Harner lehrt, benötigt keine bewusstseinsverändernden Drogen, sie entfaltet sich im Rhythmus der Trommel. Wer sie praktiziert, kann jederzeit entscheiden, die Trance zu beenden und ins alltägliche Wachbewusstsein zurückzukehren. Etwa 220 Schläge pro Minute, ein gleichmäßiger, monotoner Klang, lösen messbare physiologische Veränderungen im Gehirn aus, wie Untersuchungen an der Universität Wien und anderen Hochschulen gezeigt haben. Das Gehirn beginnt im Theta-Rhythmus zu schwingen, einem Zustand tiefer Entspannung, in dem sich vor dem inneren Auge farbige Bilder zeigen. Gleichzeitig bleibt stets ein Teil des rationalen Geistes gegenwärtig, so dass der Reisende klare Ziele verfolgen und eine Aufgabe erfüllen kann, Voraussetzung für jeden Heiler.

Was genau erleben Menschen unserer Zeit, wenn sie auf den Flügeln der Trommel in die Landschaften der Seele reisen? Wie sehen die modernen Rituale aus, mit denen Heiler für ihre Patienten den Raum zur Veränderung schaffen? Carlo Zumstein, ein Schweizer Psychotherapeut und Autor zahlreicher Bücher,[54] hat seit vielen Jahren die Erfahrungen dieser uralten Technik mit modernen Auffassungen vom Wirken der Seele verbunden. In der Arbeit mit seinen Patienten zeigt sich, dass die alten Mythen bei allem Fortschritt im wissenschaftlichen Verständnis der Welt ihre Kraft noch nicht verloren haben.

Ein 13-jähriges Mädchen war zusammen mit ihrer Mutter in die Praxis des Therapeuten gekommen, weil sie seit einigen Wochen unter bedrohlichen Symptomen litt: Sie erlebte immer wieder plötzliche »Absencen«, Momente völliger Abwesenheit, die als Vorstufe zur Epilepsie gelten. In diesen Momenten war sie nicht ansprechbar, und hängende Augenlider wie bei einer Lähmung zeigten offenkundige physiologische Ausfälle. Im EEG hatten sich bei ärztlichen Untersuchungen Unregelmäßigkeiten abgebildet, so genannte Störpotenziale, in der Computertomografie war aber noch keine Hirnveränderung nachweisbar.

In dieser ersten Sitzung erklärte ihr der Therapeut die Methode seiner Arbeit: Er werde trommeln und rasseln und auf diese Weise in Kontakt mit »helfenden Geistern« treten. Das Mädchen fragte, ob diese Geister so etwas wie Schutzengel seien, was der Therapeut bestätigte. Dieses vertraute Bild beruhigte die Patientin, und Carlo Zumstein regte an, dass sie gemeinsam mit ihm trommeln und sich auf ihre eigenen Engel konzentrieren sollte, während er arbeitete.

Das Mädchen zeigte sich interessiert, wollte aber an diesem Tag noch nicht mit der Arbeit beginnen. Ihr Vater müsse mit dabei sein, sagte sie. Es stellte sich heraus, dass die Eltern in Trennung lebten, was das Kind sehr belastete.

In der zweiten Sitzung kam die Patientin in Begleitung ihres Vaters und ihrer Mutter, und in dieser Atmosphäre der Sicherheit war sie bereit, sich auf das Experiment einzulassen. Carlo Zumstein begann mit dem Ritual, an dessen Anfang eine Räucherung stand, die gleichsam reinigte und die Atmosphäre für das Besondere vorbereitete, das sich entfalten sollte. Auch der Schein der Kerzen veränderte die Stimmung im Raum.

Der Heiler begann nun zu trommeln und zu singen, und langsam richtete er seine Wahrnehmung nach innen. Das Mädchen trommelte ganz selbstverständlich im gleichen, schnellen Rhythmus und schien vollständig in sich zu ruhen, entspannt und zugleich konzentriert.

Nach einigen Minuten vertiefte sich die Trance, und der Heiler erreichte seinen persönlichen Bereich der »anderen Wirklichkeit«, einen Versammlungsplatz aller Helfer, die ihm bei der Arbeit stets assistierten: Tiere und menschliche Wesen, die vor dem inneren Auge erschienen, bereit, Ratschläge zu erteilen und dem Reisenden zu zeigen, was er tun konnte.

In diesem Moment einer schamanischen Reise spielt das rationale Bewusstsein des Alltags keine führende Rolle mehr. Es tritt in den Hintergrund wie ein Beobachter, der nur zusieht, was nun geschieht.

Die Helfer lenkten den Blick des Reisenden auf die Fontanelle des Mädchens. Dort zeigten sie dem Heiler eine diffuse Energie, die sich festgesetzt zu haben schien, eine graue Substanz. Dieses innere Bild bedarf in der schamanischen Reise keiner Interpretation: Es war einfach nur offenkundig, dass diese »Energie« nicht dorthin gehörte.

Dann hatten die Helfer noch eine mehr verbale Botschaft: Dem Mädchen sei ein wichtiger Anteil ihrer Seele verloren gegangen, sagten sie, und zwar schon in einer Zeit, als sie noch nicht geboren war. Es war so, als ob ein Teil ihrer Seele damals das Gefühl gehabt hätte, nicht willkommen zu sein.

Dieser Anteil ihrer Persönlichkeit aber sei entscheidend für die Heilung und müsse deshalb zurückgebracht werden.

Noch immer in verändertem Bewusstseinszustand begann Carlo Zumstein damit, die graue Energie wegzunehmen, indem er sie zugleich visualisierte und mit raschen Bewegungen seiner Hände gleichsam aus der Fontanelle der Patientin herauszog. Mit einer Bewegung seiner Hand schleuderte er die »Wolke« in eine Richtung, in der außerhalb des Hauses ein Gewässer lag, denn nach alter Vorstellung ist die störende Energie nicht grundsätzlich schlecht, sondern nur fehl am Platze. Das Wasser kann sie neutralisieren (auch Grete Flach hatte mir immer wieder erzählt, dass man störende Dinge aus dem Körper herausziehen und im Wasser »verfließen« lassen müsse, um zu heilen).[55]

Die Handlung des »Herausziehens« brachte das innere Bild in die äußere Wirklichkeit und zeigte auch der Patientin, dass in diesem Moment etwas Wichtiges geschah.

Nach der Extraktion (ein ethnologischer Fachbegriff für diese Technik) kehrte der Therapeut ins Wachbewusstsein zurück und erklärte, was er getan hatte. Das Mädchen zeigte sich erfreut und beruhigt, es sei ja gar nicht schlimm gewesen, sagte sie. Und so setzte Carlo Zumstein die Behandlung mit der »Rückholung des verlorenen Seelenanteils« fort: Wieder begann er zu trommeln und verließ das alltägliche Wachbewusstsein, um in den Traum der Heilung zurückzukehren. In der Trance sah er nun den verlorenen Seelenteil als leuchtende Kindergestalt voll grundlegender Kraft. Dieses Wesen nahm er in seine Arme und brachte es seiner Patientin in einem jahrtausendealten Ritual: Er hauchte es ihr ein, so wie nach alter Vorstellung die Lebenskraft in den Körper gelangt.

Nach dieser bedeutungsvollen Handlung war das Ritual beendet.

Das Mädchen und seine Eltern zeigten sich sehr berührt, und

nun begann der zweite Teil der Behandlung, die das Erlebnis der Seele mit dem Wissen des Geistes in Verbindung bringen sollte. Im Gespräch über den früh verschwundenen Seelenanteil stellte sich heraus, dass die Eltern in der Zeit der Schwangerschaft eine gewisse Zeit darüber nachgedacht hatten, ob sie das Kind wirklich wollten. Dann aber, sagten sie, hätten sie sich klar für ihre Tochter entschieden, und heute seien sie unendlich froh, sie zu haben. Sie zeigten sich glücklich, dass ihr Kind nun diesen Anteil seiner selbst zurückgewonnen habe.

Dieses Gespräch zwischen Eltern und Tochter brauchte viel Zeit, denn natürlich ist es nicht leicht, sich offen einem Trauma zuzuwenden, das tief im Unbewussten verborgen lag und wohl von dort als krankmachende Kraft wirkte. Am Ende aber schien die alte Wunde, die dem Bewusstsein nie zugänglich gewesen war, langsam zu verheilen.

Gemeinsam entwickelten nun Heiler und Patientin zusammen mit den Eltern ein Ritual, das die »kleine Seele« willkommen hieß. Das Kind empfand diesen Moment der Begrüßung so, als ob sie von nun an nie mehr allein und kein Einzelkind mehr sei. Damit war die Sitzung beendet.

In den kommenden Tagen benötigte das Mädchen noch viel Kraft, um die aufwühlenden Erlebnisse zu verarbeiten und sich ihnen in ihren Träumen zu stellen. Dabei wurde ihr bewusst, dass sie glaubte, an der aktuellen Trennung der Eltern schuld zu sein.

Zehn Tage nach der Behandlung kam das Mädchen zusammen mit seinen Eltern noch einmal in die Praxis. Nach einem langen Gespräch bildeten Vater, Mutter und Tochter einen Kreis, der dem Kind zeigte, dass die Familie für immer verbunden sein würde, auch wenn die Eltern getrennte Wege gehen. Dieses ruhige und schöne Ritual, in dem sie immer wieder zusammenkamen und sich voneinander lösten, halfen der Seele des Mädchens zu verstehen, dass sie ohne Schuld

war und dass diese beiden Menschen für immer ihre Eltern bleiben würden, ganz gleich, wie weit sich ihre persönlichen Wege voneinander entfernten.
Mit dieser dritten Sitzung war die Behandlung beendet. Von diesem Tag an blieben die beunruhigenden Symptome aus, und die Hirnströme im EEG waren wieder normal, wie eine ärztliche Kontrolle zeigte.

Jede schamanische Behandlung hat Ähnlichkeiten und Unterschiede. Was geschieht, hängt am wenigsten davon ab, was der Heiler in seinem Alltagsbewusstsein möchte. Erst in der Trance werden die hilfreichen Wege sichtbar, und so muss er den Anweisungen seiner inneren Helfer folgen, muss ihnen vollständig vertrauen und tun, was sich in den Landschaften der Seele als Lösungsmodell zeigt. Schamanismus, auch in seiner modernen Form, ist die Kunst, das Bewusstsein für die Heilung des Körpers einzusetzen.
Manchmal sind viele, manchmal nur wenige Sitzungen nötig, um den Impuls zur Veränderung zu setzen. Bei einem jungen Mann, der mit einem ähnlichen Symptom wie das Mädchen gekommen war (er war bereits mehrfach gestürzt, wenn er in den Zustand der »Absence« geriet), zeigten sich dem Therapeuten in der Trance ebenfalls diffuse Kräfte, die den Patienten bedrückten und die der Heiler »herausziehen« musste. Und auch dem jungen Mann schienen Anteile der Seele zu fehlen.
Der Patient war auf Rat von Freunden gekommen, er war eher skeptisch, und die rituelle Situation schien ihm beinahe peinlich. Aber nach nur einer Behandlung wurden seine EEG-Werte wieder normal, und dieser Zustand hält bis heute an.
Eine etwa 50-jährige Sekretärin, die unter einer Macula-Degeneration litt (einer Veränderung des Augenhintergrundes), die zu Sehstörungen führt, erlernte unter Anleitung des Heilers selbst das schamanische Reisen. In der Trance begegnete

sie jenem Teil ihrer Seele, den sie als »ewig« empfand. Sie fühlte sich auf neue Weise mit sich selbst verbunden und zum ersten Mal nach langer Zeit wieder »heil«.

Ihr Augenarzt war in den folgenden Monaten sehr erstaunt: Entgegen allen klinischen Erfahrungen verschlechterte sich die Sehfähigkeit der Patientin nicht mehr, tatsächlich zeigten sich sogar leichte Verbesserungen. Anders als sie befürchtet hatte, musste sie ihren Beruf nicht aufgeben.

Ein selbständiger Kaufmann kam im Alter von 32 Jahren in die Praxis, weil Ärzte in seinem Magen einen daumengroßen Tumor entdeckt hatten. Sie hatten ihm zu einer Operation geraten, aber der junge Mann wollte den Eingriff unter allen Umständen vermeiden.

In sechs Sitzungen suchte der Heiler unterschiedliche Seelenteile des Patienten in den »anderen Welten«. Es stellte sich heraus, dass der Mann »keine Vereinbarung mit dem Leben« hatte: Er stammte aus einer Familie, die aus dem Süden zugewandert war, und fühlte sich, obwohl er schon in der Schweiz geboren war, offenbar wie verloren.

Während der Zeit der therapeutischen Behandlung kontrollierten die Ärzte regelmäßig, wie sich der Tumor entwickelte. Nach der sechsten Sitzung hatte er sich deutlich verkleinert und gleichzeitig eingekapselt, so dass keine Operation mehr notwendig war.

Carlo Zumstein ist nicht bereit, solche Krankengeschichten in der Sprache der Psychologie zu erklären. Es scheint tatsächlich wichtig zu sein, die Bilder der Seele in Ruhe zu betrachten und sie dann wirken zu lassen: Der rationale Geist, der für alles eine einfache Erklärung sucht, könnte sonst zerreden, was sich auf einer tieferen Ebene erst entfalten muss.

Die mehr als zehntausend Jahre alten Erfahrungen der Schamanen sind also auch in unserer Zeit noch wirksam und können die Seele berühren wie in den Anfängen.

Das Wissen um die Kraft des Bewusstseins ist in keiner Epoche der Menschheitsgeschichte vollständig in Vergessenheit geraten. Es überlebte auch in der Medizin der antiken Völker und verband sich dort mit anderen Traditionen und neuen Vorstellungen zu einer Heilkunst, die in Griechenland und später im Römischen Reich fast tausend Jahre bestand. Was die Ärzte damals entdeckten und so viele Jahre praktizierten, zeigt ein tiefes Verständnis der Zusammenhänge von Körper, Geist und Seele. Die Erfahrungen der Menschen jener Epoche sind weitere wichtige Mosaiksteine im Gesamtbild der Heilung.

Weil im Zentrum ihres Wissens die Gesichte der Nacht stehen, und weil die Therapeuten jener Epoche im antiken Griechenland die Begegnung der Seele mit sich selbst auf eine kunstvolle Weise arrangierten, möchte ich diese alte Heilmethode, die mit dem Namen Asklepios verbunden ist, »die Kunst des Träumens« nennen.

Die Kunst des Träumens

Im Tempel des Asklepios

Der Kult des Asklepios, des göttlichen Arztes, entstand im sechsten Jahrhundert vor Christus in Epidauros im Osten des Peloponnes. Von dort trat er einen tausendjährigen Siegeszug durch die damals bekannte Welt an, der ihn bis ins römische Reich führte.

Die Priester des Asklepios sahen in der Öffnung der Seele für die Gnade der göttlichen Kraft den Königsweg zur Heilung. Und dieser Weg führte über die Brücke der Träume. In einem bedeutungsvollen Traum sollte der Patient dem göttlichen Arzt begegnen und von ihm Heilung empfangen. Alles, was in den Kultstätten des Asklepios geschah, war auf diesen besonderen Moment ausgerichtet, in dem sich das Schicksal entschied.

Viele antike Autoren erzählen von der besonderen Kraft der Heiligtümer und von den zahlreichen Wundern, die sich dort ereigneten. Wie die Ärzte jener Zeit eine »Begegnung mit dem Göttlichen« möglich machten, ist ein beeindruckendes Zeugnis antiker Heilkunst, das im medizinischen Alltag der Gegenwart in Vergessenheit geraten ist.

Die Tempelanlagen in Epidauros waren von Wohnhäusern und Schlafsälen umgeben, es gab ein großes Theater und ein Stadion für körperliche Übungen. Alle diese Gebäude lagen inmitten eines heiligen Bezirks, der die Welt der göttlichen Gnade von der profanen Welt des Alltags trennte. Wer diesen Bezirk betrat, verließ die anerkannte Wirklichkeit, in der es Geburt gab und Tod, Leiden und Glück, Sieg und Niederlage.

Im heiligen Bezirk aber wurde das Leben gefeiert, in einer Atmosphäre von Schönheit und Wissen. Gebären und Sterben waren aus dem Heiligtum des Asklepios verwiesen: Das Leben hier sollte ohne Anfang und Ende sein.
Am Eingang stand auf der Front der säulengeschmückten Torgebäude dieser Satz:

Rein sei jeder, der in den weihrauchduftenden Tempel tritt.
Rein aber ist nur, wer im Sinn stets heilige Gedanken hegt.[56]

Die Patienten aus allen Teilen des Landes kamen als Pilger an diesen Ort, und die Priester des Asklepios halfen ihnen, ihre Alltagssorgen hinter sich zu lassen und das Bewusstsein nach und nach dem Besonderen zu öffnen, das sich vollziehen sollte.
Die Vorbereitungen für das heilende Ritual dauerten mehrere Tage. Zeremonien und kultische Handlungen, Gesänge und Hymnen, Musik und Tanz gaben ihnen Struktur. Die Pilger besuchten auch Theateraufführungen, ausgewählte Tragödien und Komödien, in deren Mittelpunkt spirituelle Werte standen und der Wunsch, sich mit dem Guten und Schönen zu verbinden. In der freien Zeit betrachteten die Patienten die Werke großer Künstler: Erlesene Figuren schmückten die Säulengänge und Hallen, alles war von großer Harmonie, ein Zentrum der Ruhe für die Seele.
Gnoti seautòn, »Erkenne dich selbst«, dieses wichtige Prinzip der griechischen Philosophie, brachte die Pilger sich selbst nahe und damit dem Göttlichen, das auf sie wartete. All das waren schon wichtige Elemente der Heilung, denn die Sorgen des Alltags, die Erinnerungen an Disharmonie, an Streit, Angst und Demütigung traten an diesem Ort in den Hintergrund.
Der Kult des Asklepios vernachlässigte auch das Körperliche nicht, im Stadion sahen die Pilger athletischen Kämpfen zu,

auch vollzogen sie wohl selbst gymnastische Übungen. Aber der Blick nach innen blieb doch der zentrale Schlüssel, der das Tor zur Veränderung öffnete.

Ohne die Figur des heilenden Gottes jedoch wäre die tief gehende Wirkung des Mysteriums nicht denkbar. Asklepios nämlich unterschied sich in vielen Punkten von den Göttern des Olymp, die in ihren Emotionen den Menschen glichen, ausgestattet mit der gleichen Fähigkeit zu Liebe und Hass, Eifersucht und Großmut, Selbstlosigkeit und egoistischer Intrige. Selbst der große Zeus war letztlich unberechenbar, denn auch er schien nicht selten von selbstsüchtigen Motiven getrieben.

Asklepios aber, nach der Überlieferung ein Sohn des Gottes Apoll und der Königstochter Koronis, als unrechtmäßiges Kind ausgesetzt auf dem Berg oberhalb des späteren Heiligtums, gesäugt von einer Ziege und von einem Hirtenhund bewacht, ist von Anfang an den Menschen zugewandt – wie ein Blitzstrahl sei die Kraft aus dem Kind gekommen, erzählt der Hirte Aristenas in alten Schriften von seiner ersten Begegnung mit dem göttlichen Kind. Dieses Kind habe die Kraft zu heilen, dieser Gott könne jede Krankheit besiegen und selbst Tote erwecken. Weil er das später getan haben soll, so berichtet der Mythos, klagte Pluto, der Herrscher der Unterwelt, bei Zeus das alte Recht des Todes ein. Und Zeus, der befürchtete, die Ordnung der Welt könne ins Wanken geraten, streckte Asklepios, den weisen Arzt, mit dem Donnerkeil nieder, eine furchtbare und endgültige Strafe, denn sie verhinderte die Unsterblichkeit auf Erden.

Weil er für die Menschen eintrat, in selbstloser Liebe, wurde er geopfert – ein Schicksal, das an Jesus Christus erinnert. Tatsächlich haben Asklepios-Statuen der späteren Epochen große Ähnlichkeit mit den frühen Darstellungen Christi, die beiden Figuren scheinen zu verschmelzen. Es ist die bedingungslose Hinwendung zum Menschen in seinem Leid, die als göttlich empfundene Liebe, die das Gefühl schenkt, von einer höheren Macht getragen zu sein, aufgehoben in einer allumfassenden Ordnung, in der alles und jeder seinen Platz hat. Dieses Gefühl des Angenommen-Seins ist allein schon förderlich für die Heilung, denn es versöhnt mit dem Leiden und stellt keine Bedingungen mehr; was bleibt, ist die Hoffnung bei gleichzeitiger Annahme des Schicksals.

Heilung mit Hilfe des Asklepios war zunächst immer »übernatürlich«. Erst in den profaneren Zeiten ab dem 2. Jahrhundert nach Christus verbanden sich der alte Glaube und die neue, auf Erfahrung und Logik beruhende »moderne« Medizin. In jenen Jahren wurde aus dem Heiligtum ein Kurort, an dem die Pilger neben Asklepios auch andere Götter verehrten und zahlreiche Ärzte die Patienten behandelten. Das unmittelbare geistige Heilen trat mehr und mehr in den Hintergrund, was sich auch in den Visionen der Pilger äußerte, die nun medizinische Rezepte träumten, göttliche Vorschläge, die dem Stand der wissenschaftlichen Heilkunde jener Zeit entsprachen. Gleichzeitig entwickelten sich Kuren wie in den Badeorten unserer Zeit, eine Mischung aus antiker Wellness und einer Kombinationsbehandlung, die alle bekannten Verfahren einsetzte, um Leiden zu lindern.

Für die Frage, was der Schlüssel wunderbarer Heilungen sein könnte, ist aber der Kult der Frühzeit von größerer Bedeutung, denn er setzte ganz auf die Kunst, dem barmherzigen Gott zu begegnen, einem der grundlegenden Urbilder der menschlichen Seele, der Figur des »alten Weisen«, die C. G. Jung als einen der wichtigsten Archetypen beschrieb.

Asklepios, wie er in den zahlreichen Bildnissen jener Epoche dargestellt wird, ist tatsächlich mit diesem Urbild der Menschheit identisch, ein bärtiger, weiser, Güte ausstrahlender Mann in seinen späten Jahren, eine Spiegelung der eigenen, verborgenen Heilkraft der Patienten, die ihn im Äußeren anrufen, um ihm im Inneren zu begegnen.

Diese Begegnung konnte in besonderen Fällen ganz plötzlich stattfinden, wie antike Autoren erzählen, nicht im Schlaf, wie vorgesehen, sondern im Wachen. Mitten in den Gesängen und Prozessionen, vielleicht auch beim stillen Gang durch die Säulengänge, entlang der Statuen, veränderte sich plötzlich das Bewusstsein eines Pilgers und der Gott erschien in einer Vision, wie eingeblendet in die Umgebung der alltäglichen Wirklichkeit. Er heilte dann unmittelbar, sei es durch sein bloßes Erscheinen, sei es durch eine Handlung, etwa das Auflegen der Hände oder eine Manipulation am Körper, ähnlich einer Operation.

Dieser plötzliche Einbruch des Mythischen in den Alltag ist nicht so ungewöhnlich, wie er auf den ersten Blick erscheint, denn nach Tagen in einer außergewöhnlichen Atmosphäre, die alle profanen Gedanken verbannt und das Heilige ins Zentrum gerückt hatte, können sich Übernatürliches und Alltägliches zu einem Gesamtbild verbinden, die Grenzen der Welten sind dann nicht mehr so leicht zu trennen. So erleben es bis in unsere Tage immer wieder Pilger auf den Prozessionswegen nach Santiago de Compostela, wo sich Visionen nach Tagen des einsamen Wanderns leicht einzustellen scheinen.

Der Kult des Asklepios in seiner frühen Form vermied alles, was die Menschen ängstigen und deshalb negative Visionen hervorrufen könnte. Gestärkt von erhabenen Bildern der Ruhe und Schönheit näherten sich die Pilger dem heilenden Gott, Tag und Nacht den Wunsch auf diese eine, entscheidende Begegnung vor Augen oder besser: im Geist, der ja die inneren Bilder schafft wie eine äußere Wirklichkeit. Dieser immer präsente Wunsch, ja die Gewissheit, in der Nacht der Vision dem Gott zu begegnen, ist eine mächtige Kraft, die Träume erzeugen kann.

Die moderne Forschung hat dafür den Begriff Traum-Inkubation geprägt und gezeigt, dass jeder Mensch grundsätzlich in der Lage ist, seine Träume zu beeinflussen und in der Nacht den gewünschten Szenen zu begegnen, wenn er nur konsequent und in tiefer Überzeugung diesen Wunsch für längere Zeit im Geist präsent hält. Es kommt dabei darauf an, eine klare Absicht im Bewusstsein zu verankern und gleichzeitig völlig absichtslos zu sein, also nichts zu erzwingen – eine schwierige Übung, was erklärt, warum bei aller grundsätzlichen Fähigkeit zur Traumsteuerung nur wenige Menschen dieses Ziel vollständig und dauerhaft erreichen.

Im Asklepios-Heiligtum mussten sich die Pilger diesen schwierigen Übungen nicht stellen. Wenn im Bewusstsein der Menschen die Gewissheit herrscht, dass eine bedeutungsvolle und vielleicht lebensverändernde Begegnung im Traum möglich ist, wenn dann alle Handlungen auf dieses Ziel gerichtet sind, ohne das Ergebnis erzwingen zu müssen, weil ja niemand im heiligen Bezirk auch nur den Schatten eines Zweifels hegt, dann leben die Seelen der versammelten Pilger schon über viele Tage in dem gemeinsamen Traum von der Wirklichkeit des Wunders, und dieser Traum kann sich dann tatsächlich schon als Vision zeigen, bevor die Nacht der Begegnung anbricht.
Diese Fälle waren aber offenbar doch die Ausnahme. Die meisten Pilger traten nach den Tagen der Vorbereitung, zu denen auch Tieropfer gehörten, ihren Weg ins Abaton an, in das innerste Heiligtum, den Schlafsaal, in dem sich der Gott zeigen sollte.
In den Träumen manifestierte sich Asklepios häufig mit seinen Begleitern, dem Hund, der ihn als göttliches Kind einst schützte, der Ziege oder der Schlange, die zu seinem wichtigsten Symbol wurde, denn sie ist das Zeichen des Gottes

Apoll, seines Vaters, ein Beweis, dass Asklepios auch über seine Kraft verfügt.

Die Schlange war für das Bild des Gottes so wichtig, dass sie ganz real in den Heiligtümern leben durfte. Und wenn irgendwo in der hellenistischen oder römischen Welt ein neues Kultzentrum des Asklepios entstand, wurde eine Schlange aus Epidauros dorthin gebracht und damit gleichsam die Heilkraft des Gottes auf den neuen Ort übertragen.

Schlangen galten in der Welt der Griechen als Symbol des Lebens, das sich immer wieder erneuert. Um diese Erneuerung zu fördern, um das Leben zu bewahren, um zu heilen, bedarf es der Unschuld, glaubten die Griechen, also der Freiheit der Seele, sich arglos und ohne Belastung des Ego dem anderen, dem Patienten zuwenden zu können. Das Symbol der Unschuld ist der Stab, und so war die Schlange, die sich um einen Stab windet, das wichtigste Zeichen des Heilgottes. Noch heute ist dieses Symbol das Zeichen der modernen Ärzte unserer Zeit (ohne dass dessen tiefere Bedeutung allen bewusst sein dürfte). Es verwundert nicht, dass die sich windende Schlange auch im Schamanismus von Bedeutung ist und auch dort als Ausdruck der Grundprinzipien des Lebens gilt. Im Schamanismus würde man den Stab aber eher als Bild für den Lebensbaum deuten, der nach alter Überlieferung die Welten des Alltags mit der Welt der Geister verbindet und den die Bewusstseinsreisenden nutzen, um die Ebenen der Wirklichkeit zu wechseln. In den oberen und unteren Welten liegt die Kraft der Heilung, und so könnte der Äskulap-Stab auch zeigen, dass Heilung stets mit dem Heiligen, dem Übernatürlichen, dem Nicht-Alltäglichen verbunden ist.

Vor dem Gang ins Abaton wurden die Pilger also mit einem Geflecht starker und klarer Symbole umgeben, und die Erlebnisse der vergangenen Tage, die Erinnerungen an all die kultischen Handlungen, an Theater und Rezitation, an persönliche Gedanken und an die Beschäftigung mit dem eigenen Leben und Wollen, öffneten den Geist für das, was nun kommen sollte.

Wenn dann der Gott im Traum erschien, oder manchmal einer seiner Söhne oder andere Helfer, dann war das eine Begegnung, der sich die Seele kaum entziehen konnte. Dieses starke und von keinem Zweifel entkräftete Bild hatte die Macht der Wirklichkeit, und sehr häufig, so berichten antike Quellen, wurden die Kranken fast unmittelbar geheilt. Natürlich erlebten keineswegs alle Pilger diese Wunder, aber doch so viele, dass der Kult des Asklepios fast tausend Jahre überdauert hat.

Tatsächlich scheint es eine erstaunlich große Zahl von spontanen Verbesserungen gegeben zu haben, an deren Realität auch die moderne Forschung nicht zweifelt. Sie deutet diese Geschichten meist als Heilungen psychosomatischer Erkrankungen, im Gegensatz zu somatischen, die als Erkrankungen ohne den Einfluss des Geistes oder der Seele verstanden werden. Aber die Grenze zwischen somatischen und psychosomatischen Erkrankungen ist schon lange nicht mehr eindeutig, wie die moderne Forschung zeigt: Die Seele ist stets beteiligt, wenn Menschen aus dem Gleichgewicht geraten oder wenn es ihnen gelingt ins Gleichgewicht zurückzufinden.

Begegnung im Schlaf

Hunderte, ja Tausende kleiner Tafeln, aufgehängt an den Bäumen des Heiligtums, mit dem Namen des Patienten versehen, beschrieben die Erkrankungen und ihre Heilung. Die Gläubigen fühlten sich verpflichtet, ihre Heilung anzuzeigen, sonst konnte es geschehen, dass sich die Symptome erneut manifestierten. Auch verlangte der Gott nach alter Vorstellung eine Gegenleistung, mindestens einen Hahn, der als Opfer dargebracht werden musste. Das Wunder erforderte einen Ausgleich, ein altes Bedürfnis der Menschen, ihren Dank in einer materiellen Handlung auszudrücken, damit kein Ungleichgewicht bleibt und die Welt wieder im Lot ist.

Die Tafeln aus Holz oder Terracotta sind schon lange verschwunden, ihre Vergänglichkeit war gewollt, und häufig, so ist überliefert, vernichteten die Priester einen großen Teil dieser Zeichen des Dankes, um Platz für neue Tafeln zu schaffen, denn der Strom der Pilger riss nie ab. Eine kleine Zahl von Objekten aus Ton, Marmor oder Edelmetall aber blieb erhalten, plastische Nachbildungen von Körperregionen, die von der Krankheit befallen waren.[57]

Am häufigsten wurden Arme und Beine dargestellt, Hände und Füße, auch Geschlechtsorgane, seltener Köpfe, Augen und innere Organe. Diese Objekte sind gleichzeitig Zeichen des Dankes wie magische Talismane: Sie können ebenso auf ein Heilungswunsch hinweisen wie auf eine bereits geschehene Heilung.

Die alte Vorstellung, zwischen dem Abbild und dem Urbild bestehe eine geheimnisvolle Verbindung, spielt bei den Votivtafeln die entscheidende Rolle: Aufgestellt am Ort der Gnade, gleichsam dem Kraftfeld des Gottes ausgesetzt, versprachen sich die Gläubigen Heilung auf Dauer, auch wenn sie nicht oder nicht mehr persönlich anwesend waren.

Tatsächlich erzählen alte Inschriften aus Epidauros und den über dreihundert anderen Asklepios-Kultstätten der antiken Welt von zahlreichen Heilungen. Die leitenden Priester des Heiligtums in Epidauros ließen schon in den ersten Jahrhunderten, in denen der Kult entstand, Stelen mit Berichten aufstellen, die zusammenfassten, was geschehen war.

Nur wenige dieser steinernen Dokumente sind bis heute erhalten, aber die dort eingravierten Texte geben uns Aufschluss über immerhin 70 Heilungen, die im Schlaf stattgefunden haben sollen, während der Gott erschien. Die Fälle wurden offenbar mit dem Ziel ausgewählt und berichtet, die Pilger von der Bedeutung des Ortes und dem Ernst der heiligen Handlungen zu überzeugen. Zweifel, Neugier, Spott oder die Weigerung, eine Gegenleistung zu erbringen, konnten die Heilung gefährden oder rückgängig machen. Der erste Bericht zeigt, dass auch in jenen fernen Zeiten bei einigen Menschen ein geradezu modernes skeptisches Denken herrschte.

Eine Frau aus Athen mit Namen Ambrosia war auf einem Auge blind. Sie kam zum Gott, um geheilt zu werden. Als sie das Kultzentrum besichtigte, machte sie sich über einen der Heilungsfälle lustig. Sie sagte, es sei unwahrscheinlich und unmöglich, dass Lahme und Blinde nur durch Träume genesen könnten.

Als sie dann im Abaton schlief, hatte sie folgende Vision: Sie sah plötzlich den Gott vor sich, der ihr sagte, er werde sie heilen, aber sie müsse als Zeichen ihrer Dankbarkeit ein Schwein aus Silber dem Heiligtum widmen, als Denkmal ihrer Dummheit.

Nachdem er dies gesagt hatte, öffnete er den kranken Augapfel und goss eine Arznei hinein. Am nächsten Morgen, als die Frau das Abaton verließ, war sie gesund.[58]

In diesem Heiltraum handelte der Gott wie ein Arzt, er öffnete das kranke Auge und behandelte es mit einem Medikament – keine Methode allerdings, wie sie ein Arzt jener Zeit in der alltäglichen Wirklichkeit hätte anwenden können.

Die Seele des Patienten aber ist auf klare, eindeutige Bilder angewiesen: Das Auge ist krank, also muss eine heilende Flüssigkeit hinein, und das ist nur möglich, wenn es geöffnet wird. Im Bewusstsein der Patientin zeigte sich also die Szene einer dramatischen Behandlung, verbunden mit der klaren Aussage des Gottes, sie werde nun geheilt.

Die Placebo-Forschung hat aufgedeckt, dass ärztliche Handlungen besonders wirkungsvoll sind, wenn sie mit schmerzhaften oder zumindest bedeutungsvollen Manipulationen verbunden sind. Der Traum von einer Operation, ausgeführt von dem größten Gott der Heilung, den die Menschen kannten, verbunden mit der festen Zusage baldiger Genesung, musste also eine unglaubliche Kraft entwickeln.

In der Verpflichtung zur Opfergabe, die Asklepios im Traum fordert, sorgt die Seele dann selbst für einen Ausgleich im Angesicht der unerwarteten Gnade. So ist diese Forderung gleichzeitig Ausdruck eines Schuldgefühls gegenüber der höheren Macht als auch wesentlicher Teil der Behandlung.

Wenn das Geheimnis wunderbarer Heilung ein Mosaik ist, von dem nur noch Bruchstücke existieren, dann zeigt uns der Fall der Athenerin wichtige Steine des Gesamtbildes: Es wird sichtbar, dass auch skeptisches Denken, Ironie oder Sarkasmus eine Selbstheilung keineswegs verhindern müssen. Wer befürchtet, nicht geheilt werden zu können, weil er nicht an ein mögliches Wunder glaubt, könnte sich irren: Es kommt offenbar darauf an, auf eine Schicht in uns zu schauen, die unter dem Firnis des Realismus liegt, jenes Glaubens an die alleinige Bedeutung des Sichtbaren und des anerkannten Wissens.

Die Frau aus der großen Stadt, diesem Zentrum philosophischen Disputes, wo sich längst ein frühes materialistisches Denken in den Köpfen der Menschen zu verankern begann, blieb aber bei aller Skepsis offen, denn sie war bereit, ins Abaton zu gehen und dem Gott eine Chance zu geben. Wenn sich unter diesen Voraussetzungen eine Vision zeigt, ist sie von besonderer Wirkung, denn es geschieht nun das eigentlich Undenkbare.

Der Gott forderte keineswegs von allen Patienten einen hohen Preis, in den Träumen zeigte sich bisweilen seine freundliche Ironie, die Haltung eines Wissenden gegenüber dem Unwissenden oder eines wohlwollenden Vaters gegenüber seinem Kind.
Die Stele berichtet von einem Jungen, der an Lithiasis litt, einem Nieren- oder Blasenstein, und der deshalb, vermutlich in Begleitung seiner Eltern, nach Epidauros gekommen war. Im Traum begegnete ihm Asklepios und fragte ihn, was er ihm denn geben wolle, wenn er ihn heile. Zehn Knöchlein, antwortete der Junge, und der Gott lachte und sagte ihm zu, er werde ihn heilen. Was dann im Traum weiter geschah, ist nicht überliefert, doch als der Junge das Abaton verließ, waren seine Beschwerden verschwunden.[59]

Das Urbild des heilenden Gottes konnte sich streng und klar zeigen, aber stets war es gütig, voller Mitgefühl und bereit zu verzeihen. Eine Figur, der man sich voller Vertrauen nähern konnte und deren Forderungen dann umso ernster genommen wurden. Die Beschäftigung der Patienten mit der geforderten Gegenleistung hat noch einen anderen Aspekt: Sie hält die Erinnerung an die Heilung für längere Zeit wach, wirkt also selbst in gewisser Weise als Heilmittel.
Die Spenden der Geheilten dienten übrigens, wie genaue, geradezu penible Abrechnungen zeigen, am wenigsten dem persönlichen Bedarf der Priester, sondern wurden eingesetzt, um die Schönheit des Heiligtums zu erhalten und neue Kunstwerke in Auftrag zu geben. So kamen die Opfer der Geheilten den nächsten Patienten auf besondere Weise zugute, so als ob Asklepios selbst ohne Unterlass am Ausbau des Heiligtums arbeitete, zum Wohle der vielen tausend Pilger.

Weil die Schuld der Patienten letztlich eine Schuld gegenüber allen Kranken war, zeigte sich der Gott unerbittlich, wenn sie nicht beglichen wurde. Eine Stele berichtet von Ermon, einem blinden Mann aus Thassos, den Asklepios geheilt hatte. Weil er aber den Preis für dieses Wunder nicht an das Heiligtum sandte, kehrte seine Krankheit zurück. So musste Ermon erneut nach Epidauros pilgern, geläutert und jetzt bereit, den Ausgleich zu schaffen. Als er wieder im Abaton schlief, so erzählt der Text, wurde er geheilt.[60] Auf der Stele ist nicht vermerkt, ob Ermon dieses Mal seine Schuld beglich, aber dass er dies tat, darf wohl als selbstverständlich gelten.

Ein anderer Heilungsfall wurde offenbar überliefert, um die Pilger und Besucher von der Heiligkeit des Ortes zu überzeugen und gleichzeitig vor blasphemischen Handlungen zu warnen. Auch wenn – wie bei allen antiken Überlieferungen – heute niemand mehr überprüfen kann, ob die Geschichte wirklich den Tatsachen entspricht, wirft dieser Bericht ein besonderes Licht auf das Wissen der Priester um die Bedeutung des Geheimnisvollen für ungewöhnliche Heilungen:
Ein Mann mit dem Namen Äschinis war nicht als Pilger ins Zentrum des Asklepios gereist, vielleicht war er der Begleiter eines Kranken. Aus Neugier näherte er sich in der Nacht dem verbotenen Bereich des innersten Heiligtums, dem Abaton, in dem die Kranken schliefen. Er sei auf einen Baum geklettert, ist auf der Stele vermerkt, und habe versucht, durch ein Fenster zu blicken, was im Abaton vor sich ginge. Da sei er vom Ast gestürzt, auf Pfähle, die dort standen, und habe sich die Augen schwer verletzt. Elend und erblindet, in offenbar schlechtem Allgemeinzustand, habe er sich dann selbst als Kranker dem Gott zugewandt und sei, nach dem Schlaf im Abaton, vollständig geheilt worden.[61]

Das Beispiel diente wohl auch dazu, den vielen Gerüchten über magische Praktiken und geheimnisvolle Zeremonien im Abaton entgegenzutreten. Tatsächlich kursierten offenbar manche Geschichten in den Städten und Dörfern Griechenlands, ein Zeichen der Unwissenheit und gleichzeitig der Angst, so wie auch in unserer Zeit geistige Heilweisen häufig als düstere Praktiken denunziert werden, zumindest aber als Mummenschanz, der den ahnungslosen Patienten blenden soll, mit dem einzigen Ziel, ihm Geld aus der Tasche zu ziehen. Scharlatanerie gibt es heute ebenso, wie es sie damals gab, und deshalb erscheint die Neugier des heimlichen Beobachters durchaus als berechtigt.

Aber der Blick von außen kann den Grund des Geheimnisses nie beleuchten. Was geschieht, spielt sich auf der Bühne des inneren Theaters ab, in dem Ängste und Nöte mit den heilenden Figuren aus dem Urgrund der Seele tanzen. Der Beobachter sieht voller Enttäuschung nur Schlafende in ihren Betten. Erst die eigene Erfahrung bringt ihm die ersehnte Erkenntnis.

Es geht um geistige Kräfte, um die Macht des Bewusstseins, das wollten die Priester des Asklepios offenbar den Pilgern mit der Heilungsgeschichte des Äschinis zeigen. Und es geht um Teilnahme, auch um Ehrfurcht vor dem Mysterium. Kein Mensch muss alle Ebenen kennen, um gesund zu werden, wesentlich aber scheint zu sein, sich einzulassen, sich dem Wunder zu öffnen – freilich ohne es einzufordern.

Diese Erkenntnis enthüllt ein Paradoxon: Einerseits ist es berechtigt zu fragen, wie Wunder entstehen können, um dem rationalen Geist Nahrung zu geben, die sein Vertrauen stärkt. Ohne dieses Vertrauen könnte die Heilung unmöglich werden, weil bei den meisten Menschen, damals wie heute, ein Teil des Bewusstseins nicht bereit ist, »Übernatürliches« zu akzeptieren.

Andererseits aber könnten rationale Erklärungen des Wunderbaren genau das Gegenteil bewirken: Je mehr wir verstehen, aus welchem Bereich der Seele sich die Kraft zur Heilung speist und auf welche Weise immaterielle Bilder des Geistes materielle Veränderungen des Körpers bewirken, je mehr also ein Heilungswunder als logische Konsequenz bestimmter Mechanismen erscheint, umso geringer könnte die Chance werden, dass ein Wunder geschieht: Die Entzauberung unerwarteter Heilungen würde so die Kraft vernichten, aus denen sie sich speisen.

Wieder zeigt sich, dass Heilung offenbar den Schleier des Geheimnisses braucht, den Hauch des Unerwarteten, das sich jeder menschlichen Analyse entzieht.

Ein Teil des Geheimnisses besteht also darin, dass auch nach der Entschlüsselung komplexer Wirkungskreise am Ende immer noch ein Bereich bleibt, der sich nicht greifen und auch nicht beschreiben lässt, etwas, das die analytische Psychologie »numinos« nennt, ein alter Begriff für eine Erfahrung, die von der Aura des Heiligen umgeben ist. Das Streben nach rationaler Erkenntnis, nach einer Theorie, die ermöglichen könnte, Wunder häufiger als bisher Wirklichkeit werden zu lassen, bleibt davon unberührt: nicht Verzicht auf Erkenntnis ist notwendig, eher die Bereitschaft anzuerkennen, dass ein Teil der Erkenntnis gerade darin liegen könnte, dass der Kern doch immer verborgen bleibt.

In Epidauros künden die Stelen auch von Heilungen, die noch wunderbarer erscheinen als viele andere: Berichte von Menschen, die das Zentrum des Asklepios offenbar gar nicht selbst besucht hatten und die dennoch gesund wurden. Die Geschichte einer jungen Frau namens Arata zum Beispiel, die in Lakedämonien lebte und an Wassersucht litt. Es ist zu vermuten, dass die Patientin nicht transportfähig war, deshalb entschied sich ihre Mutter, an ihrer Stelle die Riten des Asklepios zu vollziehen, während die Kranke zu Hause wartete. Auf der Stele heißt es:

Ihre Mutter ging zum Heiligtum nach Epidauros, um vor dem Gott Gesundheit für ihre Tochter zu erflehen. Als sie im Abaton schlief, hatte sie folgenden Traum: Sie sah ihre Tochter, der Asklepios den Kopf abgeschnitten hatte. Den Körper hatte er so aufgehängt, dass der Hals nach unten zeigte. So rann die Flüssigkeit heraus, und nachdem dies geschehen war, nahm er den Körper wieder herunter und stellte ihn auf, um den Kopf wieder mit dem Hals zu verbinden.
Nachdem die Mutter nun dieses Traumbild hatte, ging sie zurück nach Lakedämonien in ihr Haus und fand dort die Tochter vollständig genesen. Sie erfuhr, dass die Tochter den gleichen Traum gesehen hatte, den die Mutter im Abaton erlebt hatte.[62]

Die Geschichte aus Epidauros ist bedeutsam, weil sie das Element des persönlichen Einsatzes für einen geliebten Menschen in den Vordergrund stellt: Weil die Tochter offenbar nicht mehr reisen kann, tut es die Mutter an ihrer Stelle.
Das Heligtum mit seiner besonderen Bedeutung, verknüpft mit so vielen Geschichten plötzlicher Genesung, muss wie ein Brennglas gewirkt haben, das den tiefen Wunsch, gesund zu werden und die mitfühlende Bereitschaft der Mutter, ihrer Tochter zu helfen, zu einem starken Impuls heilender Kraft bündelte. Angesichts dieser Kraft spielte es dann tatsächlich keine Rolle mehr, ob die Patientin selbst ins Abaton ging oder ihre Stellvertreterin. In den Gedanken und schließlich auch in den Bildern der Nacht hat die Tochter wohl ihre Mutter in den Saal der Träume begleitet, um dem Urbild der Heilung so zu begegnen, wie es die Pilger in Epidauros erlebten.
In unseren Träumen haben wir auch heute noch jede Nacht

Zugang zu dieser magischen Welt, in der sich die Kräfte der Selbstheilung als Geister oder Götter verkleiden. Und manchmal, in der Verzweiflung einer schweren Erkrankung, fühlen sich Patienten auch im 21. Jahrhundert von diesen Bildern berührt und verwandelt: In ihren Träumen erfahren sie Botschaften, die ihnen den Weg weisen oder unmittelbar Heilung bringen, ganz so, wie es die Pilger in den Zentren des Asklepios erlebten.

Botschaften der Nacht

Armin Schütz war 36 Jahre alt, als er an Hautkrebs erkrankte. Nach einer Serie von Operationen teilten ihm die Ärzte mit, dass sie mit ihrer Kunst am Ende waren. Sie boten ihm an, an einer Studie zu einer neuen Behandlungsmethode teilzunehmen, aber Armin Schütz hatte Angst, dass er so nur wertvolle Zeit verlieren könnte. Auch den verzweifelten Vorschlag, mit einer chemotherapeutischen Hochdosis einen letzten Versuch zu wagen, lehnte er ab. Nach einer Recherche im Internet war er zu der Überzeugung gekommen, dass er diese Behandlung wahrscheinlich nicht überleben würde.
So entschied er sich, den schulmedizinischen Behandlungsweg aufzugeben und sich alternativen Verfahren zuzuwenden. Er entschloss sich zu einer immunbiologischen Behandlung in einer alternativen Krebsklinik und beschäftigte sich intensiv mit dem Konzept der Selbstheilung. Als sich dennoch weitere Metastasen entwickelten, kehrte er noch einmal zur Schulmedizin zurück und erklärte sich nun auch bereit, an einer klinischen Studie über die Wirkung von Interferon und Interleukin teilzunehmen. Im Gespräch mit dem Arzt wurde ihm aber klar, dass er im Rahmen der Studie mögli-

cherweise nur ein Placebo erhalten würde. Das Risiko, dass er lediglich der Kontrollgruppe zugeteilt werden, also keine »wirkliche« Behandlung erhalten könnte, erschien ihm zu hoch. An diesem Tag fällte er seine endgültige Entscheidung, den Weg der Schulmedizin zu verlassen. Kurz darauf hatte er einen Traum, dem er große Bedeutung beimaß.[63]
In diesem Traum sah er einen Eisenbahntunnel, der in eine Mauer eingelassen war. Er ging einen Weg die Böschung hinunter auf die Bahngleise. Als er gerade die Gleise überqueren wollte, kam mit rasender Geschwindigkeit ein Zug, der ihn beinahe überrollte. Der Zug verschwand im Tunnel, und als der Träumende seinen Weg über die Gleise fortsetzte, konnte er in der Dunkelheit des Tunnels die Rücklichter des Zuges sehen. Er wusste in diesem Moment, dass er knapp dem Tod entronnen war.
Auf der anderen Seite des Bahndamms führte ein Weg hinauf auf ein Plateau. Der Träumende nahm einen Lichtschimmer wahr, er hörte auch die Stimmen von Menschen und empfand die Szene als friedlich und freundlich. In diesem Moment fühlte er, dass er auf dem richtigen Weg war und dass die Gefahr hinter ihm lag.

Der Traum gab dem Patienten in den folgenden Wochen eine innere Stabilität, die ihm half, seine Entscheidung in vollem Umfang zu tragen. Obwohl die Metastasen weiter wuchsen, lehnte er Operationen, Chemotherapie und Bestrahlung ab. Stattdessen begann er, mit seiner Erkrankung zu sprechen, und erklärte den wuchernden Zellen, dass sie zwar siegen könnten, aber am Ende dann doch verlieren müssten, denn wenn er sterbe, könnten auch die Krebszellen nicht weiterleben.
Während dieser schwierigen Monate, in denen keine Besserung eintrat, blieb er konsequent bei seiner Entscheidung und setzte die Therapie in der alternativen Klinik fort: Mit

künstlichen Fieberstößen versuchten die Ärzte, im Körper des Patienten Immunreaktionen zu erzeugen. Diese Methode folgt der bereits geschilderten Erkenntnis, dass im Zusammenhang mit akuten fieberhaften Erkrankungen bisweilen Krebsgeschwüre verschwinden können. Neben dieser körperlichen Behandlung beschäftigte sich der Patient vor allem mit seiner Seele, und nach und nach begann er, sein Leben neu zu beurteilen. Es schien ihm nun wichtiger, glücklich zu leben, wenn vielleicht auch nur für eine kurze Zeit, als unglücklich für viele Jahre, so schildert er die Gefühle, denen er sich in dieser Zeit stellte. Tatsächlich empfand er seinen Weg als aufregend und gänzlich neu. Aber gleichzeitig verunsicherte ihn das Fortdauern der Erkrankung, und manchmal zweifelte er deshalb an der Richtigkeit seiner Entscheidung. In einer jener langen Nächte, als er über die Bedeutung seiner Entscheidung nachdachte, hatte er einen zweiten Traum.
Er sah sich auf einem Weg in einem dichten Wald. Der Weg war breit und bequem, aber die Bäume versperrten ihm die Sicht auf die Landschaft. Er fühlte sich sicher auf diesem Weg, aber gleichzeitig spürte er, dass ihm die Weite fehlte, die Veränderung, das Abenteuer. Er fand sich jetzt an einer Abzweigung: Ein schmaler, unbefestigter Pfad führte auf dem Grat eines bizarren und felsigen Berges in ein unüberschaubares Gebirgsmassiv. Er ging ein Stück dieses Weges und nahm jetzt eine ungeheure Weite wahr, geschwungene Berge und Täler bis in die Unendlichkeit, eine nie gekannte Vielfalt, eine Landschaft von großer Erhabenheit und Schönheit. Er wusste, dass dieser Weg gefährlich war, dass er jederzeit abstürzen konnte, dass es unklar war, ob er auf diesem Felsgrat je sein Ziel erreichen würde. Aber die Schönheit der Landschaft und die blaue Ferne der pastellenen Bergrücken übten einen unerklärlichen Zauber aus. Er entschied sich für den gefährlichen Pfad, weil er der Enge des breiten Weges im Wald überdrüssig war.

Dieser Traum bedurfte keiner Interpretation. Es war Armin Schütz unmittelbar klar, dass er keine andere Entscheidung hatte treffen können und dass der Weg jenseits der Schulmedizin zwar gefährlich, aber für ihn der richtige war. Der Traum gab ihm die Sicherheit, im Einklang mit sich selbst zu handeln, im vollen Bewusstsein des Risikos, aber in der Gewissheit, mit dem Blick in die Schönheit jener unbekannten Landschaft seiner Seele belohnt zu werden. Er setzte die Behandlung in der alternativen Klinik fort und die Reise zu sich selbst.

Einige Wochen später stoppte das Krebswachstum, und nach und nach verkleinerten sich die Tumore. In dieser Zeit hatte er einen dritten bedeutungsvollen Traum.
Diesmal sah er sich in wärmender Sonne zusammen mit einer unbekannten, ihm aber sehr vertrauten Frau auf einer Terrasse sitzen, die vielleicht zu einem Ausflugslokal gehörte, hoch auf einem Felsen. Er nahm wahr, wie weit unter ihm auf einer Autobahn die Autos rasten, und er empfand Mitleid für die Menschen, die sich der Hektik des Lebens stellen mussten und nicht die Chance hatten, in Ruhe in der Sonne zu sitzen und sich selbst wahrzunehmen. Er dagegen fühlte sich wohl und war von tiefer Zufriedenheit erfüllt.
Als er erwachte, wusste er, dass er sein Ziel erreicht hatte. Er war glücklich und fühlte sich geheilt. Wenige Monate später hatten sich die Metastasen vollständig zurückentwickelt, und sie kamen auch nach vielen Jahren nicht wieder.

Die drei Träume waren von so großer Bedeutung für diese Heilung, weil sie mehr vermittelten als nur ein symbolisches Bild: Sie gaben Sicherheit, dass eine Wende eingetreten war, sie verwandelten die Hoffnung auf Genesung in eine innere Gewissheit.
Das Gefühl, alles richtig entschieden zu haben, lässt sich nie-

mals bewusst herstellen, es ist keine Frage des Willens oder das Ergebnis eines Beschlusses im alltäglichen Wachbewusstsein, eher ein Geschenk der Seele, ein heilender Impuls aus dem Zentrum. Die Träume sind also Hinweis auf Veränderung ebenso wie ein Teil der Veränderung selbst. Für den Patienten bedeutete diese Erfahrung nicht, dass er selbst nun nichts mehr tun musste. Er setzte aber mit neuer Kraft und noch mehr Vertrauen seinen Weg fort, der schließlich die Heilung brachte.

In diesen Träumen haben sich keine inneren Helfer gezeigt, es traten keine Ratgeber auf, die neue Wege wiesen oder selbst eine Heilung vornahmen. Wie in den einfachen Träumen der Nacht spielten sich Szenen ab, in denen der Träumende wahrnahm, was an Bedeutungsvollem geschah. Nach dem Erwachen bedurfte es keiner Deutung, der Sinn enthüllte sich unmittelbar.

Bisweilen erleben Menschen mit schweren Erkrankungen aber auch Träume, die sich nicht in allegorische Bilder kleiden. In solchen Träume können Heilerfiguren erscheinen, die sich wie Boten einer anderen Welt offenbaren. Nach dem Aufwachen leuchten die Bilder der Nacht wie Erinnerungen eines wirklichen Ereignisses, oft auch deshalb, weil sich der Traum nicht in den phantasievollen Landschaften der Seele abspielte, sondern in der gewohnten Umgebung des Schlafzimmers, so als ob ein Geist erschienen wäre und den Träumer für einen Moment geweckt hätte.

In der Forschung werden Erfahrungen, in denen der Schauplatz der inneren Bilder dem Ort der äußeren Wirklichkeit entspricht, »falsches Aufwachen« genannt, ein merkwürdiger Zwischenzustand der Seele, der in vielerlei Zusammenhängen auftritt, aber stets mit einem seltsamen Gefühl des Besonderen verbunden ist, mit einem inneren Wissen, dass hier etwas Seltsames und Bedeutungsvolles geschieht.

Eine Frau, die schwer erkrankt war und in der Folge ihrer Erkrankung drogenabhängig wurde, wurde eines Nachts in ihren Träumen wach. Sie sah eine Figur an ihrem Bett stehen, einen indianischen Heiler, der ohne zu sprechen mit einer Behandlung begann. Was er genau tat, konnte sie später nicht mehr wiedergeben – sie empfand es als ein geheimnisvolles Ritual, das alles Negative aus ihr herauszog. Nach der Behandlung, die sie wie eine Begegnung in der Alltagswirklichkeit erlebte, schlief sie normal weiter.

Am nächsten Tag wusste sie, dass sie geheilt war, und alle Symptome ihrer Erkrankung verschwanden in kurzer Zeit. Auch die Drogenabhängigkeit und ihre körperlichen Folgen konnte sie jetzt leicht überwinden.[64]

Dieses Erlebnis der Nacht ist ein Heiltraum in reiner Form, ganz ohne Verschlüsselung, so real wie die Erfahrung einer geisterhaften Erscheinung. Die Figur des Heilers ist ein Teil der Seele, Form gewordene Kraft, die aus dem Zentrum ins träumende Bewusstsein aufzusteigen scheint. In solchen Momenten ist es gleichgültig, ob wir, dem westlichen biologischen Weltbild folgend, nach biochemischen Mustern im Gehirn fahnden, die diese Bilder erklären könnten, oder ob wir uns zu der magischen Haltung entschließen, dem Heiler eine eigene Wirklichkeit zuzugestehen, eine Existenz über unsere Träume hinaus. Tatsache ist, dass der rituellen Handlung im Traum psychische und körperliche Veränderungen folgten. Die Seele also nahm die Bilder der Nacht als Wirklichkeit, und weil sie dies tat, konnten sie auch auf der sichtbaren Ebene wirklich werden. Das Gehirn, in dem alles, was wir wahrnehmen, messbare Spuren hinterlässt, unterscheidet ja nicht zwischen der Alltagsrealität und imaginierten Bildern. In denselben Arealen des visuellen Cortex zeichnen sich vergleichbare Muster ab.

Viele Erfahrungen aus den unterschiedlichen Kulturen der Welt haben gezeigt, dass es oft besser ist, die Gesichte der

Nacht zu nehmen wie sie sind und ihnen nicht mit rationalen Erklärungen zu begegnen. Weil die Seele nicht in abstrakten Begriffen spricht, sondern in lebendigen Szenen, könnte ein interpretierendes Gespräch oder der Versuch, das Erlebnis auf wenige Inhalte zu reduzieren, den Faden der Kommunikation abschneiden. Erklärungen haben oft den Charakter einer Abwertung, so als ob sie den inneren Bildern keinen eigenen Wert zumessen wollten. Aber die nächtlichen Geschenke der Seele spiegeln das Leben und können es gleichzeitig verändern. Wenn Träumer ein heilendes Bild stehen lassen, ohne es mit der skeptischen Macht des rationalen Denkens zu sezieren, kann es aus dem Hintergrund für lange Zeit wirken.

Nicht alle Träume, die mit einer Erkrankung in Zusammenhang stehen, hinterlassen am Morgen ein Gefühl der Hoffnung. Bisweilen scheinen Träume sogar Erkrankungen anzukündigen oder sie spiegeln die Hoffnungslosigkeit, in der sich der Geist im Alltagsbewusstsein erlebt. Auch solche Träume verdienen, mit Respekt behandelt zu werden. Und dennoch sind wir ihnen nicht ausgeliefert und keinesfalls verpflichtet, die offene oder versteckte Botschaft als unabänderliches Schicksal anzunehmen. Vielleicht will uns die Seele nur eine Warnung geben, vielleicht entsprechen die Szenen der Nacht auch nur jenem Teil des schlafenden Bewusstseins, der sich in der Angst wiegt.
Wenn wir solche Träume erinnern, müssen wir die Botschaft nicht als unabänderlich annehmen. Es gibt eine Möglichkeit, den ängstigenden Bildern in ihrer eigenen Sprache zu begegnen: In einem Zustand leichter Entspannung können wir die Szene noch einmal auf der Leinwand der Erinnerung betrachten. Dann geben wir dem Traum ganz vorsichtig eine neue Richtung, ohne die Bilder zu zwingen: Mit der Leichtigkeit, die eine Billardkugel in eine veränderte Bahn lenkt, reisen wir in unserem Geist zu einem anderen Ziel. Denn wie

das Träumen als besonders tiefe Form der Imagination vermag auch das bewusste Bilderleben in einem Zustand von Entspannung oder leichter Trance im Gehirn ähnliche Muster zu erzeugen, Abbilder der Wirklichkeit.

Diese Erkenntnis ist die Grundlage einer Methode, die in den Praxen der Psychotherapeuten, aber auch in den großen Kliniken immer mehr an Bedeutung gewinnt. Sie kann auf erstaunliche Erfolge auch bei schweren körperlichen Erkrankungen verweisen, obwohl sie ausschließlich auf die heilende Kraft des Bewusstseins setzt. Mehr als 200 Jahre war sie umstritten, aber heute ist sie ein anerkanntes Heilverfahren: die Hypnose, oder mit den Worten ihrer modernen Vertreter: die Hypnotherapie.

Weil es in der Hypnotherapie darauf ankommt, den Blick nach innen zu wenden und sich auf die Bilder zu konzentrieren, die von dort aufsteigen, lässt sie sich als eine besondere Kunst verstehen: die Kunst der Aufmerksamkeit.

Die Kunst der Aufmerksamkeit

Die Entdeckung der Hypnose

Als im letzten Drittel des 18. Jahrhunderts der deutsche Arzt Franz Anton Mesmer im Auftrag der Bayerischen Akademie der Wissenschaften nach Ellwangen im Allgäu reiste, hatte er einen wichtigen Auftrag. Er sollte untersuchen und medizinisch bewerten, was dort unter großer Anteilnahme der Bevölkerung geschah: Ein Pater namens Johann Joseph Gaßner heilte seit einiger Zeit Erkrankungen in aller Öffentlichkeit mit einem Ritual, das er als Teufelsaustreibung bezeichnete. Innerhalb nur eines Jahres soll er in Ellwangen 20 000 Menschen behandelt haben.

Franz Anton Mesmer hatte kurz zuvor eine Methode entdeckt, die er »tierischen Magnetismus« nannte, und er hatte mit erstaunlichen Heilungen Berühmtheit erlangt, wenn ihm auch die wissenschaftliche Medizin seiner Zeit die Anerkennung verweigerte. Der Auftrag, den Exorzisten zu überprüfen, war für Mesmer die Gelegenheit, seine Seriosität zu beweisen. Nachdem er einige Zeit die Behandlungen des Paters beobachtet hatte, fällte er sein Urteil: Hier finde kein Exorzismus statt, sondern die Heilungen im Allgäu seien mit der Theorie des tierischen Magnetismus zu erklären, einer Fähigkeit, die im Prinzip jeder Mensch besitze.

Dieses Jahr 1775 gilt als Geburtsstunde der Hypnose. Seit dieser Zeit haben sich die Erklärungen dieser besonderen Bewusstseinsphänomene mehrfach gewandelt, und schon lange spielt Mesmers Idee, über die Hände des Arztes werde ein magnetischer Strom auf den Patienten übertragen, in Theorie und Praxis der Hypnose keine Rolle mehr.

In den letzten Jahrzehnten haben moderne bildgebende Verfahren die neurobiologischen Effekte der hypnotischen Suggestion eindeutig belegt. Aber obwohl die Hypnotherapie heute ein anerkanntes Verfahren ist, stoßen Ärzte und Psychotherapeuten, die mit dieser Methode arbeiten, in manchen Kliniken noch immer auf Unverständnis.

Dass mit einfachen Techniken der Bewusstseinsveränderung seelische und körperliche Leiden beeinflusst, vielleicht sogar dauerhaft geheilt werden könnten, erscheint vielen Medizinern unserer Tage als wenig wahrscheinlich. So vermuten sie als Ursache erfolgreicher Behandlungen entweder klassische Placebo-Effekte oder schreiben die Heilungen der verspäteten Wirkung chemischer Medikamente zu.

Dieses Urteil beruht auf Unkenntnis der wissenschaftlichen Fakten. Auch die Angst, mit der Hypnose Menschen ungewollt schaden oder sie gar bewusst manipulieren zu können, entspricht nicht den gesicherten Tatsachen, wenn ein Therapeut die Grundregeln beachtet.

Hypnose ist eine Technik, die im Dialog stattfindet, in einer intensiven Beziehung des Vertrauens zwischen Patient und Therapeut (bei der Selbsthypnose im Dialog mit sich selbst). Geführt von der Stimme des Therapeuten (oder eben von der eigenen inneren Stimme) geht der Patient auf eine Reise in die Entspannung und in einen veränderten Zustand der Aufmerksamkeit. Wenn das Bewusstsein sich dem Atemfluss des Körpers zuwendet oder in gelassener Selbstverständlichkeit ein ruhendes Objekt beobachtet oder einen Gegenstand, der in langsamen Bögen schwingt, das Pendel einer Uhr vielleicht oder den glitzernden Reflex der Sonne in einem Glas, gibt er nach und nach das Verlangen auf, den Überblick zu behalten. All die Informationen, die sonst den Geist erreichen und das Bewusstsein überschwemmen, treten in den Hintergrund. Aus der Unschärfe gleichzeitiger Wahrnehmung gegensätzlicher Reize (Geräusche im Raum, Erinnerungen an unerledigte Aufgaben und Ziele, verborgene Wünsche, plötzlich aufscheinende Vorstellungsbilder) taucht jetzt das Bewusstsein klar und zentriert auf und ist nun bereit, eine einzige Aufgabe zu betrachten, wie im Lichtkegel eines Scheinwerfers. Alles andere verschwindet im Dunkel, nur der Leitstrahl ist jetzt noch wichtig.

Geführt von der Stimme des Therapeuten wendet sich das Bewusstsein neuen Gefühlen oder neuen Bildern zu, die einen erwünschten Zustand zeigen: ein Gefühl der Sicherheit vielleicht, das nun an die Stelle der Angst tritt, oder eine plötzliche Offenheit für die kreative Lösung eines Problems, vielleicht auch die bildhafte Vorstellung, sich wieder schmerzfrei bewegen zu können.

Diese inneren Bilder und Gefühle gewinnen nun im Lichtkegel der hypnotischen Trance die Macht der Wirklichkeit. Es ist wie ein paralleles Leben, das wir in diesem Augenblick erfahren, wir können uns in imaginären Landschaften bewegen oder zurück an die realen, aber längst verlorenen Orte unserer Kindheit gehen, auch in die Zukunft. Vielleicht erleben wir uns plötzlich im Gespräch mit Menschen, die wir schon immer einmal treffen wollten: Wie im Märchen oder in alten Mythen sind wir zu allem in der Lage. Was in diesen Momenten in unserem Bewusstsein geschieht, hinterlässt Spuren im Geist und in der Seele, so wie ein wirkliches Ereignis im Wachbewusstsein Spuren hinterlassen hätte.

Auf den Flügeln der hypnotischen Trance ist es möglich, in eine neue Welt von Erfahrungen zu reisen und so die Folgen einer Verletzung der Seele zu heilen.[65]

Hypnose hat nicht sehr viel mit der Technik des positiven Denkens zu tun, es geht eher darum, neue, heilsame Dinge zu erleben und erstarrte Muster loszulassen, die das schiffbrüchige Alltagsbewusstsein festhält wie einen rettenden Balken im unergründlichen Meer der Seele. Diese Muster sind schwer aufzulösen, deshalb haben moderne Hypnotherapeuten eine sprachliche Methode erfunden, die über verwirrende Sätze das logische Denken erschüttert, eine Finte, um den strengen Wächter des Geistes zu überlisten. Diese innere Instanz möchte die Dinge so bewahren, wie sie sind, aus tiefer Angst vor jeder Veränderung. Weil wir gelernt haben, uns mit dem zu arrangieren, was uns und unser Leben ausmacht, ein vielleicht labiles Gleichgewicht, das den Alltag erträglich macht, fürchten wir, aus der Balance zu geraten und vielleicht noch tiefer zu stürzen, als wir uns jetzt schon fühlen. Aber die seelischen oder körperlichen Symptome sind nicht zu übersehen, deshalb haben wir eingewilligt, in Trance zu gehen, in ein Gebiet der Seele, das uns eher bedrohlich erscheint.

Weil viele Patienten in dieser Zweideutigkeit gefangen sind, haben kluge Strategen der Seelenreise eine Reihe ungewöhnlicher Techniken entwickelt, die den Weg bahnen sollen. Die Verwirrung des logischen Geistes ist nur eine davon: Sie wird in der Fachsprache Destabilisierung genannt – der Therapeut arbeitet mit Sätzen, denen der Verstand nicht folgen kann. Auch mit dem Mittel des Humors oder der paradoxen Intervention – der Therapeut bestärkt das Gegenteil von dem, was er eigentlich erreichen möchte – kann es gelingen, eine Tür zu öffnen, die den Patienten aus dem Gefängnis seiner alten Muster befreit und ihn in die Wildnis der eigenen Seele führt. Dort warten unendlich viele kreative Möglichkeiten, das Leben neu zu ordnen und auf dem Umweg über diesen immateriellen Raum auch ganz handfeste, körperlich spürbare Veränderungen hervorzurufen.

Der Amerikaner Milton Erickson, der Begründer der modernen Hypnotherapie, verbindet in seiner Arbeit die Trance-Induktion mit zahlreichen sprachlichen und nicht-sprachlichen Techniken, die Methode der Verwirrung geht auch auf seine Ideen zurück.

Einmal, so wird berichtet, sei Erickson zu einem psychisch kranken Patienten gerufen worden, der auf dem Boden herumkroch und dabei nur lallende Laute von sich gab. Erickson ließ sich neben ihm nieder und imitierte, was der Patient tat: Er kroch durch den Raum und sprach in unverständlichen Silben. Nach einer gewissen Zeit des gemeinsamen Kriechens und Lallens sah Erickson dem Patienten plötzlich in die Augen und fragte: »Wie geht es Ihnen eigentlich?« Dann redete er weiter in den unverständlichen Lauten wie zuvor. Der Patient hielt für einen Moment inne, blickte den Therapeuten an und sagte in klarer Sprache: »Ach, mir geht es gut.«[66]

Es sind solche überraschenden Momente, die eingefahrene Muster aufbrechen können, wie hier das zwanghafte Kriechen und Lallen des psychisch Kranken. Die beschriebene Intervention machte es überhaupt erst möglich, mit einer hilfreichen Behandlung zu beginnen.

Die Hypnotherapeuten der ericksonschen Schule setzen darauf, dass eine kleine Handlung große Folgen hat: Wenn es ihnen gelingt, einen kleinen, auf den ersten Blick unwichtigen Stein aus dem Damm herauszubrechen, der die Bewegung des Wassers verhindert, dann wird aus einem See, der keinen Austausch mehr zulässt, ein sprudelnder Fluss. Und so kann eine unscheinbare Handlung eine ganze Kaskade von Ereignissen nach sich ziehen.

Dieser hypnotherapeutische Trick, Veränderungen nicht vordergründig dort zu initiieren, wo sie das rationale Bewusstsein erwartet, sondern auf einem Schauplatz, der eher nebensächlich erscheint, wird Kaskaden-Effekt genannt, weil eine einzige Handlung große Folgen haben kann. Ist der Fluss erst einmal in Bewegung geraten, wird er sich seinen Weg suchen und die Dinge neu ordnen.

Aus diesem Grund verzichten Hypnotherapeuten auch meist darauf, die spürbaren Effekte der Trance ins rationale, kritische Bewusstsein zu heben, denn dort könnte der rationale Geist ängstlich nach Steinen suchen, um die Lücke wieder zu schließen. Gelingt es aber, eine Zeit lang abzuwarten, wenigstens einen Tag, dann könnte sich aus dem trüben Wasser des so lange gestauten Bachs ein lebendiger Fluss entwickeln, der dem Leben neue Möglichkeiten öffnet. Um diese Selbstorganisation der Seele zu ermöglichen, ist es manchmal hilfreich, während der Trance den Befehl des zeitweiligen Vergessens zu geben. In der Fachsprache wird dieser Schritt »Induktion hypnotischer Amnesie« genannt.

Unter dem Schutz des Vergessens kann sich der Fluss den Weg bahnen, der ihm angemessen ist und so dem Patienten ganz neue Möglichkeiten zeigen, Konflikte zu lösen oder Erkrankungen des Körpers und der Seele zu heilen. Wenn eine gewisse Zeit vergangen ist, dann betrachten Patient und Therapeut gemeinsam, was geschehen ist. Jetzt hat der Patient die Möglichkeit, mit rationalem Bewusstsein die Geschenke seiner Seele anzusehen und zu beurteilen. Die Freiheit der Entscheidung, den neuen Weg zu akzeptieren oder abzulehnen, bleibt ihm in jedem Fall.

Die grundlegende Idee der Hypnotherapie liegt in einer offenen Sicht der menschlichen Seele: Nichts steht endgültig fest, alles ist offen, und alle Lösungen liegen in uns selbst. Aus dieser Sicht ist es keineswegs immer notwendig, sich lange und intensiv mit einer schwierigen Vergangenheit zu beschäftigen, also die wichtigsten negativen Ereignisse etwa der Kindheit nach und nach im Bewusstsein wieder lebendig werden zu lassen.

In klinischen Studien, zum Beispiel im Zusammenhang mit der Schmerztherapie, hat sich andererseits herausgestellt, dass bisweilen eine langfristige und dauerhafte Lösung erst dann eintritt, wenn der Patient in seine Kindheit zurückkehrt und in der Trance verletzende Erlebnisse noch einmal betrachtet, so wie es ja die Psychoanalyse und andere Formen der Tiefenpsychologie fordern.

Weil der veränderte Bewusstseinszustand den Zugang zu tieferen Schichten der Seele öffnet, wo die ältesten und dem Wachbewusstsein längst entrückten Erinnerungen liegen, ist es möglich, die bedrohlichen Gefühle von den verletzenden Ereignissen zu lösen, durch die sie einmal hervorgerufen wurden. Diese Ereignisse können in sehr früher Zeit stattgefunden haben. Vielleicht ist der Säugling plötzlich aus dem Schlaf erwacht, irgendwann während des Tages. Er hat Kälte und Hunger gespürt und zu schreien begonnen, aber sein Weinen blieb ungehört, weil die Mutter die Wohnung verlassen hatte, vielleicht nur für wenige Minuten. Aber das Kind erlebte diesen kurzen Augenblick als existenzielle Bedrohung, denn die Zeit vergeht in diesem Alter so langsam, dass sie beinahe nicht zu existieren scheint. Diese Erinnerung an das Gefühl der Todesangst hat sich im Laufe des Lebens immer mehr aufgeladen, in den vielen bedrohlichen Situationen, die jeder Mensch erlebt. Am Ende stand eine körperliche Erkrankung, deren Ursache kein Arzt finden konnte, denn sie lag in der Ferne der Zeit.

Wenn der Hypnotherapeut nun seinen Patienten entlang der Perlenkette der Ereignisse bis in jenen Raum geführt hat, in dem das Gefühl entstanden war, verbunden mit jener Erfahrung der völligen Verlorenheit, dann kann das erwachsene Ich die Situation noch einmal erleben, aber mit dem Bewusstsein und dem Wissen eines Erwachsenen, also jenseits der Angst, vergessen worden zu sein und sterben zu müssen. In diesem Moment kann sich das ganze Muster auflösen, das Trauma verliert seine Kraft und Heilung wird möglich.[67]

Weil die Hypnotherapie davon ausgeht, dass jeder Mensch über ungeahnte Quellen von Kreativität verfügt, dass er dem, was geschah, nicht für alle Zeit ausgeliefert ist, blickt sie aber mehr in die Zukunft als in die Vergangenheit. Ressourcenorientierte, nicht problemorientierte Arbeit wird diese Methode genannt, sie holt den Patienten dort ab, wo er im Augenblick steht. Ein weiterer wichtiger Gedanke Ericksons ist nämlich, alle Verhaltensweisen und Vorstellungen zu nutzen, die der Patient anbietet, so wie im Beispiel mit dem Mann, der am Boden kroch. Ausgangspunkt der Behandlung ist der Patient, nicht eine Theorie oder eine noch so ausgeklügelte Technik. Weil jede Therapie letztlich individuell ist, so einzigartig, wie der Mensch, der sie empfängt, weigerte sich Erickson, seine Gedanken in dem festen Gebäude einer Theorie einzumauern, wo sie eines Tages wie ein Monument längst vergangener Zeiten stehen könnten, von der Wirklichkeit vielleicht schon überholt. Hypnotherapie sollte aus seiner Sicht stets in Bewegung sein, überraschend, direkt, unmittelbar, bereit zu Wendungen, die niemand voraussehen kann. Kein Mensch muss sein Leben neu lernen, jeder trägt das »stille Wissen« in sich, und deshalb ist die moderne Hypnotherapie auch keine Technik des Umprogrammierens, sondern eine Abenteuerreise in die eigene Seele. Damit sich der Patient nicht in diesen weiten Landschaften verläuft oder gar im Meer der Seele versinkt, hilft ihm der Therapeut als kompetenter Reiseleiter, der die Untiefen kennt und sie zu umschiffen gelernt hat. Aber es ist der Patient selbst, der seine eigene Lösung finden muss und finden kann.

Wie bei allen Heilverfahren, die nicht auf mechanische Wiederholung und auf ein festes und erprobtes Behandlungsschema setzen können (wie das in der Schulmedizin üblich und sinnvoll ist), kommt es in der Hypnotherapie auf die Kunst des Therapeuten an, auf seine Fähigkeit, dem Patienten in der Trance zu folgen, indem er selbst einige Schritte in die Bilderwelt der Seele mitgeht, ohne allerdings sein Wachbewusstsein vollständig oder weitgehend aufzugeben. Wenn er intuitiv führt und leitet, wird er stets spüren, was jetzt notwendig ist und so nicht einen eigenen, sondern den Weg des Patienten gehen, wird also weniger ein Reiseleiter sein, der sein eigenes Programm durchsetzt, als ein kundiger Begleiter, der den Bedürfnissen seines Gastes auf kreative Weise folgt.

Verwandlung der Wirklichkeit

Hunderte von Fallstudien haben gezeigt, dass mit Hilfe der Hypnose eine Fülle seelischer und körperlicher Erkrankungen geheilt werden kann, manchmal sehr schnell und oft dauerhaft. Am bekanntesten in der Öffentlichkeit ist die Raucherentwöhnung, also die Arbeit mit einem schweren Suchtproblem. Auch bei Alkoholmissbrauch und krankhaftem Übergewicht gibt es große Erfolge, ebenso in der Behandlung von zahlreichen Verhaltensstörungen im Kindesalter. Es liegt nahe anzunehmen, dass die Hypnotherapie vor allem bei seelischen Problemen helfen kann, denn sie öffnet ja in ihrer Behandlung das Tor zur Seele. Tatsächlich lassen sich Depressionen und viele andere psychische Erkrankungen, mit Einschränkungen sogar gewisse Formen der Psychose, auf diese Weise gut behandeln. Besonders eindrucksvoll aber sind die Erfolge, wenn auf dem Weg über die Seele körperliche Symptome verschwinden. Der große Bereich der Psychosomatik, also jenes Gebietes, in dem die wissenschaftliche Medizin unserer Zeit der Seele ein gewisses Mitspracherecht zugesteht, ist ein Feld, in dem die Hypnotherapie ihre größten Erfolge feiert: Autoimmunerkrankungen, Arthritis, Warzen, Reizdarm, unterschiedliche Formen des Schmerzes, vor allem chronische Schmerzzustände.

In der Behandlung setzen die Hypnotherapeuten oft eine weitere Technik ein, die nicht auf positive Gegenbilder setzt, sondern den Schmerz gleichsam wie etwas Fremdes erscheinen lässt, das nicht zum Körper gehört. Diese Methode wird Dissoziation genannt.

Was in solchen Momenten geschieht, ist als rettende Antwort der Seele auf unerträgliche Situationen wohl bekannt: Ein Teil des Bewusstseins spaltet sich in plötzlichen Krisen ab und betrachtet die Ereignisse wie aus der Ferne. Das Unerträgliche erscheint nicht mehr als Teil des Körperempfindens, sondern wird wie eine dritte Person wahrgenommen. Was bei schweren Traumata spontan geschieht und dort oft weit reichende Folgen hat (die im Schamanismus als Seelenverlust bekannt sind, ein Selbstschutzmechanismus, der gleichsam ein Loch in der Ganzheit hinterlässt), wird von den Künstlern der gelenkten Aufmerksamkeit als Heilmittel genutzt: Sie helfen dem Patienten, jenen Teil, der schmerzt, stillzulegen und aus dem Bewusstsein an einen fernen Ort zu entlassen, wo er keinen Schaden mehr anrichten kann.

Die Geschichte eines 53-jährigen Patienten zeigt, wie es die Hypnotherapie erreicht, dieses Bild im Bewusstsein zu zeichnen und mit dem Empfinden des Schmerzes zu verbinden.

Der Patient litt seit zehn Jahren unter immer stärkeren Rückenschmerzen, die medizinischen Befunde waren eindeutig: Die Wirbelsäule war schwer geschädigt, einmal wurde sogar schon operiert. In seinem ursprünglichen Beruf als Maschinenbauer konnte der Mann schon lange nicht mehr arbeiten, die Firma beschäftigte ihn jetzt als Pförtner, aber auch in dieser Funktion war er schon seit drei Monaten arbeitsunfähig. Medizinisch galt der Patient als »austherapiert«, wegen einer Medikamentenunverträglichkeit konnte er nur harm-

lose pflanzliche Mittel einnehmen, die bei seinen Symptomen nicht viel halfen.
Nach einer einleitenden Sitzung (sie dient stets dazu herauszufinden, ob sich ein Patient gut hypnotisieren lässt und welcher Weg der Induktion am meisten Erfolg verspricht), begann am zweiten Tag die therapeutische Arbeit. Der Patient beschrieb seine Beschwerden als dumpfen Schmerz in der Hüfte. In der Trance bat ihn nun der Therapeut,

> ... *jetzt auf diesen dumpfen Schmerz zu achten, auf nichts anderes als dieses dumpfe Gefühl, und nur dieses dumpfe müde Gefühl zu spüren, diese bleischwere Müdigkeit in der Hüfte, diesen enormen Wunsch der Hüfte, einzuschlafen und nichts zu fühlen als diese schwere Müdigkeit.*[68]

Nach wenigen Minuten hatte der Patient sein alltägliches Körpergefühl verloren, und auch den Schmerz nahm er nicht mehr wahr. Er erklärte, sich »völlig leer« zu fühlen und nur noch »ein schwebender Geist ohne Körper« zu sein. Offenkundig entwickelte er keinerlei innere Bilder, er geriet in einen Zustand der Gegenwärtigkeit, wie er häufig auch in tiefen Meditationen entstehen kann, und in dem Vergangenheit und Zukunft für eine gewisse Zeit nicht mehr existieren.
Dieser erste Erfolg zeigte, was möglich ist – aber er war zunächst nur auf die Trance beschränkt. Nach der Rückkehr ins Alltagsbewusstsein kehrten auch die Schmerzen zurück. In den nächsten Sitzungen induzierte der Therapeut innere Bilder, die halfen, die Aufmerksamkeit vom Schmerz abzuziehen: der Patient nahm sich in ausgelassenem Spiel mit seinem Enkelkind wahr, eine intensive Erfahrung, die vom Schmerzempfinden wegführte. In der folgenden Sitzung erlebte er eine Rückkehr in eine frühe Zeit, als er noch zur Schule ging und ausgelassen mit Freunden spielte, schließlich folgte eine Visualisierung des Schmerzes als »schwarzer

Klumpen«, den der Patient »zunächst kleiner werden und dann hinter einem Vorhang verschwinden« ließ.

Schließlich verankerte der Therapeut eine Reihe von Suggestionen, die den klaren Auftrag enthielten, auch nach der Rückkehr ins normale Wachbewusstsein die Hüfte nicht aus der Hypnose zu entlassen.

Die Ergebnisse waren viel versprechend: Über das innere Bild des Schuljungen konnte der Patient auch zwischen den Sitzungen leicht wieder in den hypnotischen Zustand zurückkehren, wenn der Schmerz wiederkam. Der Zeitraum ohne spürbaren Schmerz wurde aber immer größer, und mit Hilfe einer Technik der Selbsthypnose konnte er sich auch zu Hause jederzeit und immer leichter in das Gefühl zurückversetzen, nur noch ein schwebender Geist ohne Körper zu sein, wie er es am Anfang erlebt hatte.

Nach zehn Sitzungen wurde die Behandlung beendet, weil die Schmerzen nur noch sporadisch auftraten. Der Patient konnte wieder arbeiten, und sein deutlich verbesserter Allgemeinzustand blieb dauerhaft.

Im Vorstellungsbild der Hypnotherapie sind Körper und Seele so eng verbunden, dass eigentlich kein wesentlicher Unterschied zwischen physischen und psychischen Erkrankungen besteht. Die Trennung dieser beiden Ausdrucksformen ist eine Folge der medizinischen Tradition der Moderne, die ja in körperlichen Symptomen zunächst eine biologische Störung sieht und Zusammenhänge mit den Bewegungen der Seele, wenn nicht vollständig leugnet, dann doch wenigstens ignoriert. In der Hypnose aber stellt sich die Verbindung ganz selbstverständlich her, und es zeigt sich, dass der Weg stets in beide Richtungen begehbar ist. Körperliche Erkrankungen beeinflussen Geist und Seele, und umgekehrt. Die meisten Menschen gehen im Alltag stillschweigend davon aus, dass das so ist. Dieses »stille Wissen« ist in allen Kulturen gegenwärtig und war wohl zu allen Zeiten selbstverständlich. Aber im Augenblick eines Arztbesuches, vor allem wenn sich Patienten mit den modernen technischen Diagnose- und Behandlungsmethoden konfrontiert sehen, räumen sie diesem Wissen meist keinen Platz mehr ein. Es erscheint dann als Gebot der Vernunft, einer eher technischen Vorstellung von Krankheit und Heilung zu folgen, so lange zumindest, bis diese Methoden an ihre Grenzen stoßen. So sehen sich Hypnotherapeuten trotz der offiziellen Anerkennung der Hypnose als wissenschaftlich abgesichertes Heilverfahren mit vielen Vorurteilen konfrontiert, und selbst in Kliniken, die eine gewisse Offenheit für die Belange der Seele haben und Psychotherapeuten beschäftigen, werden Hypnosesitzungen oft nur geduldet.

Patienten kommen meist erst dann zum Hypnotherapeuten, wenn schulmedizinische Heilungsversuche weitgehend gescheitert sind. Damit geht es dieser medizinischen Richtung nicht wesentlich anders als den vielen nicht offiziell anerkannten Verfahren.

Aber wie viele Richtungen der Komplementärmedizin kann die Hypnotherapie auch bei der Heilung vordergründig körperlicher Erkrankungen erstaunliche Ergebnisse vorweisen. Gesichert sind große Erfolge bei akuten Verbrennungen, bei Phantomglied-Schmerzen (wenn nach einer Amputation das Gehirn immer noch Impulse vom abgetrennten Körperteil zu empfangen scheint), bei akutem und chronischem Tinnitus (Geräuschen im Ohr, die oft unerträglich sind), bei Erkrankungen des zentralen Nervensystems, die unterschiedliche Symptome bis zu Lähmungen hervorrufen können, und selbst in medizinischen Notfallsituationen, als Vorbereitung und Begleitung von schulmedizinischen Eingriffen. Diese Beispiele sind nur eine kleine Auswahl, die durch große Studien belegt ist. Im Einzelfall kann die Hypnose aber auch bei anderen Erkrankungen wirksam sein, die hier nicht erwähnt wurden.

Die Klinik-Psychotherapeutin Karin Görz berichtet von mehreren Fällen, in denen die Hypnotherapie half, die Folgen von Schlaganfällen zu lindern oder sogar vollständig zu beheben.

Ein junger Mann Ende dreißig erlitt einen Schlaganfall, der zu starken Lähmungen und zu einem Verlust des linken Gesichtsfeldes führte, einer diagnostisch nachweisbaren Hirnstörung. Zusätzlich hatte er einen Neglekt, seine linke Körperhälfte schien für ihn nicht mehr zu existieren. Er konnte auch nicht mehr lesen, schreiben oder rechnen, und seine intellektuellen Fähigkeiten waren auf ein sehr niedriges Niveau gesunken. Bis zu dem Schlaganfall hatte der junge Mann nach Abitur und Studium als Berufsmusiker gearbeitet. Jetzt war seine Zukunftsprognose niederschmetternd.

In der Hypnose führte ihn die Therapeutin in einen »inneren Raum«, einen persönlichen Ort der Zentrierung und der Ruhe, in dem er langsam begann, sich zu orientieren und zu sich zu finden. Auch in der Trance konnte er dort aber die linke Seite nicht wahrnehmen.

Zunächst sah er sich in einer Höhle, die sich aber nach und nach in ein Zimmer verwandelte. Dort fand er einen dreischaligen Brunnen. Angeleitet durch die Therapeutin verband er sich mit dem Wasser, in dem er sich vollständig aufgehoben fühlte. »Ich habe mich mit meiner Seele verbunden, um meinen Körper zu heilen«, so deutete er später dieses innere Bild.

Die Therapeutin leitete ihn nun an, den Raum nach und nach einzurichten, um ihn ganz in Besitz zu nehmen, vor allem aber, auch die linke Seite zu betrachten. Der Brunnen bekam einen besonderen Platz, und immer mehr Möbel und Bilder machten das Zimmer wohnlich. Nach wenigen Sitzungen öffnete sich das Gesichtsfeld und der junge Mann war jetzt in der Lage, die linke Seite seines inneren Raumes wahrzunehmen. In diesem Augenblick besserten sich alle Werte, wie sein Augenarzt wenige Tage später mit Erstaunen feststellte. Nach und nach kehrten sein Sehvermögen und die intellektuellen Fähigkeiten vollständig zurück. Auch die Lähmungen besserten sich so sehr, dass der Patient heute nicht mehr auf den Rollstuhl angewiesen ist.

Auch das zweite Beispiel betrifft einen Mann, der unter den Folgen eines Schlaganfalls litt. Der 60-jährige Patient konnte weder gehen noch stehen. Weil er viele Jahrzehnte in einer Sternwarte gearbeitet hatte und sich noch immer sehr für Astronomie und alle damit zusammenhängenden Fragen interessierte, schlug ihm die Therapeutin vor, aus dem inneren Raum, in den sie auch ihn zunächst geführt hatte, hinaus in den Weltraum zu fliegen und dort zu erleben, wie sich die Schwerelosigkeit anfühlt. Dann brachte sie ihn zurück und beendete die Trance. Jetzt geschah etwas völlig Unerwartetes: Der Patient stand mühelos aus seinem Rollstuhl auf und stand etwa eine halbe Minute schweigend da. Dann setzte er sich wieder hin und schien in sich gekehrt und nachdenklich. Was er erlebt hat, darüber wollte er in diesem Moment offensichtlich nicht sprechen.

Wie die Therapeutin später erfuhr, berichtete der Patient den Krankengymnasten noch am selben Tag von seiner wiedergewonnenen Fähigkeit aufzustehen. Er sagte, dass er sich fühlte, als habe ihn »ein höheres Wesen« aufgerichtet. Denn bis zu diesem Zeitpunkt konnte er sich nicht vorstellen, dazu aus eigener Kraft wieder in der Lage zu sein. Einige Tage später konnte er problemlos stehen und begann vorsichtig, wieder zu gehen und unter Hilfestellung auch Treppen zu steigen.

Der Patient wollte keine weiteren Hypnosesitzungen mehr, weil er befürchtete, seine Krankengymnasten zu verärgern, die doch schon so viel für ihn getan hätten, wie er später berichtete. Die hatten sich über seine Erfahrung nämlich eher konsterniert gezeigt und vermutet, die Hypnose habe zu einer

Persönlichkeitsspaltung geführt. Das Gefühl, die Hilfe eines höheren Wesens erfahren zu haben, gilt leider in den meisten Kliniken noch immer nicht als Geschenk, sondern als Krankheitssymptom.

Dieses Beispiel zeigt, dass die Hypnotherapie bei allem Bemühen, ihre Technik vom Schleier des Geheimnisvollen zu befreien und lediglich als intelligentes (wenn auch in ein Ritual gekleidetes) Gespräch mit dem unbewussten Teil der Persönlichkeit zu erklären, doch immer noch vielen Menschen als Zauberei erscheint.

Tatsächlich ist es möglich, in die tieferen Schichten der Seele hinabzugleiten und jenen Ort zu erreichen, wo sich Legenden und Märchen in einem Tanz der Urbilder zusammenfinden. Dort entdeckt das Bewusstsein die alten Archetypen der Welt und findet Kontakt zu dem gemeinsamen Urgrund, in dem wohl alle Menschen verbunden sind. Die hypnotische Trance wird so zum Eingangstor in einen Raum, der die alltägliche Vorstellungskraft übersteigt. Weil auf diesem Weg Grenzen überschritten werden müssen, ängstigen sich die Vertreter der rationalen Vernunft. Aber Grenzen zu überschreiten kann auch bedeuten, neues Land zu entdecken. Wer immer dort bleibt, wo er ist, wird nie erfahren, was in anderen Regionen, vielleicht sogar ganz in der Nähe, auf ihn wartet.

Die Bedeutung der Innenwelt

Wie wirklich ist die Welt, in die Menschen gleiten, wenn sie ihre Aufmerksamkeit auf einen Punkt richten und das Stakkato der Umweltreize im Nebel verschwinden lassen? Welchen Charakter hat das Innere Land, das sie in diesem Moment betreten, und wie unterscheidet es sich von der Alltagswirklichkeit?

Die Frage erscheint dem rationalen Bewusstsein beinahe schon unzulässig: Ist es nicht offenkundig, dass die äußere Welt fest und dauerhaft ist? Können wir nicht sicher sein, dass die Welt weiter existiert, wenn wir die Augen schließen, und dass sie unverändert erscheint, wenn wir sie wieder öffnen? Ist es nicht ebenso offenkundig, dass alle Menschen im Wesentlichen dasselbe wahrnehmen, wenn sie die äußere Welt beobachten, mit ihren Augen, ihren Ohren, mit allen Sinnen? Ist dies nicht der Grund dafür, dass wir uns überhaupt verständigen können, dass wir verstehen, was der Gesprächspartner meint, wenn er eine Tatsache berichtet, die er beobachtet hat?

So funktioniert Kommunikation, und so funktioniert auch die Wissenschaft, die uns die Welt erklärt: Alles, was ist, existiere unabhängig von uns, wir mögen es unterschiedlich interpretieren, aber unsere Sinnesorgane nehmen Tatsachen wahr.

Inzwischen aber hat die Physik des 20. Jahrhunderts gezeigt, dass die sichtbare Wirklichkeit keineswegs objektiv so aussieht, wie wir sie wahrzunehmen glauben. Bei genauer Betrachtung sind wir in keiner Sekunde unseres Seins in der Lage, die Welt so zu sehen, wie sie ist. Wir erkennen nur einen winzig kleinen Ausschnitt und formen in unserem Bewusstsein ein inneres Bild, das uns als unveränderbare Außenwelt erscheint. Die physikalische Wirklichkeit besteht im Wesentlichen aus leerem Raum, in dem unfassbar kleine Teilchen schwirren, die sich bei genauer Betrachtung und präziser Messung für einen Moment als feste Objekte zeigen oder in raumlose »Muster« auflösen, genauer: in Wellen, also in Bewegungen jenseits des Materiellen. Alles, was fest erscheint und unverrückbar, besteht in Wahrheit aus immateriellen Schwingungen: der Tisch, an dem wir sitzen, wie auch wir selbst und der Gesprächspartner, mit dem wir uns unterhalten.

Wie kann es geschehen, dass uns die Welt dennoch so dauerhaft und fixiert erscheint? Und warum ist es möglich, sich mit anderen Menschen und in gewissem Umfang auch mit Tieren zu verständigen?

Bei aller Ungreifbarkeit sind wir doch, mit einfachen Worten, aus demselben Holz geschnitzt. Die Fähigkeit, aus äußeren Wahrnehmungen innere Bilder zu gestalten, oder besser: Die Fähigkeit des Geistes, ein in sich geschlossenes Modell der äußeren Wirklichkeit zu schaffen, ist allen Menschen gleichermaßen gegeben. Vom Kindesalter bis ins Erwachsenenleben durchlaufen wir einen Prozess der Anpassung an ein gemeinsames Erklärungsmodell. Weil wir uns diese Erklärungsmuster immer wieder bestätigen, gewinnen sie den Charakter des Objektiven. Wer würde bestreiten, das eine Mauer fest ist und undurchdringlich? Wer würde die Farbe blau leugnen, in der sich der Himmel zeigt, wenn die Sonne am Tag leuchtet? Wer würde die Existenz des Mondes und seiner Krater in Frage stellen, die wir doch alle durch Ferngläser oder auf gestochen scharfen Fotos mit eigenen Augen gesehen haben? Und doch ist all das in gewisser Weise nicht wirklich. Weder ist die Wand »objektiv« fest, noch gibt es die Farbe blau jenseits unseres Ausschnittes der Wahrnehmung, noch ist der Mond ein unveränderliches Objekt am nächtlichen Himmel.

Manche Forscher wie der Psychiater Stanislav Grof, ein Pionier veränderter Bewusstseinszustände, nennen unsere Sicht der Welt ironisch »Konsensrealität«, eine Wirklichkeit, auf deren Existenz wir uns geeinigt haben, weil das nützlich für den Alltag und die Kommunikation ist.[69] In Wahrheit aber ist selbst die objektive Existenz des Mondes in gewisser Weise umstritten (in der Quantenphysik werden materielle Objekte erst durch den Beobachter wirklich, solange niemand beobachtet, existieren nur noch Wahrscheinlichkeitswellen – allerdings gilt dieses Gesetz beruhigenderweise nur auf der Ebene der Quanten).

Jenseits dieser physikalischen Spekulationen über den Charakter der Realität gibt es auch philosophische Überlegungen, die eine Objektivität der äußeren Wirklichkeit in Frage stellen. Die Richtung, die diesen Gedanken kompromisslos vertritt, wird »Konstruktivismus« genannt, sie liefert ein Modell, das auch die Wirksamkeit der Hypnose erklären kann und darüber hinaus die Kraft ganz anderer Heilungssysteme, die heute noch umstritten sind oder als längst von der Zeit überwunden gelten.[70]

Der Konstruktivismus geht davon aus, dass jeder Mensch ein geschlossenes System darstellt, eine eigene Welt. Alle äußeren Reize, die uns über die Sinnesorgane erreichen, sind nur Anregungen für die Inhalte, die unser Geist in sich selbst erzeugt. Alles, was wir als »außen« wahrnehmen, wird in uns konstruiert, und jede Bedeutung, die wir in scheinbar äußeren Objekten zu entdecken glauben, wird ihnen von uns zugeteilt. Wir nehmen im Grunde nur innere Bilder wahr, in Rückkopplung mit einem ungreifbaren »Energiefeld«, zu dem wir selbst gehören. Diese Sicht der Wirklichkeit mag als philosophische Spielerei erscheinen, aber sie hat beträchtliche Konsequenzen.

In der Hypnotherapie erzeugt der Geist ja eine neue, veränderte Welt. Dieses Gebiet des weiten Inneren Landes, in dem sich unser Bewusstsein bewegt, oder des Meeres, auf dem es gleitet, unterscheidet sich für uns nicht grundsätzlich von der Wirklichkeit, die wir als äußere Realität wahrnehmen. Beide Realitäten fühlen sich in gewisser Weise »wirklich« an, sind gleichsam aus demselben Stoff. Es mag sein, dass uns ein hypnotisch erzeugtes Bild zunächst eher als Phantasie erscheint, aber dies ist nur das Urteil des rationalen Bewusstseins. Auf einer tieferen Ebene, jenseits dieses kritischen Beobachters – den unser Geist ja auch nur selbst erzeugt hat, um die Bodenhaftung nicht zu verlieren – ist ein neues Gebiet, das wir in der Trance sehen, ähnlich prägend wie unsere Wahrnehmung von Ereignissen des Alltags.

Die Hirnforschung bestätigt diesen Gedanken, indem sie zeigt, dass sich innere und äußere Bilder im gleichen Areal des Gehirns zeigen, im visuellen Kortex. Und deshalb kann die hypnotische Welt, die unser Geist kreiert, uns insgesamt verändern, von direkten, unmittelbaren Auswirkungen wie einer Erhöhung oder Senkung des Blutdrucks bis zum plötzlichen Verschwinden von Schmerz- oder Lähmungssymptomen.

Dass bei jeder Therapie, selbstverständlich auch in der hypnotischen Trance, Placebo-Effekte eine Rolle spielen, also jene schon geschilderte Aktivierung der Selbstheilungskräfte, steht außer Frage. Aber das Modell des Konstruktivismus kann auch diesen Effekt noch einmal aus einem anderen Winkel beleuchten: Weil die innere Wahrheit der äußeren ebenbürtig und von ihr letztlich nicht unterschieden ist, kann auch die Einnahme einer Zuckerpille, wenn sie als wirkungsvolles Heilmittel erscheint, sofort Veränderungen hervorrufen. Wir selbst sind es, die ihm in unserem Inneren Land jene Bedeutung verleihen, die uns gesund machen kann.

Wenn die Wirklichkeit tatsächlich derart relativ sein sollte, dann müssten wir die religionsphilosophischen Vorstellungen aller Kulturen und Zeiten auf neue Weise bewerten: In jeder spirituellen Richtung spielen ja die fernen und bisweilen nahen Welten anderer Seinsebenen eine entscheidende Rolle. Die transzendenten Landschaften, in denen sich nach alter Vorstellung Engel, Geister oder Verstorbene aufhalten, getragen von einer unfassbaren Kraft, sind im Licht des Konstruktivismus ebenso real wie die Welt des Alltags. Das

Jenseits oder die »Anderswelt« existiert in uns, aber sie wäre aus Sicht dieser Philosophie kein Phantasiebild, sondern eine andere Ebene der Wirklichkeit.

Ganz gleich, wie die Welt tatsächlich beschaffen ist: Seit undenklichen Zeiten haben Menschen große Strapazen auf sich genommen, um mit den Landschaften der »anderen Wirklichkeit« und mit »höheren Kräften« in Kontakt zu kommen, in der Hoffnung, eine schwere Krankheit zu überwinden oder andere Menschen zu heilen.

Der Gedanke, an bestimmten Orten der Welt könnten sich diese Kräfte auf besondere Weise konzentrieren, ist seit den Zeiten des Asklepios-Kultes keineswegs verloren gegangen. Auch in unserer profanen Gegenwart vertrauen viele Millionen Menschen auf göttliche Hilfe und sind bereit, große Mühen auf sich zu nehmen, um ihr zu begegnen. Nicht wenige dieser modernen Pilger erleben an heiligen Stätten, an »Orten der Kraft« eine innere Verwandlung, vielleicht auch eine Genesung von körperlichen Gebrechen.

Die jahrtausendealte Methode, das Bewusstsein zu verändern, indem Menschen ihren Körper auf eine lange Reise schicken und den Geist auf ein einziges, festes Ziel konzentrieren, auf den Wunsch, das Leben möge sich zum Guten wenden, lässt sich als eine alte Kunst begreifen. Ich möchte sie »Die Kunst des Pilgerns« nennen.

Die Kunst des Pilgerns

Ein Ort und seine Kraft

Als ich vor fast 20 Jahren das erste Mal den berühmten Wallfahrtsort Lourdes besuchte, erlebte ich den Kampf des Rationalen und des Irrationalen in mir selbst. Es regnete in Strömen, und ich hatte mich in ein Café geflüchtet, um auf besseres Wetter zu warten. Der heilige Bezirk, in dem die Kathedrale und die berühmte Visionshöhle lagen, in der die Jungfrau Maria einem Kind erschienen sein soll, waren noch weit entfernt. Ich saß im hinteren Teil des Cafés, einem düsteren, kargen Raum, in dem eine große Gruppe Pilger Zuflucht gesucht hatte. Die meisten waren wie ich bis auf die Haut durchnässt. Es herrschte eine gedrückte Stimmung, die Pilger an den Tischen unterhielten sich leise, wie Reisende, die auf einen verspäteten Zug warten, der vielleicht erst in vielen Stunden kommen wird.

Die Atmosphäre war fern von jener heiligen Stimmung, die von so vielen Menschen beschrieben wurde, wenn sie diese Stadt in den Pyrenäen besucht hatten. Es war ein grauer Tag in einem grauen Café in einer Stadt ohne jeden architektonischen Reiz.

Auf dem Weg ins Zentrum war ich an vielen Andenkenläden vorbeigekommen, voll mit billigen Objekten, Plastikflaschen in der Gestalt der Jungfrau Maria, Statuen und Höhlennachbildungen in jeder Größe und Hässlichkeit. Die ganze Stadt bis zu diesem Café und weiter auf dem Weg ins Zentrum schien mit Ramsch der Heiligkeit des Ortes zu spotten. Lourdes, ein Ort des Geschäfts mit dem Wunder: Kauft, kauft, mehr als das, was wir euch bieten, werdet ihr hier nicht bekommen. Während ich über diese traurigen Bilder nachdachte, die für den rationalen Verstand Beweise der Sinnlosigkeit waren, empfand ich den Glauben der Menschen als naiv, gerade hier, an diesem Ort, Wunder zu erwarten. War es nicht absurd, dass Millionen seit so vielen Jahren der Vision eines 14-jährigen Mädchens vertrauten, das 1858, mitten im Winter, in einer Höhle am Ortsrand eine »edle Frau« gesehen haben wollte, in einer Höhle, die als Abfallgrube diente und als Platz zum Schweinehüten?

Bernadette Soubirous sprach nicht einmal Französisch, sie verstand nur den Dialekt der 4000-Seelen-Gemeinde Lourdes, das »Bigourdan«. Als sie mit einer ihrer Schwestern und einer Freundin zum Ufer des Flusses Gave ging, um Holz zu sammeln, habe sie, so erzählte sie später, zunächst einen Windstoß wahrgenommen, aber kein Baum habe sich bewegt. Dann sei ihr Blick auf die Höhle gefallen, und dort habe sie in einer Nische im Felsen eine Dame entdeckt, ganz in Weiß gekleidet und von Licht umkränzt, und diese Dame habe sie angesehen und gelächelt. Die Erscheinung sprach den Dialekt der Region und bat das Kind, an jedem der nächsten 15 Tage zur Höhle zu kommen. Bernadette war beeindruckt, denn die Dame hatte sehr höflich zu ihr gesprochen und die förmliche Anrede »Sie« benutzt. Gegen alle Widerstände der Eltern und des Pfarrers besuchte Bernadette Tag für die Tag die Höhle und begegnete der Frau, deren Namen sie nicht wusste.
Die Erscheinung wurde in der Stadt schnell bekannt, und am zwölften Tag folgten schon 1500 Menschen der kleinen Bernadette. Das Kind fiel vor der Höhle stets in Trance, sein Bewusstseinszustand war so sehr verändert, dass es unter Beobachtung eines Arztes seine Hände für viele Minuten über eine brennende Kerze halten konnte, ohne dass sich an der

Haut die geringsten Brandspuren zeigte, ein deutliches Zeichen für eine tiefe Trance, wie wir heute wissen.

Die Erscheinung offenbarte Bernadette nach einiger Zeit ihren Namen in einer verschlüsselten Form, die der Pfarrer sofort deutete: Es sei die Jungfrau Maria, sagte er. Nach 15 Tagen, an denen Bernadette unterschiedliche Botschaften empfangen hatte, die zunächst nicht veröffentlicht wurden, endeten die Visionen so plötzlich, wie sie begonnen hatten. Was blieb, war eine Quelle, die in der Höhle entsprang: Die weiße Frau hatte Bernadette aufgefordert, im Boden zu graben, bis sie die Quelle freilegte, und dann deren Wasser zu trinken und sich darin zu waschen. Und tatsächlich trat nach einiger Zeit des Grabens Wasser an die Oberfläche – eine Quelle, die noch heute fließt.

Was sich in Lourdes ereignete, ist an vielen Orten der Welt geschehen: Ein Kind nimmt innere Bilder wahr, die ihm als Wirklichkeit erscheinen. Warum entwickelten die Erlebnisse von Bernadette Soubirous eine solche Kraft? Warum strömen noch heute so viele Menschen an diesen Ort? Warum geschehen hier so viele Heilungen? Oder sind es angesichts der schier unendlichen Zahl der Pilger in Wahrheit nur wenige Fälle, Spontanheilungen, wie sie überall in der Welt geschehen, in Krankenhäusern, Arztpraxen und ganz normalen Wohnungen? Ein Spiel des Zufalls also, dem die Menschen erst im Nachhinein die Auszeichnung verleihen, ein Wunder, also etwas Göttliches zu sein?

Während ich über diese Fragen nachdachte, in dem Café irgendwo in der grauen Pyrenäenstadt, die an den Visionen der Bernadette gewachsen war und von ihrer Vermarktung so gut lebte, fiel mein Blick auf die geöffnete Tür, die einen kleinen Ausschnitt der Straße frei gab.

Eine Krankenschwester schob, mitten im strömenden Regen, einen Rollstuhl über das Trottoir vor dem Café, unter dem

Plastikregenschutz sah ich für vielleicht eine Sekunde das Gesicht eines Gelähmten. Dann verdeckte die Wand die Szene. In diesem Moment erschien ein zweiter Rollstuhl, ein dritter, ein vierter. Fünfzehn Minuten lang gab die Tür des Cafés, immer nur für wenig mehr als einen Augenblick, das Gesicht eines Kranken frei, der dem heiligen Bezirk zustrebte.

Vor meinem inneren Auge verschmolzen die Gesichter der Gelähmten zu einem einzigen Bild, in dem sich Glaube und Hoffnung spiegelten. In diesen fünfzehn Minuten vergaß ich die rationalen Überlegungen, die mich vorher bewegt und die ohne Zweifel ihre Richtigkeit hatten. Was ich aber jetzt wahrnahm, war die zweite Seite der Wahrheit, die Ebene, auf der die Seele der Hoffnung begegnet, ein Moment, der sie für immer verändern kann. Denn tatsächlich, so berichten viele Pilger, ist es diese Begegnung, die von fast allen Gläubigen als heilsam empfunden wird, gleichgültig, ob die konkreten Symptome verschwinden, was sie sehr selten tun, aber doch immerhin häufiger als erwartet. Die Gesichter der Gelähmten schienen auch die Bereitschaft auszudrücken, die Entscheidung einer höheren Macht zu überlassen und diese Entscheidung anzunehmen.

Diese Haltung scheint die Menschen für Veränderungen zu öffnen, für körperliche und vor allem seelische. Und so reisen heute die meisten Pilger mit dem Ziel nach Lourdes, eine Heilung der Seele zu erbitten, die Fähigkeit vor allem, mit der Erkrankung weiterzuleben, die Gnade, trotz schwerer Behinderung glücklich sein zu dürfen. Die wenigsten Pilger scheinen eine körperliche Heilung zu erwarten, und so sind auch die wenigsten enttäuscht, wenn sie die Stadt nach einigen Tagen wieder verlassen. Die Pilgerfahrt selbst, eine für Schwerkranke strapaziöse Reise, hat nicht selten den Charakter eines Opfers, und allein schon die Beschäftigung mit dem Ziel macht das Bewusstsein frei von dem Gedanken der Ausweglosigkeit. Die Reise selbst ist dann wie ein andauernder Moment der Besinnung auf sich selbst und zugleich der Öffnung für etwas Geheimnisvolles, das dem Leben eine andere Dimension gibt. Die Kunst des Pilgerns könnte darin bestehen, zu sich selbst zu reisen und zugleich vollständig loszulassen, eine uralte spirituelle Übung.

Lourdes ist ein modernes Epidauros, auch hier gibt es den heiligen Bezirk, der dem Profanen streng verschlossen ist. Auch hier bewegen sich die Menschen in Prozessionen um den zentralen Platz, mit Gesängen und Gebeten. Nacheinander nähern sie sich der Höhle, um dort die Kraft des Ortes aufzunehmen, Rosenkränze und Kerzen in den Händen, und sie trinken aus der heiligen Quelle und baden in ihrem Wasser.
Das Wasser von Lourdes ist analysiert worden, es hat keine Besonderheit, das es von anderem Quellwasser unterscheidet, keine Zusammensetzung, die es wie in einem Heilbad unserer Zeit für Trinkkuren gegen bestimmte Gebrechen geeignet erscheinen ließe. Aber dies ist nur die vordergründige Sichtweise: Das Wasser ist heilsam, weil es die Pilger als heilsam annehmen und nicht an seiner Wirkung zweifeln.
Die meisten Reisenden bleiben mehrere Tage hier, und so schlafen sie nachts in den Pilgerzentren und den Krankenhäusern, die Bettlägerige betreuen. Bisweilen geschehen auch in diesen Räumen Dinge, die an das Abaton der Asklepios-Heiligtümer erinnern. Und wie in Epidauros sind auch die Heilungsgeschichten von Lourdes Zeugnisse für eine verborgene Kraft, zu der offenbar alle Menschen Zugang haben und die doch nur wenige erfahren: der Kraft zur Selbstheilung auch in medizinisch aussichtslos erscheinenden Fällen.

Heilung im Augenblick

Jean Pierre Bély litt seit seinem 36. Lebensjahr an neurologischen Beschwerden. Als er 48 Jahre alt war, diagnostizierten die Ärzte Multiple Sklerose, eine schwere, in Schüben fortschreitende und medizinisch ab einem bestimmten Stadium unheilbare Erkrankung. Anfang 1985 konnte er nicht mehr gehen und war auf den Rollstuhl angewiesen. Zwei Jahre später wurden ihm eine Schwerbehindertenrente und der Anspruch auf eine Pflegekraft zuerkannt, weil er ohne Hilfe nicht mehr in der Lage war, seinen Alltag zu bewältigen.
Jean Pierre Bély war ein gläubiger Katholik, und so folgte er dem Vorschlag seiner Freunde, auf Pilgerfahrt nach Lourdes zu gehen. Er hoffte nicht auf ein Wunder, sondern wollte am Heiligtum um die Vergebung seiner Sünden bitten. Es war der Oktober 1987, wenige Monate, nachdem seine Schwerbehinderung anerkannt worden war.
Mehrere Tage verbrachte er in Lourdes, einer der vielen Kranken im Rollstuhl, von Helfern auf den Prozessionen und auf dem Weg zur Höhle begleitet. Ein Teil des Ritus ist die Krankensalbung, die in früheren Zeiten »Letzte Ölung« genannt wurde, weil sie Schwerkranke erst dann erhielten, wenn alle ärztliche Kunst versagt hatte und der Patient im Sterben lag. Seit den Tagen des Vatikanischen Konzils aber hatte sich die Kirche mehr auf den Aspekt der Heilung konzentriert: Die Salbung mit dem geweihten Öl sollte den Patienten Gott und damit vielleicht einer unerwarteten Genesung näher bringen. Die Salbung wird auch den Schwerkranken in Lourdes gespendet, und Jean Pierre Bély empfing sie am Morgen des letzten Tages seiner Pilgerfahrt:

Als der Priester meine Stirn mit der Salbe berührte, hatte ich den Eindruck, dass sich alles um mich herum auflöste. Für den Bruchteil einer Sekunde verlor ich vollständig das Bewusstsein für Zeit und Raum. Der Herr hatte in diesem Moment mein Herz geheilt. Ein machtvolles Gefühl der Befreiung und des inneren Friedens, wie ich es noch nie empfunden hatte, erfüllte mich.
Als ich wieder in meinem Zimmer war, spürte ich ein Gefühl der Kälte in mir. Es war beinahe schmerzhaft, und es breitete sich immer mehr aus. Ich hatte das Empfinden, in eine Art Lethargie zu versinken ... Dann wich diese intensive Kälte nach und nach einem Gefühl wohliger Wärme, es nahm mehr und mehr zu, wurde immer intensiver, es begann bei den Zehen und durchströmte von dort aus meinen ganzen Körper, wie ein Feuer. Ich spürte, wie das Leben in alle Teile meines gelähmten Körpers zurückkehrte.[71]

Plötzlich bemerkte Jean Pierre Bély, dass er sich in seinem Bett aufgerichtet hatte und auf der Bettkante saß, seine Beine hingen nach unten. Er begann, Arme und Beine zu bewegen, war völlig überrascht über diese Fähigkeit, auch über seine Haut, die sich weich anfühlte, und über seine Finger, die gelenkig waren wie vor seiner Erkrankung.
Es war noch helllichter Tag, Jean Pierre Bély hatte nicht geschlafen, er stand noch immer unter dem Eindruck der Krankensalbung und beobachtete mit Erstaunen die merkwürdigen und unerwarteten Veränderungen in seinem Körpergefühl: Ein Teil seines Empfindens in Armen und Beinen war zurückgekehrt.

In der folgenden Nacht wachte ich gegen drei Uhr auf, ich hatte in tiefem Schlaf gelegen. Eine unerwartete Idee kam in meinen Geist, ich empfand das wie eine Einladung. Es war der Satz: Steh auf und geh! Mehrmals wiederholte die Stimme in

mir diese Aufforderung, immer drängender. Irgendwann kam die Nachtschwester, die wohl bemerkt hatte, dass irgendetwas mit mir nicht in Ordnung war. Ich sagte ihr, ich müsste aufstehen. Und dann stand ich zu ihrem Erstaunen auf und ging. Meine ersten Schritte waren verhalten, aber nach kurzer Zeit schon fühlte ich mich sicher auf den Beinen, obwohl ich sie seit 1984 nicht mehr benutzen konnte.
Am nächsten Tag verließ ich Lourdes, ich stieg ohne Hilfe in den Zug und reiste im Sitzen. Seitdem bin ich wie alle anderen Menschen auch, ich habe alle meine körperlichen Fähigkeiten wiedergewonnen.

Die Heilung von Jean Pierre Bély wurde dem medizinischen Büro in Lourdes gemeldet. Die Ärzte dort sammeln alle Berichte und prüfen, ob es eine medizinische Erklärung gibt. Die ungewöhnlichsten Fälle werden einmal im Jahr von einem internationalen Ärztegremium nach strengen wissenschaftlichen Kriterien untersucht. Etwa 25 Fälle halten Jahr für Jahr dieser Überprüfung stand: Heilungen, die aus der Sicht der Medizin zumindest vorläufig als unerklärlich gelten müssen. Der Fall des Jean Pierre Bély beschäftigte das Gremium zwölf Jahre lang. Immer wieder wurden Kontrolluntersuchungen vorgenommen, wurden Expertisen von Fachwissenschaftlern eingeholt – zu ungewöhnlich erschien diese Spontanheilung, geradezu biblisch, und deshalb auch von den Würdenträgern der Kirche mit besonderer Vorsicht behandelt. Keineswegs nämlich werden alle von den Ärzten gemeldeten unerklärlichen Heilungen von der Kirche als Wunder anerkannt. Die Kriterien sind so streng, dass bis heute erst 68 Fälle die Gnade der Kirche gefunden haben: Die Heilung muss plötzlich erfolgen und in unmittelbarem zeitlichen Zusammenhang zur Wallfahrt stehen, sie muss dauerhaft sein, also über viele Jahre anhalten, sie muss unvorhersehbar und grundlegend sein, die Erkrankung muss nach

wissenschaftlichem Erkenntnisstand unheilbar sein, und es dürfen nicht gleichzeitig medizinische Behandlungen stattgefunden haben, um jede »natürliche« Erklärung ausschließen zu können.
Dieses letzte Kriterium kann heute kaum noch ein Heilungsfall erfüllen, denn jeder Patient ist auf irgendeine Weise in ärztlicher Obhut, wenn er nach Lourdes kommt. Hat bei einer Krebsheilung doch noch die Chemotherapie Wirkung gezeigt, obwohl der Krebs unverändert weiter gewachsen war, bis zur Heilung in Lourdes? Haben sich physiotherapeutische Übungen oder ein neues, vor einiger Zeit ergebnislos eingenommenes Medikament doch so positiv ausgewirkt, dass bei einem Gelähmten plötzlich wieder ein Körperempfinden entsteht? Hätte ein Patient die schwere Infektion mit lebensbedrohlichem Charakter nicht auch ohne die Wallfahrt überwunden? Und wenn sich zunächst eine Heilung zeigt, nach einigen Monaten oder Jahren aber wieder ein Rückfall eintritt, darf man dann noch von Heilung sprechen, oder war die Freiheit von Symptomen nur ein vorübergehender Zustand?

Alle diese Fragen stellen sich heute auch bei jeder alternativen Behandlung, weshalb es nicht leicht ist, ihre Wirksamkeit zu beweisen. Natürlich wäre eine Heilung nach der Behandlung mit alternativen Methoden wesentlich glaubhafter, wenn eine gewisse Zeit vorher und auf jeden Fall während der Behandlung keine andere Methode angewendet worden wäre. Aber es würde den Grundsätzen medizinischer Ethik widersprechen, ein (wenn auch nur gering wirksames) Medikament auszusetzen, um die Alternative besser überprüfen zu können.
Weil Patienten also oft mehrere Methoden gleichzeitig anwenden, schulmedizinische wie alternative, sind die Ärzte meist geneigt, alle Erfolge der schulmedizinischen Methode zuzuschreiben, auch wenn sie vorher an der Möglichkeit, mit

anerkannten Methoden helfen zu können, gezweifelt und den Patienten aufgegeben hatten. An der alternativen Behandlungsmethode zweifeln sie aber noch mehr, und auch die meisten Patienten denken ähnlich, ein Ergebnis der überlegenen Präsenz schulmedizinischen Glaubens in den westlichen Gesellschaften. Wenn diese Skepsis schon für weit verbreitete Verfahren wie die Homöopathie gilt oder für »importierte« (aber viel versprechende) Methoden wie die Akupunktur und andere Verfahren der traditionellen chinesischen Medizin, dann befinden sich Ärzte, die plötzliche Heilungen an einem Wallfahrtsort untersuchen, in besonderem Erklärungsnotstand. Und die Kirche, ohnehin als veraltete Institution einer längst vergangenen wundergläubigen Epoche von der Wissenschaft nicht ernst genommen, muss besonders vorsichtig auftreten.

Die Heilung des Jean Pierre Bély aber wurde am 11. Februar 1999 offiziell anerkannt, ein Ergebnis genauer und immer wieder neuer Überprüfungen. Weil sich hier tatsächlich alle bisher bekannten medizinischen Erklärungen ausschließen lassen, auch die psychosomatischen, ist er für die Suche nach dem Geheimnis der Heilung von großer Bedeutung.

Jean Pierre Bély war nicht zum ersten Mal in Lourdes gewesen, auch in früheren Stadien seiner Erkrankung hatte er schon mehrfach die Wallfahrt angetreten, offenbar ohne spürbaren Erfolg. Er hatte großen Respekt vor diesem heiligen Ort, aus seiner wohl sehr strengen Interpretation des katholischen Glaubens heraus hatte er Angst, dass sein Wunsch nach Vergebung der Sünden nicht erhört werden könnte. Er sei stets mit großen Befürchtungen dorthin gegangen, berichtete er. Aber dieses letzte Mal habe er ein »Sakrament der Liebe« entdeckt, das befreite.

Hatte er bei dieser Reise nach Lourdes den Kampf aufgegeben, hatte er vielleicht zum ersten Mal darauf verzichtet, irgendetwas zu erwarten, hatte er also auch die Angst überwunden, ohne Erfolg nach Hause zurückkehren zu müssen? Einige Monate vor der Reise war ihm eine Schwerbehindertenrente zugesprochen worden, und seitdem ging ihm jeden Tag eine Hilfskraft zur Hand, der sichtbare Beweis für die Endgültigkeit der Erkrankung. Hatte sich Jean Pierre Bély also in sein Schicksal ergeben und öffnete sich gerade dadurch der Kraft der Selbstheilung?

Den Kampf gegen die Multiple Sklerose hatte er schon lange verloren gegeben, und ein Wunder erwartete er nicht mehr. So konnte er sich frei von offenen oder verborgenen Erwartungen vollständig auf das einlassen, was er in Lourdes erlebte.

Wenn diese innere Haltung eine der Bedingungen ist, die unerwartete Heilungen möglich machen, dann kann es niemals ein »Rezept« geben, das Wunder beliebig häufig hervorrufen könnte. Die Voraussetzungen für eine unerwartete Heilung sind nicht leicht zu erfüllen, und die wichtigste ist sicher, eine Heilung zwar jederzeit für möglich zu halten, sie aber niemals zu erwarten.

Die innere Gewissheit

Die Heilungen in Lourdes sind vollständig dokumentiert, von den ersten im 19. Jahrhundert bis heute. Fast 7000 Fälle wurden insgesamt aufgezeichnet, etwa 45 pro Jahr, und das sind nur die, von denen das medizinische Büro Kenntnis erhielt. Sicher wagten sich viele Menschen mit ihrer persönlichen Heilungsgeschichte nicht an die Öffentlichkeit, aus Angst, für verrückt erklärt zu werden, vielleicht auch, weil sie sich ihren persönlichen Glauben an die tieferen Ursachen ihrer unerwarteten Heilung von niemandem ausreden lassen wollten.

Nach einer Statistik des medizinischen Büros kommt auf 800 Patienten eine ärztlich bestätigte Heilung – aber nach den strengen Kriterien, die einer offiziellen kirchlichen Anerkennung als Wunder zu Grunde liegen, ist es nur eine Heilung auf 40 000 Patienten, eine Zahl, die geringfügig günstiger ist als die Rate der Spontanheilungen bei Krebs, von denen Forscher wie der Arzt Herbert Kappauf sprechen; aber hier geht es ja um alle Arten von Erkrankungen.

Ein zweiter Fall, der die strengen Kriterien der Kirche erfüllte, ist die Geschichte eines 18-jährigen Mädchens, das todkrank nach Lourdes gebracht wurde, weil die Ärzte es aufgegeben hatten. Die Geschichte ereignete sich im Jahr 1948, die Antibiotika waren noch nicht entdeckt, und die junge Frau namens Jeanne litt an Tuberkulose. Die Erkrankung führte zu schweren Komplikationen und verlief ab einem bestimmten Stadium stets tödlich. Dreimal war Jeanne bereits operiert worden, aber die Symptome verstärkten sich mehr und mehr: Sie hatte hohes Fieber, konnte keine Nahrung bei sich behalten und litt unter entsetzlichen Schmerzen, die sie nur mit hohen Morphingaben ertragen konnte.
Am 8. Oktober 1948, es war der dritte Tag der Pilgerreise, lag die junge Frau bewusstlos auf einer Trage und wohnte der Messe für die Kranken bei. Der Priester wollte ihr zunächst die Kommunion nicht reichen, von der die Gläubigen ja eine besondere, in diesem Fall auch heilsame Wirkung erwarten. Nach einem Moment des Zögerns aber schob er der Kranken die Hostie doch in den Mund. Genau in diesem Moment, so berichten alle Zeugen, wachte sie aus ihrer Bewusstlosigkeit auf und schien wie verwandelt. Sie wurde sofort zur heiligen Grotte gebracht, wo sie endgültig erwachte und erzählte, dass sie keinerlei Schmerzen mehr spüre, dass ihr nicht mehr übel sei. Und sie, die seit vielen Tagen nichts mehr zu sich genommen hatte, verlangte nach Essen. Als sie wieder im Hospital

war, stand sie von ihrem Bett auf, ging im Zimmer umher und bat erneut darum ihr etwas zu essen zu bringen, ein Wunsch, den man ihr schließlich erfüllte. Am nächsten Tag untersuchten sie die Ärzte des medizinischen Büros, und sie fanden keinerlei Anzeichen der Erkrankung mehr.

Kurze Zeit darauf kehrte Jeanne nach Hause zurück, ohne Fieber und ohne Schmerzen. Der plötzliche Entzug des Morphiums, das sie zuvor mehrmals täglich hatte einnehmen müssen, löst normalerweise schmerzhafte Entzugserscheinungen aus, vor allem eine große Übelkeit. Sie aber spürte nichts davon. In wenigen Wochen nahm sie 14 Kilogramm zu, und sie lebte noch 50 Jahre lang bei bester Gesundheit.

Der Fall ist gut dokumentiert und wurde von allen Seiten beleuchtet, bevor die Ärzte ihn den kirchlichen Stellen zur Anerkennung empfahlen.

Auch die Geschichte der elfjährigen Delizia Corolli aus einem sizilianischen Dorf ist ein solcher wissenschaftlich abgesicherter Fall. Delizia hatte ein Krebsgeschwür im Knie, das sich nach einer verschleppten Entzündung entwickelt hatte. Die Ärzte in Catania rieten zur Amputation des Beines, aber die Familie lehnte diesen Eingriff ab.

Die Dorfbewohner, voller Mitleid mit dem Kind, sammelten für eine Pilgerreise nach Lourdes, und im August 1976 kam Delizia mit ihren Eltern in dem Wallfahrtsort an. Dort nahm sie an allen Zeremonien teil, mit großer Inbrunst und in tiefem Glauben, aber es schien sich nichts zu verändern.

Zurück in Sizilien verschlechterte sich der Zustand des Mädchens, und die Mutter glaubte nun nicht mehr an eine Genesung. Die Nachbarn und Freunde aber ließen sich nicht entmutigen und beteten weiter für die Rettung Delizias. Regelmäßig trank sie vom Wasser aus der heiligen Quelle, das sie von ihrer Reise mitgebracht hatte, und blieb so in Verbindung mit dem Heiligtum.

In den Tagen um Weihnachten ging es ihr so schlecht, dass die Familie mit dem Tod des Kindes rechnete. Doch eines Morgens wachte Delizia auf und teilte ihrer Mutter mit, dass sie nun aufstehen und aus dem Haus gehen wollte. Vor den Augen ihrer Familie ging sie tatsächlich bis auf die Straße hinaus – sie hatte keinerlei Schmerzen mehr. Die Schwellung am Knie, in dem der Krebs wucherte, bildete sich von einem Tag auf den anderen zurück, Delizia hatte wieder Appetit und nahm schnell zu. Schon nach den Weihnachtsferien war sie bei so guter Gesundheit, dass sie wieder die Schule besuchen konnte.

Eine Röntgenaufnahme vom 10. Mai 1977 zeigte, dass sich das Knochengewebe wieder zu normalisieren begonnen hatte, und dieser Heilungsprozess setzte sich in den nächsten Wochen fort, ohne dass es zu einem Rückfall kam.

In der Zeit von Juli 1977 bis Juli 1980 wurde sie immer wieder von den Spezialisten des medizinischen Büros in Lourdes untersucht, die eine vollständige Genesung feststellten, von einer leichten Deformierung des befallenen Beines abgesehen, die aber ohne medizinische Bedeutung war. Die Heilung der Delizia Corolli ist wissenschaftlich nicht zu erklären.

Der Leiter des medizinischen Büros in Lourdes, der Arzt Patrick Theillier, berichtet von einem der zahlreichen Fälle, die in den Akten als unerklärlich geführt werden, obwohl sie nicht offiziell als Wunder anerkannt wurden.[72] Dieser Fall ist besonders interessant, weil er dem Bericht aus Epidauros ähnelt, jener Geschichte einer Mutter, die für ihre erkrankte Tochter die beschwerliche Reise zum Heiligtum auf sich nahm.

Es ist die Geschichte eines vierjährigen kanadischen Mädchens namens Roxanne. Das Kind war von Geburt an taub, die Erkrankung hatte ein Arzt diagnostiziert, als Roxanne vier Monate alt war. Sie wurde in einer Spezialklinik behandelt, was aber keine Besserung brachte.

Im Jahr 1993 beschlossen ihre Großeltern, nach Lourdes zu pilgern, um dort eine Heilung für Roxanne zu erbitten. Die Reise war sehr beschwerlich, ein echtes Opfer für die Großeltern, die diese Strapazen aber gerne auf sich nahmen, weil sie die Hoffnung auf eine wunderbare Heilung nie aufgegeben hatten. Zu dem Zeitpunkt, als sie sich im Zentrum des heiligen Bezirkes befanden, bemerkte die Mutter des Kindes, die in 6000 Kilometer Entfernung in Kanada zurückgeblieben war, dass ihre Tochter bei einem lauten Geräusch plötzlich zusammenzuckte, so als ob sie es tatsächlich gehört hätte. Am Abend teilte sie diese Beobachtung ihrem Vater am Telefon mit. Gemeinsam rekonstruierten sie die Uhrzeit und stellten fest, das Roxanna etwa zu dem Zeitpunkt reagiert hatte, als der Großvater in die Bäder von Lourdes gestiegen war.

Am folgenden Tag ging die Mutter mit ihrer Tochter in eine Hals-Nasen-Ohren-Klinik. Dort fanden die Ärzte, dass das Gehör des Kindes in bestem Zustand war: eine Spontanheilung, die sich die Mediziner in Kanada nicht erklären konnten.

Dr. Theillier vom medizinischen Büro unterscheidet den wissenschaftlichen Begriff der Spontanheilung von den Heilungen, die in Lourdes geschehen. Der Unterschied bestehe darin, dass die Menschen, die eine Spontanheilung erleben, dies eher stets als langsamen Prozess wahrnähmen, ohne den Anfang genau zu kennen. Die Betroffenen in Lourdes aber erkannten den Augenblick der Heilung und fühlten die Verwandlung von einem Moment auf den anderen, so wie Roxanna, Delizia oder Jean Pierre Bély, der den heiligen Akt der Krankensalbung eindeutig als den Beginn der Veränderung wahrnahm und dann, als er nachts die Stimme in seinem Inneren hörte, erkannte, dass die Heilung schon vollzogen war.

Diese Erkenntnis des ärztlichen Leiters deckt sich vollständig mit den Überlieferungen aus Epidauros und den anderen

Zentren des Asklepios: Im Traum oder in der Vision erlebten die Patienten ihre Heilung als Folge des Augenblicks der Begegnung mit dem Gott oder seinen Helfern, der Berührung durch die Hand des heiligen Arztes oder der Operation, die an ihnen im Traum vorgenommen wurde.

Ein weiterer Mosaikstein im Bild der Heilung könnte sein, dass sich der Mensch im Inneren berührt fühlen muss, in einem besonderen Moment: in einem Traum, den er als Verbindung mit dem Göttlichen erlebt, oder ganz plötzlich und unerwartet, auf dem Höhepunkt einer als heilig wahrgenommenen Handlung in Lourdes und an anderen Orten. Man könnte diesen Moment auch als das Aufleuchten einer inneren Gewissheit verstehen, als unumstößliche Wahrnehmung, dass sich etwas grundlegend verändert. In diesem besonderen Moment scheint sich dem Körper eine Botschaft der Heilung mitzuteilen, denn die innere Gewissheit löst jetzt, den Gesetzen der Biologie folgend, im Körper einen Regelkreis aus, der vielleicht erkrankte Zellen vernichtet oder neues, gesundes Gewebe wachsen lässt.

Der Glaube an die Gegenwart von Göttern oder Heiligen ist eine mögliche Voraussetzung dafür. Wenn sich Patienten mit dem Kraftstrom verbinden wollen, der in ihnen fließt, kann es offenbar helfen, sich der Gegenwart des Heiligen ohne Vorbehalt zu öffnen.

Diese Haltung bedeutet keineswegs, dass sie ihre wissenschaftliche Weltsicht aufgeben und auf die Ebene eines Kindes zurückkehren müssen, das alles in der Welt für möglich hält, auch dass Wasserfälle aufwärts fließen und zerbrochene Gläser sich von selbst wieder zu einem Ganzen zusammenfügen können. Sie müssen nur anerkennen, dass es neben der Weltsicht des Rationalen noch ein andere Ebene gibt, auf der vollständig andere Gesetze gelten, auch die, dass Dinge geschehen können, die jeder für unmöglich hält. Diese Besonderheiten gelten eben nicht im Alltag, sondern nur in der hervorgehobenen Situation und zu einem besonderen, niemals vorher bestimmbaren Zeitpunkt. Sie sind deshalb auch nicht beliebig wiederholbar, sondern müssen als Gnade betrachtet werden, die aus unerklärlichen Gründen gewährt wird oder nicht.

Die Macht des Glaubens

Der Gedanke, dass Religion und Spiritualität die Gesundheit fördern und Heilung ermöglichen kann, bewegt immer mehr Wissenschaftler. Die Forscher interessiert, ob das offenkundige Bedürfnis der Seele, im Leben eine tiefere Bedeutung zu finden, lediglich eine Erscheinung der Kultur sei, oder ob es dem Menschen im wörtlichen Sinne »angeboren« sein könnte. Denn Religion im Sinne einer Rück-Bindung an ein geistiges Urprinzip, das hinter der sichtbaren Wirklichkeit stehen und sich in ihr zeigen könnte, scheint allen Menschen aller Jahrhunderte eigen zu sein, wie ein Grundbedürfnis, das unabhängig von den Bedingungen der Umwelt und der sozialen Beziehungen existiert.
Weil dies offenkundig so ist, haben Hirnforscher und Genetiker begonnen, nach den vermeintlichen Ursachen der Spiritualität in den Gehirnen und im Erbgut zu forschen. In einem berühmten Versuch aus jüngster Zeit wurden die Gehirne betender Franziskanernonnen und meditierender Buddhisten untersucht, und zwar genau in dem Augenblick, wenn die Versuchspersonen durch ein Zeichen signalisierten, dass sie den Zustand ihrer tiefsten spirituellen Verbindung erreicht hatten. Es zeigte sich, dass in einem bestimmten Segment des Gehirns, dem oberen hinteren Scheitel- oder Temporallap-

pen, die Durchblutung deutlich zurückging, so als ob dieses Areal ausgeblendet werden sollte.

Wenn dies geschieht, so erklären der Radiologe Andrew Neuberg und der Psychiater Eugene d'Aquili, dann könne der Geist nicht mehr differenziert wahrnehmen, sich im Raum orientieren und die Beobachtungen bewerten, sondern finde sich in einem Gefühl der Raumlosigkeit. Dies deute er als Wahrnehmung des Unendlichen und der Ewigkeit, Begriffe, die in den meisten Kulturen als »göttlich« verstanden werden.[73] Die tiefsten Empfindungen einer spirituellen Verbindung mit Gott seien also nichts weiter als neuronale Entladungen im Gehirn.

Hirnforscher wie der Münchener Medizinpsychologe Ernst Pöppel bestätigen diese Beobachtung, halten sie aber für eher trivial: Denn ähnliche Zustände des Gehirns seien auch in anderen Zusammenhängen messbar und zeigten deshalb nur, dass diese Segmente an der Erfahrung beteiligt seien, wie stets bei jeder Bewegung des Bewusstseins zwangsläufig abgrenzbare Hirnareale aktiv sind. Ob die Forscher also bei diesem Versuch die Ursache von Spiritualität gesehen oder nur die Wirkung beobachtet hatten, kann nicht beantwortet werden.[74]

Der Molekularbiologe Dean Hamer geht noch einen Schritt weiter als Neuberg und d'Aquili und glaubt, im menschlichen Genom die Ursache für den Glauben an Gott entdeckt zu haben. Eines der von ihm isolierten Gene sei für »Selbsttranszendenz« verantwortlich, also für die Fähigkeit, über das eigene endliche Ich hinaus Vorstellungen des Jenseitigen und eines übergeordneten Sinnes zu entwickeln. Weil der Mensch dieses Gen besitze, könne er seinem Glauben nicht ausweichen, auch nicht durch die Vernunft.

Auch Hamer leitet aus seiner Untersuchung ab, Spiritualität sei ein »biologischer Selbstläufer«. Das Gen habe sich in der Evolution deshalb durchgesetzt, weil es dem Menschen Optimismus einhauche, ein Vorteil gegenüber Konkurrenten, die der Welt eher negativ begegneten.

Die beiden Untersuchungen sind umstritten, sorgten aber für beträchtliche Aufregung, denn sie berührten die Frage, ob der durch alle Zeiten und Kulturen stets präsente Glaube an den Sinn der Welt und damit letztlich an die Existenz eines Schöpfers und eines Lebens nach dem Tod eine Wahrnehmung der Wirklichkeit ist oder lediglich ein biologischer Reflex, ob Gott und das Jenseits irgendwo im Temporallappen entstehen, eine Simulation der Hoffnung und damit letztlich nur eine Schimäre – oder ob es vielleicht doch möglich ist, in besonderen Zuständen des Bewusstseins die Erfahrung einer anderen, tieferen Ebene der Wirklichkeit zu machen, die unabhängig vom Gehirn existieren könnte.

Die Entscheidung darüber, welche Theorie die Welt beschreibt, wie sie tatsächlich ist, wird wahrscheinlich immer offen bleiben. Aber die Untersuchungen der umstrittenen Forscher haben dennoch Konsequenzen: Wenn nämlich ein bestimmtes Gen für die Erfahrung einer anderen Ebene des Seins tatsächlich von Bedeutung sein sollte, dann müsste es sich negativ auswirken, wenn Menschen ihm entgegenarbeiteten. Sie handelten dann gegen ihre Natur, und dies hätte höchstwahrscheinlich gesundheitliche Folgen. Mit anderen Worten: Der Glaube an einen Sinn des Lebens, an die verborgenen Zusammenhänge des Seins, könnte sich selbst aus biologischer Sicht als wichtiger Faktor von Gesundheit erweisen.

Gibt es weitere Hinweise auf einen Zusammenhang zwischen Spiritualität und Gesundheit, zwischen dem Glauben an Gott, Engel und Geister und der Möglichkeit, Heilung zu erfahren? Eine ganze Reihe von Untersuchungen hat sich dieser Frage gewidmet, und alle kommen zu ähnlichen Ergebnissen: Spiritualität hat tatsächlich Einfluss auf die Gesundheit, und zwar erheblich mehr als früher angenommen. Für eine übergreifende Studie in den USA werteten Wissenschaftler alle Untersuchungen aus, die den Zusammenhang zwischen Glaube und psychischer Gesundheit betreffen. Die Forschungsergebnisse waren in einem Zeitraum von elf Jahren (von 1978 bis 1989) in zwei wichtigen Fachzeitschriften für Psychiatrie veröffentlicht worden. Die Ergebnisse waren eindeutig: Bei 84 Prozent aller Versuchspersonen wirkte sich der Glaube positiv aus, bei 13 Prozent spielte er keine Rolle, nur bei drei Prozent war die Wirkung negativ.

Eine spirituelle Einstellung scheint aber nicht nur die psychische Gesundheit, sondern auch die körperliche zu fördern. Eine Forschungseinrichtung am Duke University Medical Center in den USA untersuchte über viele Jahre den Zusammenhang von Spiritualitiät und Gesundheit und kam zu dem Schluss, dass der Unterschied in der Lebenserwartung zwischen religiösen und nicht-religiösen Menschen in etwa gleich groß sei wie der von Nichtrauchern und Rauchern.[75]

Welche Konsequenzen haben diese Ergebnisse für die Suche nach dem verborgenen Schlüssel der Heilung? Sie zeigen, dass es offenbar auch aus wissenschaftlicher Sicht sinnvoll sein kann, sich dem »Irrationalen« ein wenig zu öffnen, um Erkrankungen zu heilen oder, vorbeugend, die Gesundheit zu erhalten.

Seiner Seele ein gewisses Maß an »Irrationaliät« zuzugestehen, bedeutet aber keineswegs einen Abschied von der Vernunft. Es sind ja gerade rationale Überlegungen und Schlussfolgerungen, die nahe legen, alte Vorstellungen in uns nicht mit aller Macht zu bekämpfen, sondern als eine zweite Wahrheit neben den Erkenntnissen naturwissenschaftlicher Zusammenhänge stehen zu lassen: Wenn spirituelle Praxis und eine Hinwendung des Geistes zu den tieferen Schichten der Seele, zum Kern, in dem die alten Mythen und das Wissen um die Einheit allen Seins leben, offenkundig nützlich sind für die Gesundheit von Geist und Körper, dann ist Spiritualität, also ein Zustand, in dem Logik und messerscharfe Schlussfolgerung nicht mehr im Vordergrund stehen, paradoxerweise ein Gebot der Vernunft.

Die Kunst der Zuwendung

Gesten des Helfens

Seit undenklichen Zeiten gibt es Menschen, die versuchen, jenseits von heiligen Orten, mitten in der profanen Umgebung unserer Städte, die Rolle von Mittlern einzunehmen und eine unbeschreibbare, von ihnen wahrnehmbare Kraft zu bündeln und auf einen Patienten zu übertragen, der sie um Hilfe bittet. Dieser Akt der Heilung geschieht durch das Auflegen der Hände, einer uralten Geste des Helfens und der Zuwendung, überliefert seit Jahrtausenden und in allen Kulturen gegenwärtig.

Das Besondere dieser Handlung liegt in der Einfachheit der Geste, sie vermittelt Ruhe und Sicherheit und das Gefühl, auf eine tiefe Weise in Verbindung mit dem Unsichtbaren zu treten. Das Auflegen der Hände ist aber eine Kunst, die sich nicht in einer symbolischen Bewegung erschöpft: Wer sie ausübt, muss gleichzeitig sein Bewusstsein einsetzen, um der Geste einen Inhalt zu geben, um die Kraft zu fokussieren und den heilenden Impuls auf den Patienten zu übertragen.

Gabriel war acht Jahre alt, als bedrohliche Symptome sein Leben veränderten. Er konnte sich plötzlich nicht mehr sicher auf den Beinen halten und stürzte häufig; oft war er längere Zeit bewusstlos. Seine Sprache begann schleppend zu werden und verschwommen, und nach und nach verlor er die Fähigkeit, sich klar auszudrücken. Die Neurologen einer Universitätsklinik diagnostizierten schließlich eine krankhafte Veränderung des Gehirns und schlugen eine Operation vor.

Der Eingriff war schwierig, verlief aber gut und kurz nach der Operation konnte Gabriel wieder sprechen. Die Eltern waren glücklich, doch nach kurzer Zeit machte sich eine unerwartete Nebenwirkung bemerkbar: Gabriel hatte Tag und Nacht heftige Kopfschmerzen und litt unter plötzlichen Schwindelanfällen. Die Neurochirurgen sagten den Eltern, sie hofften, diese Symptome würden mit der Zeit verschwinden, spätestens in der Pubertät. Aber Gabriel war jetzt erst zehn Jahre alt und seine Lebensqualität sehr eingeschränkt. Immer wieder fehlte er in der Schule. Wenn er in der Lage war, am Unterricht teilzunehmen, konnte er sich nur schlecht konzentrieren. Schließlich erwogen die Eltern, ihn von der Schule zu nehmen. Denn trotz seiner Intelligenz hatte er keine Kapazitäten mehr, zu verstehen und zu behalten, was der Lehrer vermittelte.

In dieser Zeit begannen die verzweifelten Eltern, nach Alternativen zu suchen. Eines Tages erfuhren sie von einer Ärztin, die begonnen hatte, neben ihrer schulmedizinischen Praxis auch ungewöhnliche Wege zu beschreiten. Sie lege ihren Patienten die Hände auf wie viele andere Heiler, aber sie habe damit ganz besonderen Erfolg, hörten sie.

Die Ärztin hieß Dr. Fela-Maria Winkler. Sie praktizierte in Frankfurt am Main. Die Familie vereinbarte einen Termin, und Gabriel wurde drei Mal behandelt. Von Anfang an hatte er ein gutes Gefühl und großes Vertrauen. Er fühlte sich aufgehoben und verstanden. Als er die Hände der Ärztin auf seinem Kopf und dann auf seiner Brust und auf seinem Rücken spürte, nahm er eine große Wärme wahr, berichtet er, es sei ihm im ganzen Körper heiß geworden, so als ob sich eine Kraft übertragen würde.[76] Er saß ruhig da, in großer Offenheit, entspannt und zugleich wach. Nach der ersten Sitzung fühlte er sich besser, und die Familie schöpfte neue Hoffnung.

In der zweiten Sitzung empfand Gabriel wieder die Wärme wie beim ersten Mal, und gleichzeitig sah er ein Licht. Irgendetwas schien sich im Behandlungszimmer verändert zu haben, die Lichterscheinung machte Gabriel deutlich, dass hier etwas Besonderes geschah. Von diesem zweiten Behandlungstag an hatte Gabriel keine Schwindelanfälle mehr. Auch klagte er seltener über Kopfschmerzen.
Am dritten Behandlungstag sah Gabriel erneut das Licht und spürte die Wärme. Und dann verschwanden seine Kopfschmerzen, vollständig und ohne noch einmal zurückzukehren.

Was haben Ärztin und Patient getan, um diese Heilung möglich zu machen? Auf welche Weise kann sich die heilende Information, das heilende Bild übertragen, um dann spürbare körperliche Reaktionen hervorzurufen?
Dass die rituelle Situation in der Praxis, in dem großen Raum einer alten Villa, in dem nur wenige Gegenstände das Auge ablenken, eine besondere Verbindung zwischen Ärztin und Patient schaffte, ist nahe liegend. Aber was genau ist im Bewusstsein der Heilerin geschehen und wie ist es zu erklären, dass Gabriel Wärme und Licht wahrnahm? Das aus dem Alltag herausgehobene Setting – ungestört von Nebengeräuschen und ohne den Zeitdruck, wie er in Arztpraxen üblicherweise herrscht, führte Heilerin und Patient ganz sicher in einen Zustand der Entspannung, ähnlich einer tiefen Meditation. In diesem Zustand schwingen die Hirnwellen in einem anderen Rhythmus, der Alpha genannt wird. Nach und nach verstummt der innere Dialog, der uns im Alltag unablässig die Wirklichkeit erklärt. Wie werden offen, für die Wahrnehmung einer anderen Ebene der Realität.
Wenn die Entspannung weitergeht und tiefer wird, dann wechseln die Hirnwellen in den Theta-Rhythmus – vergleichbar der Situation kurz vor dem Einschlafen, wenn das Kör-

perempfinden schwindet und plötzliche Bilder auf der Leinwand des Geistes aufleuchten. Auch während der Träume schwingen die Hirnwellen in diesem Rhythmus, und so kann man den Theta-Zustand als eine Voraussetzung für die Wahrnehmung innerer Bilder verstehen, Bilder der Seele. Aber weder Heilerin noch Patient schlafen, sie erleben die Situation im Behandlungsraum gleichzeitig mit den inneren Bildern. Innen und außen verschmelzen, und Lichterscheinungen können sich zeigen, bisweilen auch helfende Figuren.

In mancherlei Hinsicht gleicht diese Situation der Bewusstseinsreise archaischer Heiler, die ja in der Trance stets den Kontakt mit geistigen Helfern suchen, in den weiten Ebenen des Inneren Landes. Aber hier bleiben Heilerin und Patient bewusst im Behandlungsraum, sie reisen nicht in andere Regionen des Geistes.

Fela-Maria Winkler schildert das, was sie wahrnimmt, als eine Begegnung mit helfenden Figuren, Engeln vergleichbar, die sie meist als unsichtbare Kraft, manchmal aber auch bildhaft wahrnimmt. Ihnen überlässt sie die heilende Arbeit, sie selbst fühlt sich nur als Kanal für Kräfte, die größer sind als sie. Das Auflegen der Hände ist in ihrer Vorstellung nur die körperlich sichtbare Verbindung zum Patienten. Die eigentliche Heilung finde auf einer anderen Ebene statt, auf einer spirituellen, vergleichbar der Situation in den Heiligtümern der Antike und unserer Zeit.

Ganz gleich, ob der rationale Geist die Existenz von Geistern oder – in christlicher Sprache – von Engeln akzeptiert: Es ist wichtig, dass die Heilerin mit ihren eigenen Vorstellungen in völligem Einklang ist, dass sie überzeugt von dem ist, was sie sieht und es nicht in Frage stellt. Erst wenn es ihr gelingt, das Bild eines Engels zu sehen oder ihn zu spüren, kann sich offenkundig die Wirkung entfalten, nur dann überträgt sich ein heilender Impuls auf den Patienten. Die Wahrnehmung eines helfenden Geistes ist also in diesem Fall die Voraussetzung für das Gelingen der Behandlung, zusammen mit der Öffnung des Patienten für das Geheimnisvolle, das während der Behandlung geschieht.

Nicht alle Heiler arbeiten mit dem Bild geistiger Helfer, manche fühlen vor allem den Fluss einer unbekannten Energie. Der deutsch-griechische Heiler Christos Drossinakis zum Beispiel schildert den Augenblick der Kraftübertragung als einen »Stromstoß«, so als ob eine elektrische Ladung innerhalb eines kurzen Momentes auf den Patienten überspringen würde. Den Augenblick der Übertragung spüre er genau, und oft empfinde er eine gewisse Leere, so als ob messbare Kraft aus seinen Händen in den Körper des Patienten geflossen wäre.[77] Diese unbekannte Kraft wird inzwischen »Bioenergie« genannt, ein Begriff, den vor allem die russischen Heiler verwenden und manche Forscher, die mit den Mitteln physikalischer Experimente versuchen, diese Erfahrung von Energie zu entschlüsseln.

Die Vorstellung einer womöglich physikalischen Kraft, die sich vom Heiler auf den Patienten überträgt, verzichtet auf spirituelle Erklärungen. Wenn ein Heiler ganz in diesem Bild aufgeht, bündelt er seine Kraft sicher auf ähnliche Weise wie jene, die Engel oder andere helfende Geister wahrnehmen. Vielleicht kommt es vor allem darauf an, einer Vorstellung zu folgen, die sich mit dem eigenen Weltbild deckt; so könnte es am Ende tatsächlich unerheblich sein, ob sich der Moment der Heilung als das Eingreifen eines Engels oder das Fließen einer biologischen Energie darstellt: Es sind wohl vor allem die Intention zu helfen und eine hohe Konzentration, gleichzeitig aber auch die Öffnung für das Unerwartete, also die Bereitschaft, Heilung geschehen zu lassen, ohne sie erzwingen zu wollen, die am Ende einen Erfolg möglich machen.

Als ich Fela-Maria Winkler zum ersten Mal sah, war sie in ihrer Praxis allein; die Sprechstunde war beendet, und wir hatten Zeit zu reden. Die Praxis strahlt Großzügigkeit aus, hohe Räume im Erdgeschoss einer Villa aus dem späten 19. Jahrhundert, in denen nur wenige Möbel stehen. Die Ärztin war dem Gespräch vollständig zugewandt, sie schien zu versuchen, gleichsam zwischen den Zeilen meiner Fragen zu lesen. Sie wirkte sicher und gleichzeitig gelassen, und so erzählte sie, wie sie zu dieser für eine wissenschaftlich geschulte Ärztin ungewöhnlichen Methode gekommen war.

Sie sei selbst schwer krank gewesen, und in dieser Zeit habe sie die Möglichkeiten, aber auch die Grenzen der Schulmedizin erlebt. Schließlich sei sie von einem Heiler mit Erfolg behandelt worden, und diese Erfahrung habe sie verändert. Heute sehe sie die Methode des geistigen Heilens als wertvolle Ergänzung zur Schulmedizin – für Erkrankungen, in denen Ärzte mit ihren Methoden nicht mehr oder nur wenig helfen können. Die Schulmedizin, sagt sie, habe ihren Schwerpunkt bei akuten Erkrankungen und Verletzungen: »Wenn ein Mensch in eine Glasscherbe tritt, dann ist es einfach wichtig, diese Glasscherbe herauszunehmen. In einer solchen Situation wäre geistiges Heilen fehl am Platze.« Vor allem bei chronisch erkrankten Patienten entfalte aber die Heilarbeit ihre besondere Wirkung.

Ein 37-jähriger Patient kam mit einer Autoimmun-Hepatitis zu Dr. Winkler. Seine Leberwerte waren bedrohlich erhöht, seit sieben Monaten unterzog er sich einer Cortisontherapie, die aber keine Verbesserung brachte. Nach einer Serie von 15 Behandlungen verschwanden alle Symptome und die Leberwerte lagen wieder im Normbereich.

Eine 58-jährige Frau litt unter einem Karpaltunnelsyndrom, einer Schädigung des Meridianusnerves der Hand. Die Schmerzen und Sensibilitätsstörungen waren so stark, dass die Patientin kaum noch schlafen konnte. Medikamente und eine Reizstrombehandlung hatten nicht geholfen. Jetzt sollte die Hand operiert werden. Nach drei Behandlungen bei Fela-Maria Winkler war die Patientin vollständig schmerzfrei und die Operation konnte abgesagt werden.

Dr. Winkler kann von vielen ungewöhnlichen Heilungen berichten. Aber sie sieht auch Grenzen: »Kein seriöser Therapeut kann Heilung versprechen. Sie muss geschehen dürfen, und sie braucht ihre Zeit.« Es mache also keinen Sinn, eine Behandlungsserie zu früh abzubrechen, was ja bei chronischen, also über lange Zeit schon bestehenden Erkrankungen auch nahe liegt: »Was schon viele Monate, vielleicht Jahre besteht, kann nicht immer von einem Moment auf den anderen weggehen. Aber ich spüre sehr schnell, ob es möglich ist, auf längere Sicht zu helfen. Wenn nach drei, spätestens nach fünf Behandlungen keine Veränderung eintritt, wenn ich nicht deutlich spüre, dass noch etwas möglich ist, dann macht es keinen Sinn, die Arbeit fortzusetzen.« Es falle ihr dann sehr schwer, das den Patienten begreiflich zu machen. Aber in einer solchen Situation müsse sie ehrlich und offen sein – und vielleicht könne ja dann ein anderer Heiler helfen.

Bisweilen aber, wie im Fall des kleinen Gabriel, geschehen Heilungen fast unmittelbar. Doch solche Fälle seien eher die Ausnahme und blieben immer etwas ganz Besonderes.

Fela-Maria Winkler sieht schwere Erkrankungen in einem spirituellen Zusammenhang: als ein Geschehen, das auf einer unsichtbaren Ebene Sinn macht und den Patienten als ganzen Menschen fordert. Damit eine Heilung möglich wird, muss ein Patient nach ihrer Erfahrung nicht unbedingt in seinem Intellekt Wunder für möglich halten: Zweifel und Skepsis seien kein Problem, vielleicht genüge ja ein tiefer, verborgener Glaube jenseits des Wachbewusstseins, der am Ende stärker sein könnte als die Skepsis des Intellekts.

Als wir uns voneinander verabschiedeten, nach mehreren Stunden Gespräch, gab mir die Ärztin noch ihre Vision für die Zukunft der Medizin mit auf den Weg: Sie wünsche sich, dass Ärzte und Heiler eines Tages eng zusammenarbeiteten, jeder auf seinem Gebiet und mit seinen besonderen Fähigkeiten, zum Wohle aller Patienten.

Jenseits der Schulmedizin

Unter den vielen Heilern, die ihre Dienste anbieten, finden sich immer häufiger Menschen wie Fela-Maria Winkler: ausgebildete Ärztinnen und Ärzte, oft mit langjähriger Erfahrung. Und immer wieder zeigen sich Ähnlichkeiten auf dem Weg zu dieser grundlegenden Veränderung ihrer Praxis: Viele künftige Heiler nämlich erkrankten schwer, bevor sie den alltäglichen Weg der wissenschaftlichen Medizin verließen und sich dem geistigen Heilen zuwandten.

Eine Erkrankung als Auslöser grundlegenden Wandels – das ist ein altes Motiv in der Geschichte der Medizin und vor allem in der Heilungsarbeit der archaischen Völker. Die Schamanen des Ostens, der sibirischen und mongolischen Länder, erlebten ihre Berufung fast immer in einer schweren körperlichen oder seelischen Krise. Manche schwebten viele Monate in Lebensgefahr, einige waren sogar Jahre ans Bett gefesselt, ehe sie ihre Berufung erkannten und annahmen.
Dieses Bild des »verwundeten Heilers«, wie das die Ethnologen nennen, lässt sich durchaus auf die Heiler unserer Zeit und unseres Kulturkreises übertragen.

Wolfgang Bittscheidt hatte in Bonn eine gut gehende orthopädische Praxis, das Botschaftspersonal zahlreicher Vertretungen in der alten Regierungshauptstadt gehörte zu seinen Patienten, auch die Mitarbeiter vieler Ministerien der Bundesregierung. Dr. Bittscheidt war ein Arzt, der die Mittel der Schulmedizin perfekt beherrschte, wenn er sich auch schon immer für alternative, gleichwohl anerkannte Verfahren wie die Chiropraktik interessiert hatte. Auch auf diesem Gebiet machte er sich einen Namen und bildete unzählige Ärzte aus.

Eines Tages zeigten sich Symptome einer chronischen Infektion, die er sich als junger Assistenzarzt in einer Klinik zugezogen hatte. Die Beschwerden waren so stark, dass sie seine Arbeitsfähigkeit beeinträchtigten. Dr. Bittscheidt zog alle Register der wissenschaftlichen Medizin und versuchte mehrere Therapien. »Die wirkten aber nicht – das Einzige, was ich spürte, waren Nebenwirkungen«, erzählt er. Die Laborwerte blieben unverändert schlecht.

Durch den Rat eines Freundes fand er zu einem Geistheiler. Wie viele Patienten, die alternative Methoden ablehnen, so lange sie gesund sind, hatte er vom Geistigen Heilen bis zu diesem Moment wenig gehalten. Genauer betrachtet wusste er nichts davon. Aber nun geschah etwas Unerwartetes: In nur vier Monaten verschwanden alle Symptome, und die Laborwerte normalisierten sich, so als ob es nie eine Erkrankung gegeben hätte. Dr. Bittscheidt fühlte sich wieder voller Kraft.

Die Erfahrung mit seiner eigenen Krankengeschichte machte es ihm unmöglich, seine Arbeit als Arzt unverändert fortzusetzen. Er beschloss, dem Phänomen des geistigen Heilens auf den Grund zu gehen und begann eine Ausbildung. Nach kurzer Zeit schon hatte er bemerkenswerte Erfolge beim Auflegen der Hände und fragte sich verwundert, warum er in fast 20 Jahren als Orthopäde niemals vergleichbare Erfahrungen gemacht hatte.

In Meckenheim bei Bonn eröffnete er wenige Monate später eine neue Praxis, in der er von Anfang an Methoden der Schulmedizin mit dem Geistigen Heilen verband.
Es sind helle, klare Räume in einem unscheinbaren Neubau, in denen Wolfgang Bittscheidt heute praktiziert. Noch immer kommen die meisten Patienten, weil sie einen Orthopäden brauchen, aber mit den Jahren hat sich herumgesprochen, dass der Arzt in manchen Fällen auch bei ganz anderen, manchmal sogar bei lebensbedrohlichen Erkrankungen helfen konnte. Oft beginnt er eine Behandlung mit »klassischer Schulmedizin«: Spritzen gegen Schmerzen, auch chiropraktisches »Einrenken« verschobener Wirbel. Aber wenn diese Methoden nicht helfen, dann schlägt er seinen Patienten vor, es mit Geistigem Heilen zu versuchen, und die meisten sind sofort bereit, das Experiment zu wagen.
Mit dem Auflegen der Hände, begleitet von einem Gebet, habe er dann nicht selten unmittelbar Erfolg, erzählt Wolfgang Bittscheidt, vor allem bei Migränepatienten ist seine Erfolgsquote hoch. Eine kleine, private Statistik zeigt, dass über 80 Prozent der Migräne-Patienten zumindest eine deutliche Linderung ihrer Schmerzen erfahren, bei vielen verschwinden die Symptome vollständig und dauerhaft. Für Menschen, die oft eine jahrelange Reise durch die Praxen der Spezialisten und die Schmerzkliniken hinter sich haben, hat das den Charakter eines Wunders.[78]
Wenn Wolfgang Bittscheidt behandelt, dann ist es ihm sehr wichtig, dass die Patienten sich völlig entspannen und sich dem »heilenden Impuls« öffnen. In jedem der Behandlungsräume steht eine Liege, und in der knappen Stunde, die eine Sitzung dauert, geschieht es nicht selten, dass die Patienten sich so grundlegend entspannen, dass sie immer wieder einschlafen.
Jede Behandlung beginnt mit einem Gebet, aus dem Augenblick entstanden, eine persönlich formulierte Bitte für

den Patienten, nicht die Rezitation eines vorgefertigten Textes.
Gerade die Gebete lösen bisweilen eine vielleicht viele Jahre verschüttete Erinnerung bei den Patienten aus. »Ich fühlte mich sehr berührt«, erzählt eine Frau, deren Migräne nach Jahrzehnten vergeblicher medizinischer Therapie nach dem ersten Auflegen der Hände verschwunden war. »Ich habe schon seit langer Zeit nicht mehr gebetet. Aber das war etwas ganz Persönliches und Besonderes, und ich wusste: So könnte ich es wieder ernst nehmen, es neu lernen.«

Das Gebet, eher beiläufig, wie selbstverständlich gesprochen, stimmt den Patienten ein, dass nun etwas Außergewöhnliches geschieht. Der Alltag tritt in den Hintergrund, Heiler und Patient sind jetzt gemeinsam in einem Raum, in dem Heilung in seiner ursprünglichen Bedeutung, im Sinne des Heiligen und der Ganzheit, denkbar wird. Es ist so, als ob der Patient einen Tempel betreten hätte, einen aus dem Alltäglichen hervorgehobenen Raum.
Wie der Patient stimmt sich auch der Heiler in diesem Moment darauf ein, einen »heiligen Raum« zu betreten. Wenn er das Zimmer für einen Moment wieder verlässt (was während der Stunde, die eine Behandlung dauert, mehrfach geschieht), fällt es ihm nicht schwer, sich sofort wieder dem Profanen zuzuwenden: Termine abzusprechen, organisatorische Probleme zu lösen. Dann ist auch Zeit für Scherze, für Small Talk, für eine oberflächliche Unterhaltung. Sobald er aber wieder den Behandlungsraum betritt, in dem der Patient in Entspannung liegt, verändert sich seine Haltung erneut, und er fühlt sich wieder als Kanal, durch den heilende Kräfte fließen, für diesen besonderen Moment.
Dieses Hin und Her zwischen Alltäglichem und Besonderem, zwischen profanem und heiligem Raum, zeichnet die meisten Heiler aus, in unserer Gegenwart wie in den Zeiten der alten

Kulturen, in denen die Fähigkeit zu schneller Verwandlung als Zeichen für besondere Kraft gewertet wurde. Es scheint sehr wichtig zu sein, die herausgehobene Atmosphäre während der Behandlung aufrechtzuerhalten: So kann sich das Bewusstsein des Patienten für eine längere Zeit auf ein neues Muster einstellen, kann die Möglichkeit einer Veränderung akzeptieren, kann dem rationalen Geist mit seinen Zweifeln und Ängsten für eine gewisse Zeit die Macht nehmen. Die heilende Information findet jetzt leichter ihren Weg und beginnt, körperliche Veränderungen auszulösen.

Wolfgang Bittscheidt arbeitet seit einigen Jahren mit Teresa Schuhl zusammen, einer Heilerin, die keine medizinische Ausbildung hat. Aber sie verfügt über große Fähigkeiten, Zusammenhänge intuitiv wahrzunehmen und verborgene Konflikte in der Seele der Patienten aufzuspüren. Wenn sie gemeinsam mit dem Arzt die Hände auflegt, fühlen sich die Kranken in besonderer Weise aufgehoben, gleichsam aufgeladen von der Energie zweier gegensätzlicher und sich ergänzender Pole.
Monat für Monat behandeln der Arzt und die Heilerin Hunderte von Patienten, mit großem Erfolg.
Eine fast 70-jährige Frau mit starken Blasenkrämpfen kam nach einer zwölfjährigen Krankengeschichte in die Praxis. Schon nach der ersten Behandlung waren die heftigen Schmerzen geringer geworden, nach der vierten Behandlung verschwanden sie vollständig.
Eine 47-jährige Patientin litt unter Asthma, Tinnitus und starken Rückenschmerzen. Nach wenigen Behandlungen verschwanden die Rückenschmerzen vollständig, der Tinnitus war kaum noch wahrnehmbar und die Asthmaanfälle reduzierten sich deutlich, so dass die Patientin weitgehend auf Medikamente verzichten konnte.
Eine Krankenschwester, die wegen schwerer Rückenschmerzen

ihren Beruf aufgeben musste, suchte in einer besonders schwierigen Situation Hilfe: Seit mehr als einem Jahr war sie nicht mehr in der Lage zu reisen, weder mit dem Auto noch mit der Bahn. Sie wohnte in der Nähe von Bonn, ihre Familie aber lebte im Allgäu, und sie litt sehr darunter, dass sie nicht mehr in der Lage war, ihre Verwandten zu besuchen.
Nach wenigen Behandlungen verschwand der Schmerz vollständig. Das Röntgenbild der Wirbelsäule hatte sich nicht verändert (die Patientin litt unter einem Gleitwirbel, erklärte der Arzt, und die kleinen Verschiebungen reizten den Nerv), aber dennoch blieb die Patientin jetzt dauerhaft schmerzfrei.

Tatsächlich erlauben Röntgenbefunde keine sichere Aussage, ob eine Veränderung der Wirbelsäule schmerzhaft ist oder nicht. Manche Patienten, erklärt der Orthopäde, klagen über heftige Schmerzen, obwohl der Röntgenbefund keine wesentlichen Schäden der Wirbelsäule zeigt. Schmerzen haben also keine einfache, eindeutige Ursache, sind keineswegs so »kausal«, wie uns das auf den ersten Blick selbstverständlich erscheint. Schmerz ist immer subjektiv, und wie ein chemisches Schmerzmittel Rezeptoren im Gehirn blockiert, um die Wahrnehmung der Reizung für eine gewisse Zeit zu unterbrechen, kann auch das Bewusstsein eine ähnliche Veränderung erzeugen, kann den inneren Raum verlassen, der Schmerzen fühlbar macht.
Es ist die Schnittstelle zwischen Geist und Körper, die bei Schmerzpatienten wohl eine entscheidende Rolle spielt. Hier setzen die Heiler an und erzielen oft große Erfolge.
Aber auch bei schweren Infektionskrankheiten sind erstaunliche Erfolge möglich. Eine fast 70-jährige Patientin aus Süddeutschland kam zu Wolfgang Bittscheidt und Teresa Schuhl, weil sie unter einer chronischen Hepatitis C litt. Sie hatte sich wohl vor vielen Jahren durch eine Blutkonserve infiziert (der häufigste Übertragungsweg), aber zunächst nichts von der

Erkrankung gespürt. Erst als ihre Leberwerte immer schlechter wurden, erkannten die Ärzte die Zusammenhänge.
Die Patientin wurde in einer Klinik mit einer Kombinationstherapie behandelt, die bei dem Erregertyp ihrer Erkrankung in 30 Prozent aller Fälle eine Heilung bewirkt. Allerdings können die Nebenwirkungen erheblich sein. Fast ein ganzes Jahr lang, so erzählt die Patientin, sei sie vollständig matt gewesen, ihr Bett verließ sie stets nur nach gutem Zureden ihrer Familie. Sie fühlte sich schlecht und begann, unter Depressionen zu leiden. Manchmal, so erzählt sie, habe sie vollständig ihren Lebenswillen verloren.
Nach einem Jahr war die Spezialbehandlung endlich abgeschlossen. Aber die Ärzte mussten ihr mitteilen, dass die Therapie gescheitert war: Die Leberwerte lagen noch immer in einem bedenklichen Bereich, und die Erreger waren unverändert im Blut nachweisbar. Man empfahl ihr eine dreimonatige Pause, um der Leber »eine gewisse Erholung zu gönnen«, und dann müsse man einen neuen Behandlungszyklus anschließen. In dieser Zeit des Wartens suchte die Patientin nach Alternativen, und so fand sie in die Praxis von Wolfgang Bittscheidt. Noch nie habe sie sich so kraftvoll gefühlt wie nach der knappen Stunde der ersten Behandlung, erzählt sie, und diese Kraft halte bis heute an.
Nach einiger Zeit ließ sie bei ihrem Hausarzt die Leberwerte kontrollieren, weil sie sich so viel besser fühlte als zuvor. Das Ergebnis war erstaunlich: Sie lagen beinahe in einem normalen Bereich.
Kurze Zeit später stellte sich die Patientin erneut in der Klinik vor, um den Ärzten dort von der unerwarteten Veränderung zu berichten. Die allerdings zweifelten an der Exaktheit des Tests und überprüften die Ergebnisse in ihrem eigenen Labor. Es stellte sich heraus, dass die Leber wieder völlig normal funktionierte, und im Blut waren keinerlei Viren mehr nachweisbar.

Chronische Erkrankungen

Es ist selbstverständlich, dass auch in den Praxen der Heiler nur selten Wunder geschehen, zumindest nicht in der Definition der Ärztekommission von Lourdes: Die wenigsten Patienten haben medizinisch unheilbare Erkrankungen, nahezu alle haben vorher (und häufig auch parallel) normale Arztpraxen aufgesucht und sich zahlreichen Therapien unterzogen. Die meisten Heilungsfälle taugen deshalb aus Sicht der wissenschaftlichen Medizin nicht als Beleg für besondere Kräfte oder Fähigkeiten eines Heilers: Auch in der Schulmedizin gibt es immer wieder unerwartete Verläufe und, wie wir schon gesehen haben, werden bisweilen auch Patienten mit lebensbedrohlichen Erkrankungen wie von selbst gesund.

Auf der anderen Seite stehen gerade die Heiler vor einer besonders schweren Aufgabe: Die meisten ihrer Patienten haben ja lange Zeit auf die Kunst herkömmlicher Ärzte gesetzt und sind immer wieder enttäuscht worden. Der Besuch bei einem Heiler oder einer Heilerin ist oft der letzte Versuch, die Dinge vielleicht doch noch zum Guten zu wenden. Deshalb ist die Erwartung sehr groß und damit natürlich auch die Gefahr der Enttäuschung.

Wenn in einer derart schwierigen Situation dennoch in großer Zahl Heilungen möglich sind, zeigt dies eine besondere Kunst, die in früheren Jahrhunderten auch noch die meisten Ärzten beherrschten: die Fähigkeit, einem Patienten mit Empathie und dem tiefen Wunsch zu helfen gegenüberzutreten. Im medizinischen Alltag der modernen Arztpraxen, unter dem Diktat eines winzigen Finanzbudgets, unter Zeitdruck und (vor allem in den Kliniken) eingebunden in Schichtdienste mit geradezu unmenschlichen, in jedem Fall aber unverantwortlichen Arbeitszeiten, verlieren viele Ärzte den menschlichen Kontakt zu ihren Patienten – ganz einfach,

weil sie selbst nur noch ein Rad im Getriebe einer Gesundheitsfabrik sind.
In den Praxen der Heiler dagegen erleben die Patienten Zuwendung und menschliche Nähe. Sie fühlen sich angenommen und verstanden, und sie schöpfen neue Hoffnung – wichtige und längst auch wissenschaftlich anerkannte Voraussetzungen für eine Stärkung des Immunsystems und eine mögliche Heilung auch in schweren Fällen.

Das eigentliche Wunder des Geistigen Heilens zeigt sich aber nicht in spektakulären Einzelfällen (obwohl solch unerwartete Erfolge allein schon die Wirksamkeit dieser Methode belegen), sondern in der großen Zahl der Patienten, die Verbesserungen wahrnehmen, auf die sie kaum noch zu hoffen gewagt hatten. Chronische Erkrankungen bestehen ja, wie der Name sagt, seit langer Zeit, manchmal seit Jahrzehnten, und in dieser Zeit sind zahlreiche Ärzte mit ihrer Kunst gescheitert, oft anerkannte Spezialisten auf ihrem Gebiet. Der Placebo-Effekt allein kann die Erfolge der Heiler nicht erklären, denn dieser Effekt hätte sich ja auch schon früher, in den Praxen der Mediziner, zeigen müssen. Auch in sie hatten die Patienten ihr ganzes Vertrauen gelegt, ihren Glauben, ihre Hoffnung.
Heilerinnen wie Fela-Maria Winkler oder Teresa Schuhl und Heiler wie Wolfgang Bittscheidt oder Christos Drossinakis sind offenbar mehr als die meisten Ärzte in der Lage, ein »Feld« zu erzeugen, das – auf welche Weise auch immer – die Kräfte der Selbstheilung in ihren Patienten aktiviert.

In den letzten Jahrzehnten fühlen sich immer mehr Menschen berufen, mit der Kraft des Bewusstseins zu heilen, allein in Deutschland sind es viele tausend. Aber wie bei jeder Kunst finden sich natürlich unter der großen Zahl derer, die sie praktizieren, nur wenige Meister. Anders als in der Malerei oder der Musik jedoch kann auch denen, die nur über geringeres Talent verfügen, bisweilen ein großes Werk gelingen. Der Impuls zu helfen ist an sich schon heilsam; deshalb sollten wir niemanden gering schätzen, der seine Hilfe anbietet. Gleichwohl bedeutet das aber auch, dass kein Patient medizinische Wunder auf Knopfdruck erwarten darf.

Aber neue Hoffnung ist erlaubt, denn tief in der Seele der meisten Menschen wohnt ein kindliches Vertrauen, das unerschütterlich an die heilende Macht der Eltern glaubt. Dieses Urvertrauen ist eine gute Voraussetzung für jede Heilung, aber es gerät sehr schnell ins Wanken, wenn das Versprechen nicht eingehalten oder die Hoffnung nicht unmittelbar erfüllt wird.

Im medizinischen Alltag haben wir uns daran gewöhnt, dass Medikamente nicht immer greifen oder Operationen bisweilen nicht den erhofften Erfolg bringen. Wenn nicht der Verdacht eines Kunstfehlers entsteht, sind wir bereit, diese Unwägbarkeit zu akzeptieren, und spätestens nach einer ergebnislosen Odyssee durch die Praxen der Fachärzte können die meisten Menschen das Scheitern der ärztlichen Kunst akzeptieren, ohne die Medizin insgesamt dafür verantwortlich zu machen.

Wenn aber die Heilerin oder der Heiler nicht schnell ein Wunder bewirken, reagieren viele Patienten wie enttäuschte Kinder. Und sie nehmen ihre Enttäuschung als Beweis für die Wirkungslosigkeit alternativer Methoden. So wie jeder von uns schon Geschichten erstaunlicher Heilungen gehört hat, so wurden uns auch Geschichten des Scheiterns erzählt, und diese Berichte nähren die Skepsis, die in unserer wissenschaftlich vermessenen Welt schon fast zum Grundzug der Persönlichkeit der meisten Menschen geworden ist. Mehr noch als keine Hilfe zu finden fürchten wir uns davor, ausgenutzt oder lächerlich gemacht zu werden: Wir haben Angst, in die Hände eines Scharlatans zu geraten.

Nicht immer sind Scharlatane leicht zu erkennen. Auf jeden Fall gehören diejenigen dazu, die von einem Patienten verlangen, alle anderen Wege der Heilung sofort einzustellen, ärztliche Therapien abzubrechen und keine Ärzte mehr aufzusuchen, wobei sie Wunder und vollständige Heilung versprechen, hohe Honorare verlangen und erkennen lassen, dass die Behandlung in jedem Fall lange dauern wird.

In den archaischen Gesellschaften wurden die Heiler, wie schon erwähnt, nicht honoriert. Sie stellten ihre Fähigkeit unentgeltlich den Mitgliedern ihres Stammes zur Verfügung. Diese Regel hatte spirituelle Gründe, denn die Fähigkeit zu heilen wurde als Geschenk der Geister verstanden, als eine Fähigkeit, die nicht menschlichen Ursprungs und deshalb unbezahlbar war. Auf einer ganz praktischen Ebene führte das dazu, dass die Heiler nicht daran interessiert waren, Patienten lange zu halten oder ihnen andere Möglichkeiten der Heilung zu verbieten. Für diese Schamanen des alten Weges gab es nur ein Ziel: die Genesung ihrer Patienten, so schnell wie möglich und ganz gleich, auf welchen Wegen. Deshalb auch sehen sich ihre Nachfolger zum Beispiel in den Regenwäldern Amazoniens nicht in Konkurrenz zur Medizin, sie raten sogar dringend zum Besuch einer westlichen Klinik, wenn sie glauben, selbst nicht schnell und dauerhaft helfen zu können. Stets ziehen sie die Verordnung einer Kräuterzubereitung einem großen Heilungsritual vor, wenn die Kräuter nach aller Erfahrung Hilfe versprechen.

In unserer Zeit und in den Gesellschaften des Westens ist der alte Weg des unentgeltlichen Heilens nicht mehr gangbar, allenfalls von einzelnen Menschen, die ihren Lebensunterhalt vielleicht in einem anderen Beruf sichern können und die deshalb nicht auf die Honorare von Patienten angewiesen sind.

Der materielle Ausgleich für therapeutische Hilfe hat aber

auch eine Bedeutung für die Heilung selbst, worauf schon Sigmund Freud hinwies: Er beschleunigt sie, macht sie in gewisser Weise überhaupt erst möglich, weil die Patienten den Wert einer Behandlung höher schätzen, wenn sie etwas dafür bezahlen müssen. Auch ist es ein altes menschliches Bedürfnis, für ein Geschenk etwas zurückzugeben. In den Stammeskulturen erhielten die Schamanen freiwillige Gaben, deren Höhe aber die Patienten festlegten.
In den Pilgerzentren des Asklepios verlangten die Priester Opfergaben, die vor der Heilung zu leisten waren, der Gott selbst forderte im Traum bisweilen weitere Geschenke, und manche Heilungsgeschichten aus jenen fernen Zeiten zeigen, dass der Ausgleich offenbar eine Voraussetzung für die Genesung war – mit modernen Worten: ein tiefes Bedürfnis der Seele, mit sich und der Welt im Gleichgewicht zu sein.

Geistiges Heilen ist auch Technik, aber eben nicht nur: Es ist eine Begegnung auf der Ebene der Seele: Heiler und Patient öffnen sich gemeinsam dem Unsichtbaren und treten so in Kontakt zu Bereichen, die dem Wachbewusstsein verborgen sind. Diese der wissenschaftlichen Medizin auf den ersten Blick entgegengesetzte Haltung muss nicht grundsätzlich als Alternative, sondern kann durchaus auch als Ergänzung gesehen werden: Sie setzt vollständig auf die Selbstheilungskräfte der Patienten und versucht, auf dem Weg über den Geist Einfluss auf den Körper zu nehmen, während die wissenschaftliche Medizin den Körper auf direktem Weg zu beeinflussen versucht. Das Geistige Heilen kann also medizinische Prozesse unterstützen. Wenn die Selbstheilungskraft jener Riese ist im Vergleich zur zwergenhaften Wirksamkeit der meisten Medikamente, wie das Prof. Wallach von der Universität Northampton ausdrückte, dann ist die Geistheilung die Kunst, mit diesem Riesen zu tanzen und ihn den Menschen nahe zu bringen.

Heiler, wenn sie erfolgreich arbeiten, dürfen also als meisterhafte Arrangeure der Selbstheilung gelten. Ihre Fähigkeit, Patienten wieder in Kontakt mit sich selbst zu bringen, kann offenbar auch dann helfen, wenn ihnen der Patient nicht unmittelbar gegenübersitzt. In manchen Fällen genügt schon das Versprechen, sich »aus der Ferne« auf eine Verbesserung des Gesundheitszustandes zu konzentrieren. Immer wieder berichten Patienten, dass sie in diesen besonderen Momenten spüren, wie sie an Kraft und Zuversicht gewinnen, als ob ihnen plötzlich »von außen Energie zugeflossen« wäre. Im Idealfall wurde ein fester Termin für die »Fernheilung« vereinbart. So kann der Patient darauf vertrauen, dass sich der Heiler genau in diesem Augenblick um ihn kümmert. Allein dieses Wissen und das ungewöhnliche Setting, nur über Gedanken und innere Bilder in Kontakt zu treten, erzeugen wohl jene Atmosphäre des Geheimnisvollen, in der das Gehirn in Resonanz mit der »Blaupause der Gesundheit« treten kann, von der schon mehrfach die Rede war. Das Versprechen, aus der Ferne zu heilen, wäre aus dieser Sicht eine therapeutisch wertvolle Hilfe, um zu den eigenen, verborgenen Kräften zurückzufinden.

Manchmal aber sind die Veränderungen so unerwartet, dass sich die Frage stellt, ob über den Placebo-Effekt hinaus vielleicht besondere physikalische Effekte eine Rolle spielen könnten. Bis heute gibt es keine wissenschaftlich gültigen Beweise dafür, aber viele Berichte über unerwartete Heilungen, die Patienten und Ärzte erstaunen.

Heilung aus der Ferne?

Weil solche Beispiele immer wieder publiziert werden, haben Medizinforscher mehrfach versucht, Heilungen auf die Entfernung wissenschaftlich zu überprüfen. In einer deutschen Studie, an der 120 Patienten teilnahmen, untersuchten Psychologen im Jahr 1998, ob sich durch eine Fernbehandlung die Beschwerden von chronisch erkrankten Patienten lindern lassen.[79]

Die Hälfte der Patienten wurde nach dem Zufallsprinzip der Kontrollgruppe zugeteilt, die zunächst unbehandelt blieb. Die zweite Hälfte kam in die Behandlungsgruppe. Fünfzig Geistheiler aus ganz Europa bemühten sich um sie, und zwar auf drei unterschiedlichen Wegen: Zwanzig Patienten hatten in größeren Zeitabständen zusätzlich zu der täglichen Fernbehandlung persönlichen Kontakt zu einem Heiler, zehn Patienten erhielten lediglich ein »Amulett«, das ein Heiler in seiner Praxis »aufgeladen« hatte, die übrigen dreißig Patienten wurden anonym behandelt: Ihre Heiler besaßen nur ein Foto sowie Name, Adresse und Informationen zur medizinischen Diagnose.

Jeder Patient war seit mindestens zwölf Monaten erkrankt, im Durchschnitt sogar schon rund zehn Jahre, jeder hatte durchschnittlich drei Klinikaufenthalte hinter sich und eine Odyssee durch fünfzehn Arztpraxen. Die Beschwerden reichten von Tinnitus, einem unerträglichen Ohrgeräusch, über Migräne und alle Arten von schweren Rückenleiden bis zu Rheuma und Poliarthritis. Die Patienten notierten genau alle Veränderungen der Symptome während des Tests. Vor und nach dem Behandlungszeitraum kontrollierten Ärzte das Beschwerdebild.

Das Ergebnis der Studie war viel versprechend: Am Ende ging es den Patienten, die behandelt worden waren, statistisch signifikant besser als den unbehandelten, sowohl in der Selbsteinschätzung als auch im fachlichen Urteil der Ärzte.

Die Studie hatte aber aus wissenschaftlicher Sicht einen Mangel: Sie war nicht »verblindet«, die Patienten der Behandlungsgruppe wussten also, dass sie behandelt wurden, die der Kontrollgruppe wussten, dass sie nicht behandelt wurden, was natürlich die Ergebnisse beeinflussen kann. Allerdings war den Patienten der Kontrollgruppe in Aussicht gestellt worden, dass sie unmittelbar nach Ende der Studie ebenfalls Hilfe erhalten sollten. Die Erwartung einer späteren Heilungschance musste also auch diese Gruppe positiv beeinflussen. Dass dennoch der Unterschied so deutlich ausfiel, erstaunte die Psychologen.

Die Verwunderung war umso größer, als ja alle Patienten schon seit vielen Jahren, nicht selten seit Jahrzehnten, unter ihren Beschwerden litten und kein Arzt bisher in der Lage gewesen war, ihnen nennenswert zu helfen. So aber erlebte eine 56-jährige Frau, dass ihr seit 19 Jahren offenes Bein weitgehend verheilte, was ihr erlaubte, zum ersten Mal seit 14 Jahren wieder ohne Krücken zu laufen.

Arthritisch verkrümmte Gelenke wurden wieder biegsamer, die Werte eines Dialysepatienten verbesserten sich, ein Kropf am Hals bildete sich zurück, Herzbeschwerden und Asthmaanfälle wurden geringer, langjährige Ekzeme klangen ab. Vor allem gegen chronische Schmerzen richtete die Fernbehandlung mehr aus, als die Psychologen bei Beginn der Studie erwartet hatten.

Im statistischen Durchschnitt blieb der Effekt der untersuchten Fernbehandlungen relativ gering, wenn auch immer noch deutlich. Aber in den Einzelfällen liegt die eigentliche Überraschung: Eine wissenschaftlich undurchschaubare Methode hatte Schwerkranken Linderung gebracht, die schulmedizinisch »austherapiert« waren.

Die Fernheilung ist die einzige Methode Geistigen Heilens, die zumindest theoretisch Studien nach dem Goldstandard der medizinischen Wissenschaft möglich macht. Denn anders als bei Behandlungen in einer Praxis lässt sich hier bei entsprechendem Versuchsaufbau das Prinzip der Doppelblind-Studie anwenden: Patienten und Heiler treffen sich nicht persönlich, kennen sich also nicht; die Patienten wissen nicht, wann die Behandlung stattfindet, sie wissen nicht einmal, ob sie überhaupt behandelt werden (denn in solchen Studien muss es immer eine Kontrollgruppe geben, die nicht behandelt wird). Schließlich wissen im Idealfall auch die Leiter der Untersuchung nicht, welcher Patient zu welcher Gruppe gehört. Beeinflussungen und Fehlinterpretationen lassen sich so weitgehend ausschließen. Möglicherweise geht aber gerade dadurch eine wichtige Ebene verloren, die erstaunliche Heilungen beeinflusst: die persönliche Beziehung zwischen Heiler und Patient. Es ist also durchaus fragwürdig, ob Doppelblindstudien nach dem Goldstandard der medizinischen Wissenschaft das Phänomen vollständig erfassen können.

Dennoch gibt es eine Reihe von Studien, die diesen Weg versucht haben. Die bis heute wichtigste erschien im Jahr 2000 in der amerikanischen Fachzeitschrift »Annals of Internal Medicine«, einer Publikation der amerikanischen Ärztevereinigung für innere Medizin.[80] Es war eine so genannte Meta-Studie, die einen Überblick über eine große Zahl früher veröffentlichter Einzeluntersuchungen gab und sie zu einer Gesamtschau zusammenfasste. Diese Methode ist in der Forschung weit verbreitet. Sie erlaubt gleichsam auf den Schultern der Vorgänger einen Blick auf eine große Zahl von Versuchspersonen zu werfen und so zu beurteilen, ob die Ergebnisse insgesamt die Frage nach der Wirkung der Fernheilung in ein neues Licht rücken.

23 Studien wurden einbezogen, mit insgesamt 2774 Patienten. In jedem Fall ging es um Heilung aus der Distanz,

also um eine dem klassischen Denken grundlegend widersprechende Methode des Heilens.
Fünf Studien hatten die Wirkung von intensiven Gebeten untersucht, elf betrachteten die in den USA weit verbreitete Methode des »Therapeutic Touch«, des Heilenden Berührens, die aber in diesem Fall nur mental, über das Bewusstsein des Heilers oder der Heilerin, ausgeübt wurde. Sieben Studien hatten andere Formen des Fernheilens untersucht. Stets gab es neben der Gruppe von Patienten, die behandelt wurde, auch eine Gruppe, die unbehandelt blieb. Alle Studien waren zumindest doppelblind angelegt, keiner der Patienten wusste, ob er tatsächlich behandelt wurde oder nicht. Nach den gültigen Regeln der Medikamentenprüfung reicht dies aus, um die Placebo-Wirkung vom Verum zu unterscheiden, um also herauszufinden, ob die Fernbehandlung eine »spezifische« Wirkung hat oder nicht. Genau das war tatsächlich der Fall. 13 Studien (das sind 57 Prozent) zeigten statistisch signifikante Ergebnisse, 9 ergaben keinen Effekt und eine Studie sogar einen negativen, das heißt: den Patienten, die behandelt wurden, ging es danach schlechter als den Patienten in der Kontrollgruppe, die unbehandelt blieben.
Dieses letzte Ergebnis ist zunächst verwirrend. Wenn Fernheilung eine statistisch zwar kleine, aber doch messbare Wirkung hat, was die Meta-Studie nahe legt, dann würde das bedeuten, dass »Kunstfehler« auch beim Geistigen Heilen möglich sind. Wer mit der Kraft des Bewusstseins heilt, trägt demnach eine große Verantwortung, er braucht viel Erfahrung, um tatsächlich helfen zu können.
Die überwiegende Zahl der Tests zeigte immerhin, dass im schlimmsten Fall kein spürbarer Effekt eintrat. Häufig fanden die Wissenschaftler aber durchaus nennenswerte Verbesserungen in der gesamten Stichprobe, eine beschleunigte Wundheilung zum Beispiel, Verringerung von Schmerzen, Verbesserungen des allgemeinen Gesundheitszustandes, so

dass weniger Medikamente gegeben werden mussten (bei Herzpatienten), eine etwas geringere Sterberate (bei Kindern mit Leukämie), weniger neue Symptome und damit weniger Klinikaufenthalte (bei AIDS-Patienten), insgesamt schnellere Heilungsprozesse bei ganz unterschiedlichen Erkrankungen. Aus der Sicht der klassischen Medizin war nicht zu erwarten, dass eine Fernheilung tatsächlich den Gesundheitszustand eines Patienten verändern könnte. Allein schon die Tatsache, dass sich unter dem strengen Blickwinkel des Goldstandards überhaupt Ergebnisse zeigten, verwunderte die Mediziner. Die Autoren der Studie gaben dem Fernheilen die zweitbeste Wertung, die möglich war: Die sichtbaren Ergebnisse seien zwar klein, aber so eindeutig, dass weitere Forschung sinnvoll sei.

So günstig diese Ergebnisse für den Beleg der Wirksamkeit einer Fernheilung auch erscheinen, so problematisch sind sie: Denn sie setzen ganz unterschiedliche Formen des Geistigen Heilens und selbst anonyme Gebete gleich und behandeln alle diese Interventionen wie ein Medikament mit klar abgrenzbaren und deshalb genau überprüfbaren chemischen Wirkstoffen. Zu welchen verwirrenden Ergebnissen dieser Ansatz führen kann, zeigt das folgende Beispiel: Im Jahr 2006 veröffentlichten Forscher aus den USA eine neue Studie, die noch einmal, diesmal mit einer sehr großen Patientenzahl, Gebete als Mittel der Fernheilung testeten. Sechs Kliniken waren unter der Leitung des Kardiologen Professor Herbert Benson von der Harvard-Universität in Boston an dem Projekt beteiligt. Ziel der Studie war herauszufinden, ob Gebete durchschnittlicher Menschen (nicht die Intervention von Heilern) medizinische Komplikationen nach einer Bypass-Operation beeinflussen können. Ein Tag vor und 14 Tage nach der Operation beteten Christen verschiedener Konfessionen für einen günstigen Verlauf. Sie kannten die Patienten nicht persönlich, lediglich der Vorname und der erste Buchstabe des Nachnamens war ihnen mitgeteilt worden. Die Patienten der Studie (insgesamt 1802) wurden in drei Gruppen aufgeteilt: Zwei Gruppen wussten nicht, ob für sie gebetet wurde oder nicht, nur für eine von beiden wurde tatsächlich gebetet. Die dritte Gruppe wusste von Anfang an, dass für sie gebetet werden würde.

Die Leiter der Studie erwarteten, dass in dieser dritten Gruppe die wenigsten Komplikationen auftreten würden. Es war aber genau umgekehrt: Während in der ersten und der zweiten Gruppe 52 und 51 Prozent der Patienten Probleme nach der Operation erlebten, traten in der dritten Gruppe bei 59 Prozent Komplikationen auf. Nach den Regeln der Statistik wäre damit belegt, dass anonyme Gebete als Mittel der Fernheilung Patienten tatsächlich schaden können.[81]

Diese Studie überprüfte nicht die Fähigkeit von Heilern. Dennoch ist sie auch in diesem Zusammenhang von Bedeutung, denn sie zeigt, dass sich spirituelle Phänomene letztlich wissenschaftlichen Studien entziehen, die dem klassischen Modell folgen. Dafür gibt es mehrere Gründe.

Geistiges Heilen, vor allem aber Gebete, setzen eine persönliche Beziehung zwischen Heiler und Patient voraus, um ihre Wirkung vollständig zu entfalten. Wenn diese Beziehung bewusst verhindert wird, um den Placebo-Effekt auszuschließen, wird möglicherweise die entscheidende Voraussetzung für ungewöhnliche Heilungen weggenommen. Auch kommt es sicher darauf an, was Patienten glauben und ob sie bereit sind, sich einer ungewöhnlichen Methode zu öffnen. Wenn Patienten vor einer gefährlichen Operation stehen, entwickeln sie viele Ängste. Dass völlig unbekannte Menschen, die über keine besondere Qualifikation verfügen, für sie beten, kann durchaus zusätzlich Ängste vor ungünstiger Beeinflussung hervorrufen, auch wenn das den Patienten nicht unmittelbar bewusst ist. Ein gemeinsames Gebet mit persönlichem Text, gesprochen in Anwesenheit des Patienten, würde sicher viel eher das Vertrauen in einen günstigen Verlauf der Operation fördern – aber auch nur dann, wenn der Patient offen für ein solches Ritual ist.

Es kommen also mehrere psychologische Probleme zusammen, die eine solche Studie beeinflussen, ohne dass diese Faktoren ausreichend berücksichtigt worden wären. Stattdessen setzten die Forscher das Gebet einem Medikament gleich und versuchten, eine »spezifische Wirkung« zu messen. Aber es gibt keinen »Wirkstoff« in ihnen, der einer chemischen Substanz vergleichbar wäre, Gebete sind in ihrer ursprünglichen Bedeutung Bitten, die erfüllt werden können oder nicht.

Die Vorstellung, dass Gebete als gleichsam mechanischer Akt ohne Zutun und Wissen des Patienten in jedem Fall oder doch überwiegend helfen könnten, folgt einer sehr einfachen Philosophie. Sie lässt der Überraschung, dem Zauberhaften, dem Wunder keinen Raum mehr. Vielleicht müssen solche Studien deshalb zu verwirrenden und sich widersprechenden Ergebnissen führen, weil sie die Wirklichkeit viel zu einfach, viel zu linear sehen.

Es ist offenbar nicht möglich, die Fähigkeiten des Bewusstseins in das System von Ursache und Wirkung zu zwingen, mit dem der rationale Verstand den Alltag so gut bewältigen kann.

Das Bild der Wirklichkeit, das diesem System zu Grunde liegt, ist seit den bahnbrechenden Erkenntnissen der Quantenphysik ins Wanken geraten. Dieser relativ junge Zweig der Wissenschaft hat gezeigt, dass sich die Realität hinter dem vordergründig Sichtbaren völlig anders verhält als wir erwarten. Sie ist in gewisser Weise widersprüchlich und in hohem Maße von den Menschen abhängig, die sie beobachten.

Der Quantenphysiker Hans-Peter Dürr, emeritierter Leiter des Max-Planck-Institutes für Physik, schreibt über den Charakter der Realität:

> *Es ist grob fahrlässig und falsch, unsere Wahrnehmung der Wirklichkeit – auch wenn wir sie durch raffinierte Instrumente wesentlich erweitern – mit der Wirklichkeit schlechthin gleichzusetzen. Genau dies passiert jedoch, wenn wir wissenschaftliche Erkenntnis als allumfassend betrachten.*[82]

Unsere »Außenansicht«, schreibt Dürr, habe nur begrenzte Gültigkeit. Sie sei nur ein vergröbertes Abbild einer tieferen Wirklichkeit, deren Züge sich uns erst durch »Innensehen« erschlössen. Mit anderen Worten: Auf dem Weg der inneren Bilder könnte es möglich sein, sich der Wirklichkeit hinter dem vordergründig Sichtbaren zu nähern.

Dieser Vorstellung folgend, entwickelten Forscher ein Gedankenmodell, das ungewöhnliche Heilungen aus dem Blickwinkel der modernen Physik betrachtet, in der nicht mehr einfache Zusammenhänge von Ursache und Wirkung, sondern geheimnisvolle Sinnbeziehungen von Bedeutung sind.

Medizin und neue Physik

Der verborgene Sinn

Das von der Quantenphysik beeinflusste Erklärungsmodell für das Phänomen der Heilung wird leichter verständlich, wenn wir unseren Geist vom Sichtbaren in einen Bereich lenken, den noch kein Mensch gesehen hat, auch mit den stärksten Mikroskopen nicht.

Unsere virtuelle Reise könnte in der Praxis eines Arztes und Heilers beginnen. Auf der Behandlungsliege hat eine Patientin Platz genommen, sie erlebt in ruhiger Entspannung, wie der Heiler die Hände auflegt. Was wir als Beobachter sehen, ist jenes uralte Ritual, in dem sich Zuwendung und Öffnung begegnen, die Intention zu heilen und die Bereitschaft, die Heilung anzunehmen.

Wenn wir nun unsere Vorstellung immer tiefer in die Materie lenken, gleichsam durch die Hand des Heilers hindurch bis zu einer Stufe der Vergrößerung, die kein Elektronenmikroskop erreicht, dann betreten wir eine Welt, in der die gewohnten Naturgesetze immer mehr an Bedeutung verlieren. Die einzelnen Atome, um deren Kern nach einer Modellvorstellung der Physiker Elektronen kreisen wie Planeten um eine Sonne (was keine fotografisch genaue Beschreibung ist), bestehen im Wesentlichen aus leerem Raum und sie sind auch keineswegs die kleinsten Objekte des Universums. Fliegen wir noch tiefer hinein in diese unsichtbare Welt, dann erreichen wir die Quanten, unvorstellbar kleine Objekte mit geradezu geisterhaften Eigenschaften. Auf dieser bisher tiefsten Ebene der physikalischen Wirklichkeit gibt es nichts mehr, an dem sich unser Alltagsverstand festhalten könnte. Wenn wir nämlich die Quanten genauer betrachten, beginnen sie gleichsam zu verschwimmen, sie werden unscharf und verlieren ihre Festigkeit. Sie haben, wie die Physik schon seit fast hundert Jahren weiß, eine rätselhafte Doppelnatur. Je nachdem, ob ein Forscher im Labor beschließt, den Ort zu bestimmen, an dem sie sich aufhalten, oder den Impuls, also die Bewegung oder Geschwindigkeit, zeigen sie sich als feste Objekte oder scheinen sich vollständig aufzulösen. Die Physiker gehen sogar so weit, dass sie sagen, der Beobachter selbst lege fest, welche Existenzform das kleinste Teilchen annehme, ob es also fest sei oder als Welle erscheine.

So ist es der Beobachter, der die Wirklichkeit erschafft, mit seiner Intention, mit seinem Wunsch, eine Messung vorzunehmen. Auf der Quantenebene existiert keine Wirklichkeit mehr, die unabhängig ist von demjenigen, der sie betrachtet (wie das ja auch der Konstruktivismus behauptet, von dem schon die Rede war).

Auf dieser unvorstellbar tiefen Ebene gelten aber noch viel seltsamere Gesetze. Sind nämlich zwei dieser janusgesichtigen Teilchen einmal miteinander in Verbindung gewesen, in der Art, dass sie ein »System« bildeten, wie die Physiker sagen, dann bleiben sie vollständig miteinander verbunden und reagieren synchron, auch wenn sie sich nahezu unendlich weit voneinander fortbewegen. Legt der Physiker im Labor den Zustand des ersten Teilchens fest, richtet sich das zweite Teilchen synchron aus, und zwar unmittelbar, ohne dass die geringste Zeit vergeht.

Diese im Experiment zweifelsfrei nachgewiesene Eigenschaft hat gezeigt, dass sich beide Teilchen wie ein »Zwillingspaar« verhalten. Und dennoch kann zwischen ihnen kein Informationsaustausch stattgefunden haben, denn auch in der Quantenphysik gilt die Lichtgeschwindigkeit als unüberwindbare

Schranke. Wenn also zwei Teilchen weit voneinander entfernt sind, müssten sie mit Überlichtgeschwindigkeit in Kontakt treten, um sich synchron zu schalten, das aber ist unmöglich.

Die Quantenphysiker stellten deshalb eine geheimnisvolle, von Ort und Zeit unabhängige (also »nicht-lokale«) Verbindung zwischen den beiden Teilchen fest, die sie »Verschränkung« nannten. Auf der tiefsten physikalischen Ebene der Wirklichkeit ist demnach alles miteinander verbunden, so wie das die Überlieferungen vieler Völker, vor allem des Ostens, schon immer sagten.

Aber die Erkenntnisse der Quantenphysik lassen sich nicht unmittelbar in unsere sichtbare Wirklichkeit übertragen. Auf dem Weg von Kleinsten zum Großen scheinen sich die geisterhaften Eigenschaften nach und nach zu verflüchtigen, so als ob im Großen andere, einfachere Gesetze gelten würden als im Urgrund der Materie. Einzelne Wissenschaftler experimentieren zwar mit winzigen Objekten, die zumindest mehrere Atome umfassen[83] (aus Sicht der Quantenphysik bereits eine enorme Größe), sie erwarten sogar, sich vielleicht nach und nach der sichtbaren Welt nähern zu können. Ob sie die Grenze zum Sichtbaren jemals überschreiten können, ist ungewiss.

Aber es gibt eine Möglichkeit, die Ideen der Quantenmechanik zu nutzen, um die sichtbare Welt besser zu verstehen. Harald Atmanspacher vom Max-Planck-Institut für extraterrestrische Physik in Garching, Hartmann Römer vom Institut für Theoretische Physik der Universität Freiburg und der Medizinpsychologe Harald Walach von der Universität Northampton in England haben nachgewiesen, dass sich mit einer geringfügigen, mathematisch zulässigen Veränderung des Formelwerkes die rätselhaften Quanteneffekte auch in unserer sichtbaren Welt beschreiben lassen.[84]

Ausgangspunkt ihres Gedankenspiels war die Überlegung, dass Heiler und Patient im Moment der Behandlung auf eine besondere Weise verbunden sein könnten. Wenn es diese Verbindung über den selbstverständlichen persönlichen Kontakt hinaus tatsächlich gibt, dann ist sie zumindest bei einer Fernheilung »nicht-lokal«, wie die Quantenphysiker sagen würden: Es fließt keine uns bekannte Energie, es werden keine Signale übertragen. Wenn Heilungen über große Entfernungen gelingen, dann ist es nur schwer vorstellbar, dass klassische physikalische Wege eine Rolle spielen. Aber auch bei der Behandlung in einer Praxis könnten sich heilende Bilder vielleicht auf diesem Weg, also gleichsam unmittelbar, übertragen. Dieser Gedanke ist neu, weil er ausschließt, dass ein Signal zwischen den beiden Personen fließt. Er geht vielmehr davon aus, dass wie zwischen den »Zwillingspaaren« der Quanten in der besonderen Situation des Heilrituals eine »Verschränkung« entsteht.

Vielleicht, so vermutet die Forschergruppe, ist die Welt ja auf allen Ebenen der Wirklichkeit so konstruiert, dass es unter bestimmten Bedingungen eine nicht-lokale Verschränkung gibt. Die mathematische Ableitung belegt, dass dieser Gedanke zulässig ist; experimentell bewiesen ist die Theorie aber noch nicht.

Seit C. G. Jung mit dem zu seiner Zeit größten Quantenphysiker Wolfgang Pauli die Theorie der Synchronizität entwickelte,[85] spielt diese geheimnisvolle Verbindung auch in der Psychologie eine Rolle: Nicht selten geschehen ja auch im Alltag Dinge, die uns sinnvoll und zusammenhängend erscheinen, obwohl keine bekannte physikalische Kraft beteiligt sein kann. Wir bezeichnen ein solches Zusammentreffen als Zufall, aber es ereignet sich seltsamerweise oft genau dann, wenn wir es brauchen – wir suchen vielleicht nach der Lösung einer schwierigen Frage, und genau in diesem Moment kommt jemand auf uns zu und gibt uns den Schlüssel dazu. Möglich auch, dass wir aus heiterem Himmel eine Information erhalten, die sofort den Charakter einer Gewissheit annimmt. Und viele Geschichten aus Kriegszeiten erzählen von Uhren, die genau zu der Zeit stehen blieben, als ihre Besitzer starben.

Aus solchen Beispielen entwickelten Jung und Pauli die Vorstellung, psychische und materielle Prozesse wurzelten in einem gemeinsamen Grund, die Jung »unus mundus«, die »eine Welt« nannte.

Eine Verschränkung, vermutet die Freiburger Forschergruppe, könnte sich auch beim Geistigen Heilen einstellen, weil zwischen Heiler und Patient durch das Ritual ein gemeinsames System entstünde, das für eine gewisse Zeit beide Partner in Gleichklang bringen könnte. Heilerinnen und Heiler, vermutet Hartmann Römer, könnten so, wenn sie vollständig gesammelt sind, vielleicht das Bild der Genesung übertragen, das nun die Selbstheilung eines Patienten in Gang setzt. Weil das Phänomen der Verschränkung aber flüchtig ist, entziehen sich die Erfolge der Statistik und sind deshalb nicht beliebig zu wiederholen.

Die Welt, vermutet der Physiker, könne auf zweifache Weise funktionieren: Zum einen gebe es natürlich die Verbindung von Ursache und Wirkung, die alltägliche Mechanik des Lebens. Auf dieser Ebene vollziehen sich die Heilungen der Schulmedizin, auch die Kräfte der Selbstheilung lassen sich so erklären. Zum anderen aber gebe es wohl auch eine Verbindung durch den Sinnzusammenhang, die Wirkung nichtlokaler Kräfte, Heilungen jenseits der Schranken von Raum und Zeit.

Wenn sich zwei Forscher auf diesem Planeten für jeweils nur eine dieser beiden Beschreibungen der Welt entschieden, so erklärt das Harald Walach, dann stünden sie zunächst Rücken an Rücken und blickten in entgegengesetzte Richtungen. Wenn sie nun beide vorwärts gingen, auf dem Weg ihrer Erkenntnis, dann entfernten sie sich mehr und mehr voneinander, einer folgte der Beobachtung der Materie und den Gesetzen von Ursache und Wirkung, der andere den geheimnisvollen Zusammenhängen tieferer Ebenen des Seins und den Gesetzen des Sinnzusammenhangs. Beide würden auf ihrem Weg gut vorankommen und sich nach und nach nicht mehr aneinander erinnern. Am Ende aber stünden sie sich plötzlich Aug in Aug gegenüber. Dies wäre die Versöhnung der Richtungen und die Erkenntnis, dass unsere Wirklichkeit zwei Seiten haben könnte, die sich vollständig voneinander unterscheiden und die dennoch denselben Zielpunkt erreichen.

Die Theorie der Freiburger Forscher ist die am weitesten gehende Erklärung jenseits der Anerkennung spiritueller Verbindungen, also des Glaubens an »übernatürliche« Kräfte, die unser Leben beeinflussen und vielleicht lenken.

Das Licht des Lebens

Aber es gibt noch ein anderes Modell, das manche Phänomene, vor allem die Erfolge einer direkten Behandlung erklären kann. Es ist die Theorie der Biophotonen, die von dem deutschen Physiker Fritz Albert Popp aufgestellt wurde.
Popp entdeckte vor einigen Jahrzehnten, dass biologische Systeme – Pflanzen, Menschen, Tiere – offenbar in der Lage sind, in ihren Zellen Licht zu speichern. Dieses Licht geben sie nach und nach wieder ab, in einer besonderen und für Popp zunächst verblüffenden Form: Es sei, so erklärt er, in hohem Maße kohärent, also perfekt geordnet, noch präziser als ein Laserstrahl.
Was aus den Zellen zurückwirkt, sind keine besonderen Pho-

tonen – Lichtquanten sind Lichtquanten, da besteht kein Unterschied. Popp gab ihnen den Namen Biophotonen, weil sie nach seiner Theorie dazu dienen könnten, innerhalb oder zwischen biologischen Systemen Informationen zu übertragen.

Hoch kohärentes Laserlicht wird heute schon zur Informationsübertragung eingesetzt. Wenn das Licht, das aus den Zellen von Lebewesen zurückstrahlt, eine noch höhere Kohärenz besitzt, so folgerte Popp, dann muss das einen biologischen Grund haben. Es könnte sein, so vermutet er, dass diese Strahlung die Ordnung aller Lebensprozesse steuert und aufrechterhält, vermutlich über die Gene, die demnach nicht nur von körpereigenen chemischen Substanzen gesteuert, sondern gleichsam von einem Netz hoch geordneter Photonen im Gleichgewicht gehalten würden.

Die Existenz der Lichtstrahlung ist nach Jahrzehnten harter Auseinandersetzungen in der Forschergemeinde anerkannt: Sie gilt als nachgewiesen, auch dass die Strahlung hoch geordnet, also kohärent ist. Dass diese Eigenschaften eine biologische Bedeutung haben, ist nicht sicher, liegt aber nahe. Sie könnten am Ende innerhalb der Zellen eine ordnende Funktion erfüllen.

Nach der Vorstellung Popps und zahlreicher Forscher, die auf dem gleichen Gebiet arbeiten, zum Beispiel des Molekularbiologen Roeland van Wijk von der Universität Utrecht in den Niederlanden, bedeutet Krankheit einen Zustand wachsender Unordnung. Aus vielerlei Gründen nimmt die Kohärenz der Biophotonenstrahlung ab, das Licht aus den Zellen kann die Harmonie des Körpers nicht mehr aufrechterhalten.

Wenn es dem Patienten gelingt, etwa über innere Bilder, also mit der Kraft seines Bewusstseins, wieder Harmonie zu intendieren, könnte das die Biophotonenstrahlung beeinflussen und auf diesem Umweg die Ordnung aller Körperfunktionen wieder herstellen.

Auch die besondere Kraft von Heilern ließe sich so erklären: Wenn sie ihr Bewusstsein verändern, um den Impuls der Heilung auf ihren Patienten zu übertragen, könnte die Photonenstrahlung ihrer Hände eine höhere Ordnung erreichen. Und dieser Impuls würde sich direkt auf das Photonenfeld des Patienten auswirken, die Selbstheilung würde dann weniger vom Bewusstsein des Patienten sondern vor allem von der Fähigkeit des Heilers abhängen, seine Lichtabstrahlung zu ordnen, auf welchem Wege der Imagination und der Konzentration auch immer.

In seinem Labor im Technologiezentrum Kaiserslautern und später in Neuss haben Popp und seine Mitarbeiter immer wieder Heiler getestet und untersucht, ob sich die Theorie belegen lässt. Solche Tests sind nicht einfach, denn für die Messung der Photonenstrahlung muss ein Raum absolut dunkel sein. Natürlich gibt es solche Kammern; aber diese extremen, von der Alltagssituation völlig unterschiedenen Studienbedingungen beeinflussen natürlich Heiler und Patient auf unzulässige Weise. Damit die besonderen Umstände des Experiments nicht die Ergebnisse verfälschen, sind also Bedingungen notwendig, die der »normalen« Situation entsprechen.
In einer der Studien aus der jüngsten Zeit kam der Molekularbiologe Roeland van Wijk auf den Gedanken, dass ein Heiler, der sich auf einen Patienten konzentriert, gleichsam nebenbei andere biologische Lebensformen im Behandlungsraum beeinflussen könnte.
Der Biologe stellte eine geschlossene Versuchsanordnung mit lebenden Zellen in der Nähe des Heilers auf. Es handelte sich um Algenzellen mit dem biologischen Namen *Acetabularia acetabulum*. Diese Zellen waren schon mehrfach untersucht worden, ihre Photonenstrahlung unter »normalen« Bedingungen war gut dokumentiert.
Diese Bioindikatoren in der Messanordnung gaben nun ohne

Störung des Behandlungsrituals Auskunft über die Veränderungen in jenem Feld, das der Heiler nach Vorstellung der Forscher beeinflusste, wenn er seine Hände auflegte.
Das Ergebnis der Messungen während der Heilbehandlung war verblüffend: Während des Rituals veränderte sich der Rhythmus der Photonenstrahlung in der Probe gegenüber jenen Perioden, in denen keine Behandlung stattfand.
Könnte es sein, dass Heiler tatsächlich »ordnend« in das »Feld« eines Patienten eingreifen? Oder lassen sich Behandlungserfolge eher mit den Überlegungen der Freiburger Forscher erklären? Brauchen wir überhaupt solche Modelle oder genügen nicht die gesicherten Ergebnisse der Placebo-Forschung, die dem Bewusstsein eine große Kraft zusprechen?

Es sind die äußersten Grenzen der Wissenschaft, an denen wir hier stehen, Grundlagenforschung, die zeigen könnte, dass es jenseits eindeutiger materieller Regelkreise noch andere, gleichsam weniger grobe, ja sogar extrem feine Prozesse geben könnte, die das Leben steuern oder wenigstens beeinflussen. Welche Bedeutung haben diese Überlegungen nun für unser Verständnis von Krankheit und Heilung? Welche Folgerungen lassen sich daraus ziehen?

Die sechs Ebenen der Heilung

Was wir bisher gesehen haben, legt ein mehrschichtiges Modell der Heilung nahe, bei dem Ärzte, Heiler und Patienten auf vielfältige Weise in Resonanz treten.
Die unterste Ebene könnte man »Ebene der Reparatur« nennen. Hier sind chirurgische Eingriffe angesiedelt, Wundbehandlungen und ähnliche Eingriffe der Akutmedizin.

Die nächste Ebene betrifft die Körperchemie: Hier werden Medikamente wirksam, von einfachen Kopfschmerztabletten bis zu Antibiotika.
Die dritte Ebene berührt das Bewusstsein. Hier entstehen die Placebo-Effekte, also alle Veränderungen, die mit dem Glauben an die Wirkung und die Gewissheit einer Heilung zu tun haben. In gewisser Weise steht diese Ebene im Zentrum: Sie beeinflusst die Körperchemie ebenso wie viele andere Parameter, ja sie kann selbst die Ebene der Reparatur berühren, wie zahlreiche Untersuchungen gezeigt haben (zum Beispiel die Scheinoperationen bei Kniebeschwerden).
Die vierte Ebene könnte man die »energetische« nennen. Sie entspricht am meisten dem, was Heiler schon immer sagen: dass sie eine unbenennbare Kraft ausstrahlen, die aus einer »höheren Dimension« zu kommen scheint. Diese Ebene könnte mit den Biophotonen zu tun haben und mit einem ordnenden Feld, das Heiler vielleicht auf ihre Patienten übertragen.
Die fünfte Ebene schließlich wäre die der Sinnzusammenhänge, wie sie sich aus der Quantenmechanik ableiten lassen. Auf dieser Ebene spielen im strengen Sinne des Wortes materielle Prozesse keine Rolle mehr. Veränderungen geschehen plötzlich und sind nicht beliebig wiederholbar. Es ist jener Bereich, in dem vielleicht das geschieht, was wir Wunder nennen.
Die sechste und höchste Ebene könnte man die »spirituelle« nennen. Sie wird nach alter Vorstellung von Engeln und Geistern bewohnt, ein Ort göttlicher Kraft, wie ihn alle spirituellen Traditionen der Welt postulieren. Diese Ebene lässt sich niemals im wissenschaftlichen Sinn beweisen, gleichwohl verbinden sich nahezu alle Heiler der Welt mit ihr, ganz gleich, welcher Kultur sie angehören. Es muss offen bleiben, ob sie nur eine besonders wirkungsvolle Vorstellung ist, die das kreative Bewusstsein der Menschheit erschaffen hat, oder ob sie darüber hinaus als »äußere Realität« existiert, eine dann fraglos unbegreifbare Macht.

Diese Ebene ist offenkundig wirksam, und deshalb ist es letztlich nicht allzu wichtig, ob Heiler, Ärzte und Patienten sie in eher transzendentem oder eher psychologischem Licht sehen. Wer mit ihr arbeitet, hat gelernt, sie zu akzeptieren: Es geht um eine Verbindung, die spürbare Ergebnisse bringt, das ist alles.

Bei jeder Heilung spielt die Atmosphäre, in der sich diese sechs Ebenen in der Praxis eines Arztes oder Heilers verbinden, eine nicht zu unterschätzende Rolle. Was einem Patienten hilft, hängt sowohl von dem ab, was der Arzt glaubt und weiß, als auch davon, was der Patient erwartet. Damit die Behandlung gelingt, kommt es deshalb auch auf die »Inszenierung« an.

Jede Heilbehandlung gleicht einem Theaterstück, bei dem sich die Zuschauer zunächst vollständig in den Bann der Schauspieler und der Handlung begeben. Eine große Zahl der Theaterbesucher fühlt sich besonders von alten, überlieferten Stücken berührt, vielleicht, weil die Themen und ihre Darstellung in den tiefen Ebenen der Seele ihre Entsprechung finden. Für einen anderen Besucher wiederum könnte eine werkgetreue Aufführung des Stückes, in alten Kulissen und alten Kostümen, ein Gefühl des Anachronistischen hervorrufen, die Verkleidung der Schauspieler würde er als Mummenschanz erleben und die eigentliche Botschaft des Stückes deshalb ablehnen.

Die Künstler der Heilung müssen sich darauf einstellen, ihre Botschaft in immer anderem Gewand den Patienten nahe zu bringen: Mit alten Ritualen ebenso wie mit modernen, die wir aus den Praxen und Krankenhäusern gewohnt sind. Denn auch was in der High-Tech-Umgebung moderner Kliniken geschieht, ist ja in mancherlei Hinsicht eine rituelle Handlung.

Heiler und Schamanen sind eher die Vertreter alter Inszenierungen und überlieferter Schauspiele, Ärzte dagegen Regisseure moderner, beinahe nüchterner Inszenierungen und moderner Stücke. Beide Gruppen aber müssen gleichermaßen das Skript der Heilung auf der Bühne ihrer Praxis zum Leben erwecken, und manchmal werden sie enttäuscht feststellen, dass ihre Kunst die Besucher nicht erreicht. In diesem Fall muss die Behandlung scheitern und eine Heilung kann nicht geschehen.

Die moderne medizinische Forschung hat gezeigt, dass die Inszenierung, also die Vermittlung von Sinn, für das Kunstwerk der Heilung entscheidend sein kann. Sinnzusammenhänge aber werden immer subjektiv erlebt, also müssen die Künstler, wenn sie die Menschen erreichen wollen, sich stets an ihrem Gegenüber messen. Das bedeutet nicht, sich blind den Bedürfnissen und Forderungen des Publikums anzupassen, wohl aber, die eigentlichen, vielleicht verborgenen Wünsche der Menschen zu kennen, also zu verstehen, was Seele und Geist brauchen.
Der Künstler muss von seiner Arbeit vollständig überzeugt sein, von der Wucht seiner Aussage und der Kraft seiner Darstellung. Nur wenn er aus der Tiefe seiner Persönlichkeit die Auswahl des Stückes und die Art der Inszenierung vertritt, wird er viele Menschen erreichen.
Es liegt nahe, dass Künstler nicht nach einem festliegenden Schema arbeiten können, auch in der Kunst des Heilens ist jede Behandlung etwas Einzigartiges und Neues. Natürlich gibt es auch das Serielle, also Handlungen und Methoden, die sich wiederholen, was im Alltag durchaus genügen mag, auch Kunsthandwerk hat seine Berechtigung. Wenn sich aber schwierigere Erkrankungen der Einordnung in eine Grundidee entziehen, ist der Arzt oder Heiler mit seiner ganzen Persönlichkeit und Kreativität gefordert.
Im Patienten wird dann die Kraft der Aufführung für lange

Zeit nachwirken, im Idealfall wird sie ihn verwandeln und die Heilung in ihm in Gang setzen. Manches wird wie von selbst geschehen, anderes fordert vielleicht die bewusste Entscheidung des Patienten, Dinge in seinem Leben zu verändern.

Wenn Heilung geschieht, dann können alle sechs Ebenen beteiligt sein, ganz gleich ob sich ein Patient in der Praxis eines klassischen Mediziners oder eines Heilers behandeln lässt. Die unterschiedlichen Wirkungsebenen sind nicht einfach voneinander zu trennen, wenn auch die Heiler eher in den »feineren«, die Ärzte eher in den »groberen« Bereichen arbeiten, was keinesfalls eine Wertung bedeutet, sondern nur den jeweiligen Anteil des »Mechanischen«, Materiellen meint. Auch Chirurgen können sich gleichzeitig zu ihrer kunstvollen Reparaturarbeit mit einem Teil ihrer Persönlichkeit auf den feineren Ebenen des Bewusstseins bewegen.

Weil es eine strenge Trennung nicht geben kann, spricht viel dafür, keine dieser Ebenen besonders hervorzuheben oder andere gering zu schätzen. In der Verbindung aller dieser Bereiche könnte sich am Ende das Bild einer Medizin abzeichnen, die den Menschen nicht als Maschine begreift, sondern als ein Wesen, für das körperliche, geistige, seelische und spirituelle Bedürfnisse gleichermaßen wichtig und für die Heilung entscheidend sind.

Auf dem Weg zu einer Synthese könnte ein Heilverfahren eine besondere Rolle spielen, von dem noch nicht ausführlich die Rede war: die Homöopathie. Diese Kunst nimmt für sich in Anspruch, die heilende Information als entscheidende Kraft zu nutzen. Damit berührt sie die Ebene des Bewusstseins. Gleichzeitig aber bindet sie diese Information an eine materielle Substanz, und sie berührt auch die vierte Ebene, in der sich ordnende Energien verbergen könnten, vielleicht sogar die fünfte, denn in der Homöopathie spielen Sinnzusammenhänge eine bedeutende Rolle.

Die Kunst des Vergleichens

Information aus dem Nichts

Die Homöopathie wirkt gleichsam an der Schnittstelle zwischen Körper und Seele, dort wo aus Ängsten, Glaubensvorstellungen und Erwartungen sichtbare Symptome werden und umgekehrt. Sie scheint auf den ersten Blick der Schulmedizin ähnlich, denn die Ärzte und Heilpraktiker, die sie anwenden, verschreiben stets eine Arznei, die der Patient einnehmen muss. Aber die Vertreter der klassischen allopathischen Medizin rücken dieses Verfahren in den Bereich der Illusion, denn die homöopathischen Arzneien unterscheiden sich vollständig von den Tabletten und Kapseln, die chemische Substanzen in den Körper transportieren. Sie enthalten nämlich bei genauer Betrachtung nichts Materielles mehr, bis auf die Tablette selbst, die meist aus Milchzucker oder ähnlichen Stoffen besteht, denen keine medizinische Wirkung zuzuordnen ist.

Die Homöopathie heilt mit Information, sagen ihre modernen Vertreter, also mit einem mächtigen Mittel der Veränderung, wie die Placebo-Forschung gezeigt hat. Aber die heilende Information vermittelt sie nicht mit Worten oder einer bedeutungsvollen Geste, sondern sie prägt sie den Globuli auf, winzigen Tabletten, die aus Sicht der Homöopathen Träger einer heilenden Schwingung sind, jenseits von Sprache und Ritualen. Kein Homöopath würde die Bedeutung der Zuwendung in der Heilkunst leugnen, auch nicht die Kraft der Selbstheilung. Wie bei jeder Medizin spielen diese Ebenen auch in der Homöopathie eine große Rolle. Aber über diesen offenkundigen Zusammenhang hinaus messen die Homöopathen den Globuli (oder den Tropfen, eine zweite Darreichungsform) die wesentliche Kraft der Heilung zu: Weil sie die Information enthalten, die der Körper benötigt, um wieder gesund zu werden, sind sie kein Mittel, das unmittelbar die Organe beeinflusst, sondern sie tragen ein Bild, das mit den Schwingungen des Körpers und der Seele in Resonanz tritt und auf diese Weise wirksam wird. Homöopathie ist in diesem Sinne vollständig vom Konzept der Schulmedizin unterschieden, denn sie vertraut einer immateriellen Kraft, die auf bisher ungeklärte Weise die »Blaupause der Heilung« anzusprechen scheint. Weil sie den Anspruch erhebt, mit Information zu heilen, ist sie in gewisser Weise eine Methode, die auf den Geist setzt, wo sich ja Information in körperliche Veränderung verwandeln kann.

Aus Sicht der mechanistischen Wissenschaft ist die Homöopathie ein völlig wirkungsloses Verfahren, denn sie widerspricht vollständig dem anerkannten Verständnis der Wirklichkeit. Und so verkünden die großen medizinischen Fachzeitschriften regelmäßig »das Ende der Homöopathie« und untermauern dieses Urteil mit Studien, die ihren Arzneien nur die Heilkraft eines Placebos zugestehen (was allein schon nicht wenig wäre).

Dagegen können klassische Homöopathen ebenso regelmäßig gut untermauerte Studien vorlegen, die eindeutige Wirkungsnachweise führen. Vor allem aber präsentieren sie beeindruckende Fallgeschichten, von denen manche wie die Beschreibung von Wundern erscheinen.

Die Homöopathie hat es aus prinzipiellen Gründen schwer, den Goldstandard der medizinischen Forschung zu erfüllen, der ja für die Zulassung von Medikamenten gefordert wird, also Patientenuntersuchungen, die dem Prinzip der randomisierten Doppelblindstudie folgen. Dieses Studiendesign geht ja stets davon aus, dass alle Patienten mit einer bestimmten Erkrankung grundsätzlich miteinander vergleichbar sind und dass sie ähnlich reagieren. Es setzt außerdem voraus, dass die getestete Arznei, deren Wirksamkeit mit der Studie überprüft werden soll, genau diese Erkrankung und ihre klar abgegrenzten Symptome bekämpft.

Hömöopathische Ärzte und Heilpraktiker haben aber aus gutem Grund eine vollständig andere Vorstellung der Wirklichkeit: Aus ihrer Sicht und Erfahrung sind weder alle Patienten, die unter einer bestimmten Erkrankung leiden, im Wesentlichen gleich, noch bekämpft eine homöopathische Arznei einzelne Erkrankungen, wie sie die konventionelle Medizin definiert.

Homöopathen suchen ganz im Gegenteil bei ihren Patienten gerade die Symptome und Eigenschaften, die sie als Person unverwechselbar und ganz unvergleichbar mit anderen Patienten machen, auch wenn sie vielleicht unter denselben Grundbeschwerden leiden. Und folgerichtig finden sie für jeden von ihnen auch unterschiedliche Arzneien.

Wie aber ist es möglich, dass in den Arzneiverzeichnissen zum Beispiel für das Symptom »Kopfschmerzen« mindestens zwanzig Mittel zu finden sind, die keinerlei Ähnlichkeit miteinander haben? Können so unterschiedliche Substanzen wie Eisenhut, Tollkirsche, Nitroglycerin, das Gift der Buschmeisterschlange, Steinklee, Tintenfisch, metallisches Zinn oder Koffein tatsächlich dieselben Beschwerden lindern oder gar heilen? Und wie, wenn nicht mit einer klassischen Studie, lässt sich überprüfen, welche dieser Substanzen bessere Chancen hat, einen Patienten vom Kopfschmerz zu befreien?

Die Antwort der Homöopathie ist ganz eindeutig: Jedes dieser Mittel kann im Zusammenhang mit dem Symptom »Kopfschmerz« das richtige sein, weil es nicht darum geht, den

Kopfschmerz allein zu behandeln, sondern ein Gesamtbild, das sich hinter diesem Symptom versteckt und sich durch dieses Symptom bemerkbar macht. Weil der Schmerz (der sich zudem in vielen Färbungen, also ganz unterschiedlich darstellen kann) nur eine Lebensäußerung ist, mit der sich eine Disharmonie dem Menschen mitteilt, würde es wenig nützen, die Information zu löschen, ohne den Absender genauer zu betrachten. Das wäre so, als ob man den Überbringer einer Botschaft tötete, statt die Botschaft selbst zu verstehen und sich demjenigen zuzuwenden, der sie uns sandte.

Homöopathen geben sich deshalb mit der Information »Kopfschmerzen« niemals zufrieden. Sie lesen im persönlichen Brief des Körpers an den Geist jedes Wort und suchen selbst zwischen den Zeilen nach einer versteckten Botschaft. So finden sie in einem langen Gespräch mit dem Patienten zum Beispiel heraus, ob der Schmerz mehr die linke oder mehr die rechte Seite betrifft, ob er mehr äußerlich oder mehr innerlich spürbar ist, ob er sich als ziehend oder stechend, als pochend oder klopfend, als stumpf oder scharf beschreiben lässt. Auch ist es wichtig, ob sich der Schmerz leichter durch Kühlung oder eher durch Wärme lindern lässt, ob er vor allem morgens, abends oder nachts auftritt oder geht (vielleicht auch ganz genau: um welche Uhrzeit dies geschieht), ferner in welchem Zusammenhang er sich zeigt: als Folge von Nässe oder Hitze, als Reaktion auf einen Schrecken oder eher als Folge einer länger dauernden Traurigkeit.

Das alles sind nur Beispiele, denn im Gespräch zwischen Arzt und Patient spielen winzige Details und auf den ersten Blick kaum wahrnehmbare Unterschiede eine wichtige Rolle. Schließlich – und das ist das Wichtigste – ist der Kopfschmerz selbst in allen seinen persönlichen Varianten nur der Anlass, sich einer Kette ganz anderer Symptome zuzuwenden, die auf den ersten Blick in keinerlei Zusammenhang mit dem Grund standen, der den Patienten in die Praxis geführt hat.

Aber diese oft sehr seltsamen Symptome führen den Homöopathen zu einem Gesamtbild, das den Patienten möglichst vollständig beschreibt.

Auf der Suche nach diesem Gesamtbild kann es beispielsweise bedeutsam sein, dass ein Mensch stets am späten Vormittag großen Hunger verspürt, ganz unabhängig davon, wann er gefrühstückt hat, dass er aber am Nachmittag bis weit in den Abend ohne Essen auskommt und sich damit wohl fühlt, oder umgekehrt: dass er mittags eher spät isst und dennoch schon früh am Abend wieder großen Heißhunger verspürt.

Solche Unterschiede, die aus Sicht der allopathischen Medizin völlig unwichtig erscheinen, gewinnen in der Homöopathie große Bedeutung, denn sie zeigen, worin sich ein Mensch in seiner Grundgestalt von einem anderen unterscheidet. Auf der Suche nach der richtigen Arznei sind deshalb vor allem Details wichtig, und unter diesen alle ungewöhnlichen, vielleicht sogar verrückt erscheinenden Verhaltensweisen und Gewohnheiten. Dabei spielen körperliche und seelische Besonderheiten gleichermaßen eine Rolle, auch Träume oder Phantasien können eine Spur sein, die zu der richtigen Arznei führt.

Im Erstgespräch fahndet der Homöopath nach all diesen Details, weil er von Anfang an danach trachtet, ein Gesamtbild zusammenzufügen, das aus vielen Teilen eines Puzzles besteht. Das Mittel, das er auf diesem Weg sucht und findet, wird Simile oder Simillimum genannt, was das Ähnliche oder das Ähnlichste bedeutet, jenes Mittel nämlich, das in der sichtbaren Gestalt winziger Kügelchen oder einer wässrigen Lösung gleichsam alle Teile des Puzzles in sich enthält. Wenn der Patient dieses Mittel einnimmt, dann tritt es in Resonanz mit dem Körper und der Seele und gibt ihnen den Schub, den sie zur Heilung brauchen, es regt also auf eine geheimnisvolle Weise die Selbstheilungskräfte an. Wenn das Bild, das der Patient im Gespräch mit dem Homöopathen von sich zeichnete, genau dem Bild entspricht, für das die Arznei steht, verschwinden alle unangenehmen Symptome in kurzer Zeit, manchmal unmittelbar. Der Mensch insgesamt kommt wieder ins Gleichgewicht, was ihn vor weiteren Erkrankungen und Rückfällen für eine gewisse Zeit bewahrt und auch den Verlauf zukünftiger Erkrankungen von vorneherein abmildert.

Die Homöopathie ist, weil sie ein Bild aufdeckt, das sich hinter der Oberfläche von Symptomen verbirgt, weniger Handwerk als Kunst. In der Anamnese muss sich der Arzt oder Heilpraktiker von seiner Intuition ebenso leiten lassen wie von seinem Wissen. Am ehesten können wir das Erstgespräch mit einer langsamen Bewegung im Ausstellungsraum einer Gemäldegalerie vergleichen, so als ob ein Betrachter zunächst nur das Detail eines Gemäldes sehen könnte, weil er sich ganz nah an der Leinwand aufhält, um dann, indem er sich rückwärts in den Raum begibt, immer mehr Teile wahrzunehmen, bis er das ganze Bild vollständig überblickt. In seinem Geist mag er einzelne Teile zusammensetzen wie in einem Puzzle, in Wirklichkeit aber ist das Ganze ja schon vorhanden und muss sich dem Blick nur nach und nach erschließen, bis es in allen Details und Farben als ein einziges unteilbares Kunstwerk vor den Augen des Betrachters steht.
Dieses Bild nun muss sich in möglichst vielen Einzelheiten, vor allem aber in seinem Gesamteindruck und seiner Ausstrahlung, mit dem verkleinerten Abbild decken, das die Arznei enthält. Auf die Entfernung lässt sich leicht erkennen, dass die unterschiedlichen Gemälde, die in dieser Abteilung der Galerie ausgestellt sind, alle ein Detail enthalten, das gleich oder ähnlich erscheint, den Kopfschmerz in unserem Beispiel, dass sie sich aber sonst in vielen oder fast allen anderen Gestaltungsmerkmalen voneinander unterscheiden. Weil das so ist, können eben sowohl die getrocknete Tinte aus dem Beutel des Tintenfisches als auch das Gift der Busch-

meisterschlange oder der Steinklee das richtige Mittel sein, um einen Kopfschmerz zu heilen. Die Arznei tut das gleichsam nebenbei, indem sie sich mit dem Bild verbindet, das der Patient von sich zeichnet und mehr noch: das ihn auszeichnet, das also sein Abbild ist.

Wie aber kann eine Arznei diesen fast magisch erscheinenden Schritt tun? Wie entfalten die pflanzlichen, tierischen oder mineralischen Stoffe ihre Wirkung?
Sie tun es auf eine Weise, die dem materialistischen Denkmuster unserer Zeit unverständlich und deshalb suspekt erscheint. Anders als die Mittel der Schulmedizin, die sich zur Aufgabe machen, ein konkretes Symptom mit der Macht der Chemie auszulöschen, indem sie im Blut oder den Zellen des Körpers Veränderungen hervorrufen, tritt das homöopathische Mittel auf geheimnisvolle Weise in Resonanz mit den Mustern des Körpers und der Seele.
Wie dies geschehen könnte, untersuchen mehrere Forscher in aufwändigen Testreihen: Der Molekularbiologe Roeland van Weijk vermutet, dass sich durch den Prozess der Potenzierung dem Wasser die Information aus der Ursubstanz aufprägen könnte.[86] Dieses »Gedächtnis des Wassers« ist eine umstrittene, aber nicht ganz unwahrscheinliche Theorie zur Erklärung des Phänomens. Auch quantenphysikalische Modelle sind derzeit in der Diskussion. Wenn es in Zukunft eine wissenschaftliche Erklärung geben sollte, dann werden wir sie vermutlich auf diesen bis heute noch wenig erforschten Ebenen finden.
An dieser Stelle kommt es aber zunächst einmal darauf an zu verstehen, wie das Bild eines Patienten in einer Arznei seine Entsprechung finden kann. Diese Frage können wir beantworten, wenn wir uns ansehen, wie homöopathische Medikamente in ihrer Wirkung überprüft werden.

Wenn eine neue Substanz geprüft werden soll, dann geschieht dies stets mit einer Gruppe von Freiwilligen. Tierversuche sind nutzlos, weil es ja darum geht, ein Bild zu erkennen, das einem Menschen entspricht. Um dies möglich zu machen, bedarf es der Beschreibung und des klärenden Gespräches. Außerdem kann ein Tier nie genau das gleiche Bild tragen wie ein Mensch.

Bevor die Versuchspersonen das neue Mittel einnehmen, unterziehen sie sich einer Selbstprüfung. Es geht nämlich zunächst darum herauszufinden, was für jeden Einzelnen der Normalzustand ist. Dieser persönliche und von anderen Menschen unterschiedene Normalzustand ist der Ausgangspunkt, im Vergleich dazu erst kann deutlich werden, was das neue Mittel bewirkt.

Die Idee hinter dieser Versuchsanordnung ist der Schulmedizin vollständig entgegengesetzt: Die Homöopathie möchte in der Arzneimittelprüfung herausfinden, was ein Mittel bei einem gesunden Menschen verändert, welche Symptome und Besonderheiten es auslöst, welche Veränderungen im Körperempfinden und in der Stimmung es hervorruft, wie sich der Mensch insgesamt während des Test verwandelt: ob statt innerer Ruhe und Ausgeglichenheit, die bei Versuchsbeginn vorherrschte, vielleicht plötzlich ein Gefühl von Stress und Verwirrung in den Vordergrund tritt, ob das Gefühl körperlicher Fitness von einer bleiernen Schwere abgelöst wird, ob sich Hautveränderungen zeigen und wenn ja, an welcher Stelle, in welcher Färbung und Größe, ob Schmerzen auftreten oder andere körperliche Symptome, wie all die wahrgenommenen Veränderungen im Verlauf des Tages vielleicht kommen oder gehen, wodurch sie sich verbessern oder verschlechtern. Alle Beobachtungen sind wichtig und werden in einer Liste festgehalten.

Die homöopathische Arznei, die unter solchen Voraussetzungen geprüft (und später auch verschrieben) wird, unterscheidet sich in einem entscheidenden Punkt von den Medikamenten der konventionellen Medizin: Sie enthält die ursprüngliche Substanz nur in stark verdünnter Form. Die so genannte Ursubstanz (also zum Beispiel metallisches Zinn) wird in einem langwierigen Herstellungsprozess potenziert, wie das die Homöopathen nennen. Der Begriff macht schon deutlich, was hier geschehen soll: Die materielle Substanz gewinnt in diesem Prozess an Kraft, sie wird verstärkt. Erstaunlicherweise aber geschieht dieser Zuwachs an Wirksamkeit dadurch, dass die Ursubstanz mehr und mehr verdünnt wird, und zwar am Ende so lange, bis sich in der Lösung kein einziges Molekül des Wirkstoffes mehr findet.

Wenn eine solche Arznei hergestellt wird, dann vermischen die Apotheker zunächst ein Teil des Wirkstoffes mit neun Teilen Wasser. Diese erste Stufe wird D1 genannt. Im nächsten Schritt wird ein Teil dieser Mischung erneut in neun gleichen Teilen Wasser aufgelöst. Diese zweite Stufe heißt D2. Wenn wir diesen Prozess lange genug fortsetzen, entstehen am Ende astronomische Verdünnungen. Es ist so, als ob wir einen Tropfen des metallischen Zinns im Mittelmeer aufgelöst und dort sorgfältig vermischt hätten. Eine D1000-Potenz enthält also zwangsläufig nichts mehr, was sie materiell mit dem ursprünglichen Wirkstoff verbinden könnte. Und dennoch gilt diese so genannte Hochpotenz als besonders starkes Mittel, das nur von erfahrenen Homöopathen verordnet werden sollte.

Homöopathen gehen davon aus, dass sich die Information der Ursubstanz auf geheimnisvolle Weise dem Wasser aufprägt, und zwar dadurch, dass jede neue Mischung in einer bestimmten, genau vorgeschriebenen Weise »verschüttelt« wird. Einfaches Mischen genügt also nicht, erst die Bewegung des Wassers scheint die Wirkstoffe der Ursubstanz gleichsam von ihrer materiellen Gestalt zu befreien und in den Strukturen des Wassers auf neue Weise lebendig werden zu lassen. Je häufiger dieser Vorgang wiederholt wird, umso

reiner und stärker tritt die Botschaft hervor, vollständig gelöst von ihrem ursprünglichen Träger, sie wird »dynamisiert«, gewinnt an Kraft.
Lassen wir zunächst einmal offen, ob und wie dies möglich sein könnte, und betrachten wir weiter, was in der Arzneimittelprüfung geschieht.

Es besteht ein großer Unterschied, ob die Versuchspersonen die Ursubstanz, eine geringe Potenz oder eine Hochpotenz einnehmen. In vielen Prüfungen haben die Homöopathen herausgefunden, dass sich das Bild der Arznei umso körperlicher zeigt, je geringer die Verdünnung, und umso geistiger, je höher sie ist.[87] Natürlich verbietet sich die Prüfung giftiger Substanzen ohne Verdünnung, die Folge eines solchen Experiments wären eindeutige Vergiftungserscheinungen. Aber auch bei niedrigen Potenzen können durchaus noch winzige Reste des ursprünglichen Stoffes vorhanden sein, was zunächst eher körperliche Symptome hervorruft, weniger seelische, wie sich gezeigt hat. Dies gilt insgesamt für die niedrigen Potenzen, wobei ja auch eine D10-Arznei aus klassisch wissenschaftlicher Sicht bereits nichts Messbares mehr enthält.
Wenn die Testgruppe nun höhere Potenzen prüft, dann treten seelische Veränderungen in den Vordergrund, erst später zeigen sich körperliche Symptome, vor allem, wenn das Experiment über längere Zeit weitergeht. Es ist so, als ob die geistige Kraft eines Mittels zunähme, je mehr es die Verbindung zum Materiellen verliert. Eine Hochpotenz setzt demnach auf einer vor allem geistigen Ebene an und wirkt von dort bis ins Körperliche.
Dies sind aber nur feine Unterschiede, die ganz vom einzelnen Menschen abhängen. Tatsächlich lösen homöopathische Mittel immer Veränderungen auf allen Ebenen aus, seelische und körperliche Symptome verbinden sich zu einem Gesamtbild. Deshalb kann dasselbe Mittel, je nach Patient, sowohl

bei Erkrankungen der Seele als auch denen des Körpers helfen, denn es kennt gleichsam die Verbindung zwischen beiden Polen, und was sich im Sichtbaren zeigt, ist stets nur die eine Seite des Ganzen.

In der Homöopathie sind, im Gegensatz zu Schulmedizin, beide Ebenen gleichwertig und stets gemeinsam existent, ohne dass ein Symptom die Ursache des anderen wäre.

Das Gift der Buschmeisterschlange zum Beispiel, Lachesis, bringt in seiner potenzierten Form das Zeitgefühl durcheinander und löst den Drang zu sprechen aus (»Geschwätzigkeit«), kann zu Misstrauen und nächtlichen Wahnideen führen und gleichzeitig zu Traurigkeit am Morgen. Es kann mit vielfältigen körperlichen Symptomen in Verbindung stehen, schmerzhaften Halsentzündungen, vor allem auf der linken Seite, die beim Schlucken schlimmer werden, Schmerzen in der Magengrube und großem Heißhunger, der zwar durch Essen besser wird, aber bald wieder zurückkehrt, das Gefühl, nichts um die Taille tragen zu können, Verstopfung mit dem Gefühl der Enge, Erstickungsgefühle beim Hinlegen, das Bedürfnis, einen tiefen Atemzug nehmen zu müssen, Herzklopfen mit Angst und einem zugeschnürten Gefühl, Ischiasbeschwerden auf der rechten Seite, bläuliche, purpurne Erscheinung der Haut. Die Beschwerden treten zum ersten Mal im Schlaf auf und werden im Schlaf schlimmer.[88]

Diese Symptombeschreibungen sind nur ein kleiner Ausschnitt der vollständigen Sammlung, wie sie in den Arzneimittellehren zu finden sind, als Ergebnis langer und genauer Prüfungen. Manche dieser Symptome gelten als besonders wichtig, sie sind Grundmotive im Bild der Arznei.

Die Arzneimittellehren sind die Gemäldegalerien der Homöopathen. In ihnen ist, für jeden sichtbar, die möglichst vollständige Sammlung aller bekannten Bilder ausgestellt, die in ihrer Vielfalt allen denkbaren Erkrankungen und gleichzeitig allen menschlichen Besonderheiten entsprechen.

Das Prinzip der Ähnlichkeit

Wenn nun ein Patient seine Beschwerden schildert, dann sucht der Homöopath im Gespräch zunächst nach den Grundmotiven, und dann beginnt er gleichsam einen Spaziergang in der Galerie der Arzneien und vergleicht alle Bilder, die ähnliche Grundmotive in sich tragen. Nach und nach wird er herausfinden, welchem der Gemälde, die er vor seinem inneren Auge hat, die Beschreibung seines Patienten am meisten entspricht. Manchmal decken sich die Beschreibung und eines der Bilder in wesentlichen Teilen oder sogar vollständig: Dann ist das erwähnte Simile oder Simillimum gefunden. Die entsprechende Arznei kann dem Patienten genau das geben, was er zur Ganzheit braucht, sie wird mit den körperlichen und seelischen Schwingungen in Resonanz treten und die verlorene Harmonie wiederherstellen. Denn auch die Homöopathie geht davon aus, dass Gesundheit einem Zustand der Harmonie und des Einklangs mit sich selbst entspricht.

Nicht immer allerdings lassen sich genügend große Übereinstimmungen finden, die es rechtfertigen, ein bestimmtes Mittel zu geben. Manche Homöopathen setzen deshalb auf Komplexmittel, die aus mehreren Arzneien zusammengesetzt sind, die jeweils nur zum Teil mit den Beschreibungen des Patienten übereinstimmen, zusammen aber vielleicht das Ganze ergeben könnten.
Klassische Homöopathen lehnen diese Methode ab, weil sie Klarheit und Eindeutigkeit anstreben und deshalb mit einer einzigen Schwingung arbeiten möchten, die möglichst alles enthält. Komplexmittel erscheinen ihnen eher als Verzweiflungsakt, als Aufgabe des Gedankens, dass sich in der Natur für alles Menschliche eine Entsprechung findet, in der sich Leiden und Heilung spiegeln. So versuchen sie stets, durch

weitere Gespräche und auch durch den Einsatz des am nächsten liegenden Mittels der Wahrheit näher zu kommen.

Weil die Homöopathie ja ein Gesamtbild aufdecken muss, sind klassische medizinische Diagnoseverfahren wenig hilfreich. Die Schulmedizin sucht nach Ursachen, wobei sie niemals bis zu den Anfängen zurückgehen kann und deshalb meist bei der Feststellung (und Bekämpfung) eines Erregers stehen bleibt. Ihre Erfolge sind aus Sicht der Homöopathie nur von beschränkter Kraft (bei akuten lebensbedrohlichen Erkrankungen führt allerdings meist kein Weg daran vorbei). Homöopathen wissen aber, dass sich hinter einer Entzündung, die von einem bestimmten Erreger verursacht wurde, ein Gesamtbild versteckt, das mit dem Patienten als Person verbunden ist. Wenn es dieses Gesamtbild nicht gäbe, wäre der Patient nicht erkrankt, denn Bakterien und Viren sind stets in großer Zahl präsent und lösen doch nur bei einzelnen Menschen eine Erkrankung aus.

Aus Sicht der Homöopathie kann zum Beispiel eine Hauterkrankung, die mit einer Cortisonsalbe bekämpft wird, niemals wirklich, also von Grund auf heilen: Symptome sind nur der sichtbare Ausdruck eines gestörten Gesamtbildes, gleichsam die persönliche Gestalt, in der sich das Bild dem Betrachter zeigt. Wenn es dem Hautarzt gelingt, alle Symptome zu unterdrücken, dann werden vielleicht andere Motive des Bildes an die Oberfläche kommen, möglicherweise mit unangenehmen Folgen für die Gesundheit. Die Haut nämlich als äußerste Schicht des Körpers gibt das Schädigende ab und bewahrt so die Organe vor einer Erkrankung und auch die Seele, die mit dem Körper in enger Verbindung steht.

Der allopathische Arzt wird es als Erfolg sehen, wenn er die Hauterkrankung zum Verschwinden bringt, und er kann aus Sicht der medizinischen Wissenschaft keinen Zusammenhang etwa mit einer Störung des Herzens oder anderen Symptomen erkennen. Ein Homöopath würde bei seinem Besuch in der Galerie der Arzneimittelbilder sofort wahrnehmen, dass die neuen Symptome seines Patienten nur eine andere Ebene, ein anderes Motiv desselben Bildes ausdrücken. Und so könnte die vordergründige Heilung der Herzbeschwerden vielleicht Schmerzen in der Leber nach sich ziehen, ohne dass die wissenschaftliche Medizin hier einen Zusammenhang sehen würde.

Die Homöopathie ist natürlich keineswegs allmächtig und stößt wie jede Heilkunde an ihre Grenzen. Bei akuten Erkrankungen ist es oft schwierig, schnell genug ein passendes Bild herauszuarbeiten, um dem Patienten in angemessener Zeit helfen zu können. Deshalb sind die Überlegungen in diesem Kapitel in gewisser Weise theoretischer Natur: Wer schwere Schmerzen hat oder eine akute Entzündung oder Infektion, wird sicher oft zu einem chemischen Mittel greifen, das ihn schnell von seinen Symptomen befreit. Die Folgen allerdings können sich Jahre später zeigen, vor allem dann, wenn Ärzte und Patienten hoch wirksame Antibiotika zu schnell einsetzen. Ganz abgesehen davon, dass durch leichtfertige Verordnungen immer mehr Erreger resistent werden und die Mittel in einem wirklichen, womöglich lebensbedrohlichen Notfall nicht mehr nützen, kann dieser Medikamentenmissbrauch eine ganze Reihe von Folgeerkrankungen auslösen, die erst Jahre später auftreten. Diesen Zusammenhang erkennen die dann behandelnden Ärzte selten.
Selbst bei eindeutigen medizinischen Indikationen, die keinen Zweifel an der notwendigen Therapie lassen, kann eine potenzierte Arznei erstaunliche Wirkungen erzielen. Diese Erfahrung habe ich selbst vor einigen Jahren gemacht:
Nach einem Autounfall hatte ich mir eine schwere Verletzung an meinem linken Ellbogen zugezogen. Der Arm war bis auf den Knochen aufgerissen, Glassplitter steckten überall im Fleisch und mussten chirurgisch entfernt werden. Wie

von den behandelnden Klinikärzten erwartet, begann sich die Wunde nach 24 Stunden zu entzünden, ein klassischer Fall für den Einsatz von Antibiotika, zu dem die Ärzte dringend rieten. Nach telefonischer Rücksprache mit meinem Homöopathen ließ ich mir aber aus einer nahe gelegenen Apotheke zunächst ein homöopathisches Mittel ans Krankenbett bringen. Ich war in diesem Moment völlig davon überzeugt, dass diese Behandlung helfen würde, obwohl ich natürlich einsah, dass aus klassischer medizinischer Sicht in einem solchen Fall unbedingt Antibiotika angezeigt sind.

Bei akuten Erkrankungen ist die Auswahl der homöopathischen Mittel schwierig, weil hier sehr wenige, genau beschreibbare Symptome im Vordergrund stehen. Wenn der Homöopath aber das Grundbild des Patienten kennt, weil er bei früherer Gelegenheit ein ausführliches Erstgespräch mit ihm geführt hat, kann er sehr schnell die passende Arznei auswählen, ohne den Patienten persönlich sehen zu müssen. So war das auch in meinem Fall.

Nach dreimaliger Einnahme des Mittels besserten sich die Symptome über Nacht derart grundlegend, dass der Chefarzt bei der Morgenvisite von einer »erstaunlichen Heilung ganz ohne Medikamente« sprach. Tatsächlich war die schwere Entzündung aus schulmedizinischer Sicht mit »nichts« geheilt worden.

Jenseits der Suche nach dem Grundbild kann die Homöopathie also auch bei akuten Erkrankungen oder Verletzungen helfen, zum Beispiel lässt sich nach einem Bruch das Knochenwachstum mit Hilfe homöopathischer Arzneien derart beschleunigen, dass Klinikärzte dies mit Erstaunen registrieren. Bei meiner 82-jährigen Mutter, die sich bei dem Unfall sieben Rippen gebrochen hatte, verlief die Heilung so rasch, dass sie als »ungewöhnlicher Fall« eingestuft wurde (von der heimlichen Anwendung eines homöopathischen Mittels wussten die Ärzte nichts).

Die klassische Homöopathie bewährt sich aber – wie das Geistige Heilen – vor allem bei chronischen Erkrankungen, an denen die Schulmedizin schon scheiterte. Weil sich viele Symptome über Jahre eingeschliffen haben und fast schon Teil der Persönlichkeit geworden sind, also das Gesamtbild in gewisser Weise einfärben, ist die Behandlung solcher Erkrankungen nicht leicht. Aber genau hier zeigt sich die große Kraft der Homöopathie: Was über lange Zeit unheilbar schien, kann mit einem einzigen Mittel auf Dauer verschwinden, wenn es gelingt, das Bild zu verstehen und seine Entsprechung in der Galerie der Arzneien zu finden.

Bei einem Säugling zeigten sich im Alter von drei Monaten erste Symptome einer schweren Hauterkrankung. Die Ärzte diagnostizierten Neurodermitis und verordneten Cortison. Wenn die Mutter das Kind mit der Salbe einrieb, gingen die Rötungen und Schwellungen nach einiger Zeit zurück, um aber sofort wiederzukehren, wenn sie die Behandlung absetzte. Ganz abgesehen von den Nebenwirkungen dieses Medikamentes war offenkundig, dass die Salbe keine Heilung brachte, sondern lediglich die sichtbare Äußerung der Erkrankung unterdrückte.

Nach über einem Jahr teilten die Ärzte einer Spezialklinik der Mutter mit, sie müsse sich damit abfinden, dass ihr Kind Zeit seines Lebens von dieser Erkrankung betroffen bliebe und deshalb immer auf Salben, auch auf Cortison, angewiesen bliebe.

Kurze Zeit später stellte sie ihr Kind einem Homöopathen vor. Die Behandlung von Kleinkindern ist schwierig, denn das Gespräch, in dem sich das Bild der Persönlichkeit zeigen soll, kann nur mit den Eltern geführt werden. Aber die Beobachtungen der Mutter und ihr Verständnis für die Bewegungen der Seele ihres Kindes reichen meist aus, um die Grundmotive zu erkennen und das entsprechende Gemälde in der homöopathischen Galerie zu finden. Manchmal, so war das auch in diesem Fall, stehen zwei oder drei Bilder zur Auswahl, die alle weitgehend ähnlich scheinen. Aber nur eines kann das richtige sein.

Der Arzt bat die Mutter, ihm über alle Veränderungen zu berichten. Nach einigen Tagen teilte sie ihm telefonisch erste Ergebnisse mit: Es hätten sich kleine Verbesserungen gezeigt.

Nach einigen Wochen stellte sie ihr Kind erneut in der Praxis vor. Der Homöopath zeigte sich entsetzt: Der Zustand des Kindes habe sich keineswegs gebessert, sagte er, und erst in diesem Augenblick wurde der Mutter die vollständig andere Denkweise der Homöopathie klar. Sie hatte ja nach ihrer bisherigen medizinischen Erfahrung nur kleine Veränderungen erwartet. So freute sie sich schon über winzige Verschiebungen in der Färbung und Größe des Ausschlages. Der Arzt aber erwartete deutliche Verbesserungen. Das kann zwar eine Zeit lang dauern, aber es muss nach homöopathischer Auffassung geschehen, wenn sich das Bild der Erkrankung und der Persönlichkeit mit dem Bild der Arznei vollständig deckt.

Die neue Anamnese führte auf eine andere Spur, und jetzt wurde die Ähnlichkeit zu einem anderen Arzneimittelbild sichtbar, was sich vorher noch nicht in dieser Klarheit gezeigt hatte. Mit dem neuen Mittel geschah, was der Arzt erwartet und die Mutter nicht mehr zu hoffen gewagt hatte: In wenigen Wochen verschwand der Ausschlag völlig und das Kind wurde dauerhaft gesund.

Wenn ein Mittel »passt«, dann kann die Wirkung tatsächlich unmittelbar sein, dann genügt es bisweilen, ein einziges Mal einige Tropfen oder Globuli der Arznei einzunehmen. Aber solche »Sofortheilungen« gelingen nur ab und zu, wenn der Homöopath seinen Patienten gut kennt, wenn sein Grundbild bekannt ist und er dann mit einem neuen, bisher nicht bekannten Erkrankungsbild in die Praxis kommt. Dann betritt der Homöopath einen Nebenraum der Galerie, in dem Variationen derselben Grundmotive hängen, und sucht dort ein Bild, das im Augenblick den wichtigsten Äußerungen der Seele und des Körpers seines Patienten am ähnlichsten ist. Wenn er dieses Bild entdeckt, dann sind Heilungen möglich, die wie ein Wunder erscheinen.

Der Geist der Arznei

Wie aber kann es geschehen, dass eine Arznei, die bei einem gesunden Menschen bestimmte Erkrankungssymptome auslöst, bei einem Kranken genau diese Symptome zum Verschwinden und ihn im Idealfall wieder vollständig ins Gleichgewicht bringt? Wie ist es möglich, das Ähnliches Ähnliches heilt, oder bei vollständiger Übereinstimmung der Bilder Gleiches das Gleiche?
Die Philosophie hinter diesem Prinzip der Homöopathie, die der deutsche Arzt Samuel Hahnemann Ende des 18. Jahrhunderts entwickelte, widersprach schon damals den Vorstellungen der wissenschaftlichen Elite. Aber Hahnemann hatte sich von der Schulmedizin abgewandt, weil er deren Methoden als unmenschlich empfand. Tatsächlich waren die Mittel, mit denen in jener Zeit Erkrankungen behandelt wurden – Aderlass bei nahezu allen Infektionen, hochgiftige Substanzen wie Quecksilber gegen damals unheilbare Erkrankungen wie die Syphilis – schwere Geschütze, die große Kollateralschäden hervorriefen: Nicht wenige Menschen starben an Entkräftung oder Vergiftung, »trotz unserer Kunst«, bedauerten die Ärzte im 18. Jahrhundert, »wegen dieser Methoden«, sagen ihre Nachfolger im 21. Jahrhundert.

Hahnemann suchte ein Verfahren, das den Menschen in seiner Individualität wieder in den Mittelpunkt stellte und gleichzeitig sanft und im eigentlichen Sinne des Wortes wissenschaftlich war: der Beobachtung folgend, dem Experiment und der genauen Prüfung aller Wirkstoffe am eigenen Leib verpflichtet.

Aber Hahnemanns Ideen fügten sich nicht in das neue Denken jener Epoche, die von der Kraft der Aufklärung bestimmt war, oder genauer: von dem Wunsch, die Welt realistisch zu betrachten und den Zauber, mit dem sie in der Vergangenheit erklärt wurde, zu überwinden.

So fegten die Vordenker des modernen mechanistischen Weltbildes alle Ideen von der Bühne der gültigen Weltsicht, die antiken oder mittelalterlichen Vorstellungen verhaftet waren. Jahrtausende hatten die Menschen in einem Weltbild gelebt, das als *Philosophia perennis*, als ewige Philosophie galt.

In diesem Denkgebäude der Wirklichkeit gab es unterschiedliche Ebenen, und wie in einer russischen Matrjoschka, die aus vielen ineinander sitzenden immer kleineren Puppen besteht, umschloss die Vorstellung der All-Einheit immer kleinere und weniger bedeutende Ebenen bis hinunter zur Materie.

Der Geist gab allem seine Form, und von den Urbildern der Menschheit bis zur Gestalt der sichtbaren Welt verlief ein klarer Weg: Form und Veränderung entfalteten sich stets von oben nach unten, vom Umfassenden, in dem alles enthalten ist, bis zum Individuellen.[89] Umgekehrt war es möglich, durch genaue Beobachtung des Individuellen auf den Sinn des großen Ganzen zu schließen. Je mehr Details ein Mensch in sein Modell einbezog, umso mehr konnte er das Gesamtbild erahnen.

Das Ziel des Menschen war aus der Sicht dieser Philosophie

stets die Ganzheit, die Suche nach dem, was fehlt und was dem Bild der eigenen Persönlichkeit hinzugefügt werden muss, um es in ein harmonisches Gleichgewicht zu bringen, ein Spiegelbild der Welt in ihrer Ganzheit. Heilung ist gleichbedeutend mit dem Weg dorthin, ein geheilter Mensch ist ein Mensch, der sich vollständig im Einklang mit allen Kräften befindet, die unsere Welt zusammenhalten.

In diesem Weltbild stehen »Oben« und »Unten« in Resonanz, kann das höhere Prinzip, der Geist, die Materie beeinflussen, indem er ihr ein bedeutungsvolles Bild vorhält. In den alten Märchen und Überlieferungen ist dieses Denken noch spürbar, in der Geschichte vom Rumpelstilzchen zum Bespiel, jenes Dämons, der seine Macht erst in dem Augenblick verliert, als ihn der Mensch erkennt und seinen Namen ausspricht. Wie in diesem Märchen hält der Homöopath der Krankheit ihr eigenes Spiegelbild vor, in einer höheren, geistigen Form: nicht die Symptome selbst, sondern gleichsam ihren Namen, also das von allem Materiellen befreite geistige Prinzip. In dieser Beziehung, die sich nun entfaltet, entsteht die verlorene Ganzheit neu, und die sichtbaren Symptome können verschwinden.

Dieses Beispiel ist seinerseits nur ein Bild, das uns den verlorenen Mustern des alten Denkens ein wenig näher bringen kann. Mit den Vorstellungen der alltäglichen Logik ist diese geheimnisvolle Wechselwirkung nicht zu begreifen. Aber auch die derzeit herrschende reduktionistische Wissenschaft beschreibt ja keineswegs »objektiv«, wie die Welt aussieht: Auch ihre Vorstellungen sind nur Spiegelungen einer umfassenderen Wirklichkeit im Bewusstsein der Menschen.

Bei dem bis heute vergeblichen Versuch, das Universum in einer einzigen Formel zu beschreiben, also das Ganze wieder zu entdecken, hat der englische Astrophysiker Stephen Hawking die Denkhaltung der Wissenschaft des 20. Jahrhunderts kritisch betrachtet: Es habe sich als eine schwierige

Aufgabe erwiesen, die »Weltformel« zu finden, also eine Theorie zu entwickeln, die in einem einzigen Entwurf alles beschreibe. Deshalb habe die Wissenschaft das Problem in viele Segmente zerlegt und getrennt berechnet. Vielleicht aber, so sagt er, sei dieser Ansatz völlig falsch:

Wenn im Universum grundsätzlich alles von allem abhängt, könnte es unmöglich sein, einer Gesamtlösung näher zu kommen, indem man Teile des Problems isoliert untersucht.[90]

Die »ewige Philosophie« betrachtet die Welt aus einer übergeordneten Sicht, sie versucht, die Teile aus der Betrachtung des Ganzen zu verstehen und nicht umgekehrt. Und diesem Gedanken folgen auch die Homöopathie und ihr Entdecker Hahnemann, indem sie versuchen, die einzelnen Symptome nur als Wegweiser zu nehmen, um Schritt für Schritt zur Erkenntnis des Gesamtbildes zu kommen, aus dessen Perspektive dann erst die einzelnen Symptome verständlich werden. Denn sie sind nur winzige Ausschnitte eines großen Gemäldes, die für sich betrachtet keinen Sinn ergeben, bei Kenntnis des ganzen Bildes aber ihre Bedeutung und Funktion enthüllen.

Wie die alte Philosophie denkt die Homöopathie in Analogien, sie nimmt wahr, dass bestimmte Erscheinungen, die vordergründig nichts miteinander zu tun haben, in einem inneren Zusammenhang stehen können. Und weil die Welt stets aus Gegensätzen aufgebaut ist, können sich auch in einem Arzneimittelbild einander entgegensetzte Symptome zeigen, so als ob das Bild an einer Achse gespiegelt wäre und stets beide Seiten zeigen würde, aus denen das Ganze besteht.

Weil die Homöopathie also in alten Vorstellungen der Welt wurzelt, die in gewisser Weise auch von modernen Denkern unserer Zeit wiederentdeckt werden, ist sie mit den Mitteln und der Sprache der mechanistischen Wissenschaften nur schwer zu erforschen: Sie folgt nicht dem Prinzip des Entweder-oder, sondern dem Gedanken des Sowohl-als-auch. Und weil sie dies tut, muss sich der Arzt oder Heilpraktiker vom analytischen Denken lösen und in die Welt der Bilder eintauchen, wo Gegensätze kein Widerspruch sein müssen und sich die ganze Wahrheit auf intuitive Weise zeigt, jenseits des analytischen Denkens.

Während die Schulmedizin stets nach der eindeutigen Ursache einer Erkrankung sucht, akzeptiert die Homöopathie die »Eigenart der Überraschung« und des »Wunders«,[91] in der sich Erkrankungen und der Charakter einer Arznei zeigen können. Sie nimmt diese Bilder bisweilen in einer Weise wahr, die an lebendige Wesen erinnert: individuell, nicht vollständig berechenbar und dennoch mit einem persönlichen, wiedererkennbaren Charakter versehen, einem unverwechselbaren Geist.

Schon Hahnemann empfahl den Ärzten, die Arzneien stets zunächst am eigenen Leib zu erproben, um sie vollständig erfassen und verstehen zu können. Die Methode der persönlichen Prüfung ist wie eine Kontaktaufnahme mit dem »Geist des Medikamentes«, das nun gleichsam zu einem persönlichen Helfer des Arztes wird und ihn bei der Suche nach Ganzheit für seine Patienten unterstützt.
In jüngster Zeit haben Gruppen von Ärzten und Laien untersucht, ob es möglich ist, auf einer Reise des Bewusstseins den Geist eines homöopathischen Medikamentes sozusagen direkt zu treffen, ohne auf dem Umweg über die Arzneimittellehren mit ihren umfangreichen Symptombeschreibungen ein inneres Bild konstruieren zu müssen.
Die Reisenden nahmen in diesen Tests gut geprüfte bekannte homöopathische Mittel ein, ohne zu wissen, welche Arznei

aus der großen Zahl der denkbaren Mittel sie untersuchten. Dann gingen sie in eine leichte Trance und baten darum, dem »Geist des Medikamentes« zu begegnen und sein Wesen zu erfahren.

Nach der Reise notierten die Versuchspersonen, was sie gesehen und gehört hatten und verglichen die Ergebnisse. In einem zweiten Schritt wurde das anonyme Medikament enthüllt und die Sammlung der erfahrenen Bilder mit den Beschreibungen in den Arzneimittellehren verglichen. Es ergaben sich erstaunliche Übereinstimmungen, von den Leitsymptomen bis zu einzelnen Besonderheiten.

Ein Reisender zum Beispiel begegnete dem Geist der Arznei in Form einer diffusen, großen Gestalt. Er verband sich mit diesem Wesen und fühlte nun, wie er ohne Ziel hin- und hergerissen wurde, wie er keinen Moment an einem Ort verharren konnte. Eine große Unruhe erfasste ihn, und dann sah er eine Gestalt, die am Boden lag und deren Arme und Beine an Holzpflöcke gefesselt waren. Ein kalter, feuchter Wind strich über den Körper, und der Reisende wusste in diesem Moment, das dies der Auslöser der Erkrankung sein musste, wie sie sich im Bild der Arznei darstellte.[92]

In den homöopathischen Arzneimittellehren wird für die geprüfte Substanz tatsächlich Feuchtigkeit und Kälte als Auslöser angegeben, und ein wichtiges Leitsymptom ist extreme Unruhe. Die Arznei heißt *Rhus toxicodendron*, der Giftsumach Nordamerikas.[93]

Plädoyer für eine neue Heilkunst

Illusion und Verantwortung

Als mein Film über die Heilerin Grete Flach ausgestrahlt wurde, machte sie das in ganz Deutschland bekannt. Mittags am Tag nach der Sendung versuchte ich sie anzurufen. Ich wollte wissen, ob sie sich so dargestellt fand, wie sie das erhofft hatte. Aber es war nicht möglich, sie zu erreichen. Ihr Telefon blieb Stunde um Stunde besetzt.
Ich fuhr nach Büdingen, wo sie lebte und praktizierte, in ihrem kleinen Haus vor den Mauern der mittelalterlichen Stadt.
Als ich die Straße erreichte, in der ihr Haus lag, sah ich, dass dort ungewöhnlich viele Autos parkten, mehr als ich je zuvor in dieser Straße bemerkt hatte. Die Kennzeichen zeigten, dass Besucher aus ganz Deutschland gekommen waren, sogar ein Wagen aus Hamburg war darunter. Viele der Menschen mussten am frühen Morgen schon abgefahren sein, um die Heilerin so schnell wie möglich zu erreichen. Ich bahnte mir den Weg durch eine Gruppe von Patienten, die vor dem Gartentor stand. Aber auf dem Gründstück, entlang des kleinen Weges zwischen den Kräuterbeeten, drängten sich so viele Besucher, dass ich nicht weiterkam. Die Menschen waren nicht gelassen, eher aggressiv. Jeder wollte so schnell wie möglich behandelt werden, jeder achtete darauf, dass sich niemand einen Vorteil verschaffte. Manche der Patienten standen schon in den Beeten, es war ihnen offenbar gleichgültig, dass sie die Heilpflanzen zertraten.
Ich machte mir ernsthaft Sorgen, dass der Film Grete Flach am Ende geschadet haben könnte: Wie würde die Heilerin

diesen Ansturm von Patienten verkraften? Sie war ja zu diesem Zeitpunkt schon weit in den Achtzigern, und ich hatte bei meinen häufigen Besuchen immer wieder wahrgenommen, dass sie nach einer gewissen Zeit der Arbeit, in der sie lebendig und völlig konzentriert erschien, sehr klar und direkt (»Aufschreiben, was ich sage! Sonst bekomme ich ja morgen schon wieder einen Anruf«), von einem Moment auf den anderen ihre Kraft zu verlieren schien. Nach einer kurzen Zeit im Garten oder versunken an ihrem Schreibtisch, der mit Papieren und Briefen überladen war, konnte sie aber ebenso schnell wieder präsent sein, wenn ein neuer Patient nach ihr verlangte.
Jetzt aber standen über hundert Menschen vor ihrem Haus, und ständig kamen weitere Autos an.

Nach einiger Zeit vergeblichen Wartens sah ich, dass Grete Flach die kleine Treppe heraufstieg, die aus dem Keller führte, in dem sie praktizierte. Sie war in angeregtem Gespräch mit einem älteren Mann. Sie sah mich sofort, winkte mich herbei (die wartenden Patienten machten mit verärgertem Gesichtsausdruck Platz, um mich vorbeizulassen) und stellte mir den Mann vor: Sie habe einen Landsmann aus dem Egerland getroffen, erzählte sie begeistert, genau aus der Gegend, in der sie aufgewachsen war. Ich fragte besorgt, wie sie denn mit all diesen Patienten klar käme. Ach, das ist doch nichts, sagte sie, das schaffen wir schon. Und dann sprach sie wieder über das Land ihrer Kindheit, wo sie von ihrem Großvater in die Geheimnisse der Pflanzen und des Heilens mit Worten eingeführt worden war.
Sie sprach laut, mit der Ausstrahlung einer Frau in mittleren Jahren; niemand würde in diesem Augenblick ihr Alter geglaubt haben. Ihr Optimismus, ihre Klarheit und Freundlichkeit änderten die Stimmung in dem kleinen Kräutergarten. Die Zerstörungen schien sie überhaupt nicht zu bemerken, ihr wa-

ren die Patienten wichtig, und für jeden hatte sie ein gutes Wort, einen freundlichen Blick. Die Pflanzen, hatte sie mir vor einigen Monaten erzählt, haben sich alle von selbst ausgesät. Es gebe keine einzige, die sie eingepflanzt hätte. Und so vertraute sie wohl darauf, dass alles so kommen würde, wie es kommen musste – für jedes zerstörte Kraut würde schon ein neues wachsen. Jetzt waren erst einmal die Menschen wichtig. An diesem Tag ging niemand, ohne empfangen worden zu sein. Grete Flach arbeitete schnell, ohne Pause und bis spät in den Abend.

Die Menschen brauchen so viel Hilfe, sagte sie einmal, so viele fühlen sich allein, ihrer Krankheit und einer Medizin ausgeliefert, die sie nicht verstehen, voller Ängste und viele ohne Hoffnung. Und das Wichtigste ist doch, ihnen wieder Mut zu machen. Ihnen zu helfen, dass sie allein weitergehen können, voller Vertrauen auf ihrem persönlichen Weg.

An diesem Tag, im Garten der Heilerin, unter den Patienten, die um jeden Meter zu kämpfen schienen, der sie näher zum Sprechzimmer brachte, wurde mir klar, wie viel Verzweiflung Menschen erleben, die unter lebensbedrohlichen oder langjährigen Erkrankungen leiden. Ihr Denken und Fühlen kreist Tag und Nacht um die Symptome, die sie nicht aus ihrem Bewusstsein verbannen können. In dieser inneren Gefangenschaft finden sie keine Möglichkeit, über sich selbst hinauszusehen. Es gibt nur sie und die Bedrohung oder das Leid. Wenn nur all das weg wäre, dann würde sich das Leben wieder normalisieren und zum Guten wenden.
Die Erkrankung ist eine Last, die das Leben bestimmt und zugleich erschwert, die keinen Raum für Leichtigkeit, für Spontaneität oder Zuwendung lässt. Sie macht klein, wirft zurück in längst vergangene Lebenszeiten, macht uns zu Kindern, die nach der Mutter rufen.

Was wäre, wenn alle Symptome, wenn unsere Erkrankungen verschwinden würden, für immer und für alle Zeit? Wäre dann alles anders?

Eine Frau, die unter Bulimie litt, jener Ess-Brechsucht, die sich wie eine Seuche in den westlichen Zivilisationen verbreitet hat, eine Krankheit, die das Leben zugleich sucht und verleugnet und die auf lange Sicht zu schweren körperlichen Schäden führt, hatte mehrere Monate um einen Platz in einer Spezialklinik gekämpft. Von der Behandlung erwartete sie eine deutliche Linderung ihrer Symptome, im Idealfall eine Heilung. Endlich erhielt sie eine Zusage. Begeistert berichtete sie ihrer Therapeutin von dem Erfolg. Dann aber wurde sie nachdenklich und sagte: Wenn ich aber nun tatsächlich meine Erkrankung verliere? Was geschieht denn dann mit mir?

Die junge Frau hatte plötzlich erkannt, dass ihre Symptome eine besondere Bedeutung in ihrem Leben hatten, dass sie ihr Struktur gaben und eine scheinbare Sicherheit. Sie fühlte sich schlecht, deshalb suchte sie Hilfe. Aber sie hatte plötzlich Angst vor der Unsicherheit, die nach einer möglichen Heilung auf sie wartete.

Die Geschichte dieser Frau ist bedeutsam, weil sie noch einmal auf die Frage hinweist, dass in unserem Leben vielleicht insgesamt etwas aus dem Lot sein könnte, wenn wir erkranken. Und sie zeigt, dass Heilung mehr ist als das Verschwinden von Symptomen.

Heilung sollte uns in die Lage versetzen, allein weiterzugehen, wie das Grete Flach ausgedrückt hatte. Dazu ist natürlich die innere Bereitschaft des Patienten nötig. Wenn nur die Symptome verschwinden, sich aber sonst nichts ändert, ist es möglich, dass uns die wiedergewonnene Kraft nach einer gewissen Zeit wieder verlässt, dass wir also erneut Hilfe brauchen und vielleicht in eine Abhängigkeit von unseren Heilern, Therapeuten oder Ärzten geraten.

Schwere Erkrankungen sind oft Wendepunkte im Leben, zumindest aber Zeichen, die uns zum Nachdenken bringen können. Ob wir unser Denken danach ändern, bleibt unsere freie Entscheidung. Möglich, dass wir eine neue Sichtweise der Welt gewinnen, möglich aber auch, dass wir mit der Zeit vergessen, dass wir für eine gewisse Zeit an einer Schwelle gestanden haben.

Was aber, wenn wir krank bleiben, wenn sich die Krankheit verschlimmert, wenn wir vielleicht sogar spüren, dass wir am Rande des Todes stehen?

Haben dann die Medizin und die Kunst alternativer Heiler versagt? Oder sind wir an einem Punkt angekommen, der von uns verlangt, auf neue Weise über das Leben nachzudenken, ohne Schuldzuweisungen, weder gegen andere noch gegen uns selbst, aber mit Offenheit für überraschende Lösungen?

Es ist von großer Wichtigkeit, diese Gedanken zuzulassen, denn sie können von der Illusion des Machbaren befreien. Es geht nicht darum, Patienten eine »Schuld« an ihrer Erkrankung zuzuweisen: Hättest du dieses oder jenes getan, dann wärst du nicht dort, wo du heute stehst. Frühere Jahrhunderte hatten ausreichend Zeit, Erkrankungen als Strafe Gottes für schlechte Taten zu verstehen und die Menschen, gesunde wie kranke, mit solchen Überlegungen in Angst und Schrecken zu versetzen: Schmerzen und Siechtum gleichsam als vorweggenommene Hölle. Die Zeiten dieses magischen Denkens sind vorüber.

Aber auf einer anderen Ebene könnte uns die Frage nach der Bedeutung einer Erkrankung grundlegend verändern. Denn sie bringt uns mit der Erkenntnis in Verbindung, dass es in Wahrheit keine Sicherheit gibt, dass zu jedem Zeitpunkt Dinge geschehen können, auf die wir keinen Einfluss haben, dass wir nicht alle Möglichkeiten bedenken und allen Gefahren ausweichen können.

Natürlich trägt jeder Mensch Verantwortung für seine Gesundheit, er kann für ausreichend Bewegung sorgen und für Zeiten der Entspannung, so weit wie möglich auch für gesunde Ernährung, und natürlich liegt es auch in seiner Macht, Genussmittel nicht zu missbrauchen. Aber jenseits dieser Möglichkeiten, die uns beinahe täglich von allen Medien nahe gebracht werden, hat unser Einfluss auf das, was mit unserer Gesundheit geschieht, seine Grenzen.

Wenn es Menschen gelingt, diese Grenzen anzuerkennen und dem »Schicksal« eine gewisse Macht zuzugestehen, wenn sie sich der Vorstellung aussetzen, dass es nicht gegen diese Kraft, sondern nur mit ihr möglich ist, sich weiterzuentwickeln und den persönlichen Weg weiter zu gehen, dann verlassen sie den engen Blickwinkel des rationalen Ich und geben den Dirigentenstab dem Selbst in die Hand, das in den irrationalen Strömungen der Seele zu Hause ist.

Das beinahe kindliche Vertrauen in die Kraft des Lebens und in seine prinzipielle Richtigkeit erscheint dem aufgeklärten Geist des 21. Jahrhunderts vielleicht als Relikt längst vergangener Zeiten, aber es ist das Gegenteil: Im Takt des Schicksals zu schwingen, bedeutet, sich von der Illusion zu verabschieden, die Welt beliebig manipulieren zu können. Das bedeutet nicht, die Errungenschaften der modernen Medizin gering zu schätzen oder gar abzulehnen, es erlaubt nur einem anderen, tieferen Teil der Persönlichkeit, an der Heilung mitzuwirken, wenn sie möglich ist.

Dem Schicksal Raum zu lassen, vielleicht auch dem, was alle Kulturen das Göttliche nennen, bedeutet auch Vertrauen zu gewinnen. Und wer vertraut, kann einen Rückschlag ebenso annehmen wie eine Heilung, er wird sich also nicht aufgeben und mehr und mehr die Verantwortung für sich selbst übernehmen. Ärzte und Heiler sind dann Wegbegleiter, die ihre Fähigkeiten und ihre Techniken zur Verfügung stellen, aber

sie sind nicht verantwortlich für das Schicksal ihrer Patienten.
In diesem Sinne bedeutet der Begriff keineswegs etwas Endgültiges. Wenn es Menschen gelingt, sich trotz ihrer schweren Erkrankung im Fluss des Lebens zu fühlen, können sie paradoxerweise manchmal von ihrer Erkrankung loskommen: Sie verliert ihre alles beherrschende Bedeutung, und die Seele kann sich dem öffnen, was zu diesem Zeitpunkt möglich ist.

Selbstverständlich ergibt sich aus einer solchen Haltung nicht, dass wir tatenlos annehmen müssen, was mit uns geschieht, schon gar nicht, dass wir auf die modernen Mittel der wissenschaftlichen Medizin oder die alten Rituale aus der Ferne der Zeit verzichten und nur noch auf die Bewegungen der Seele achten sollten. Selbstverständlich können etwa bei schweren Schmerzen oft erst die starken Mittel der modernen Medizin der Seele helfen, sich solchen Überlegungen zu öffnen, indem sie die körperlichen Signale daran hindern, das Bewusstsein zu überschwemmen. Aber wenn diese Voraussetzungen geschaffen sind, dann ist es Zeit zu entscheiden, wie wir mit uns selbst und der verbleibenden Lebensspanne umgehen wollen, sei sie nun lang oder nur noch kurz.
Dann stellt sich die Frage nach dem Sinn auf neue und drängende Weise.
Und diese Frage hat vor allem damit zu tun, ob wir glauben, dass das Leben über die Zeit unserer Existenz hinausweist oder ob wir es für ein zufälliges, einmaliges Ereignis halten.

Das Innere Land

Die stille Übereinkunft unserer Epoche ist eine streng materialistische Interpretation der Welt: Über biologische und evolutionäre Regelkreise hinaus mache unsere Existenz keinen Sinn, am Ende des Lebens warteten die Dunkelheit und das Vergessen. Diese Philosophie erscheint als gesicherte Tatsache, der man allenfalls in seinen Träumen widersprechen darf. Sie ist für die meisten Menschen derart erschreckend, dass sie sich mit aller Macht an das biologische Überleben klammern.

Die hoch technisierten Intensivstationen unserer Kliniken sind Labors des Überlebenskampfes, in denen der Punkt ohne Wiederkehr täglich neu definiert, ja immer weiter hinausgeschoben wird.

Wie lebendig sind Menschen, die seit vielen Jahren im Koma liegen? Haben wir das Recht, Patienten mit allen Mitteln diesseits der Schwelle zu halten, sie zu zwingen, in einem Leben ohne Lebendigkeit zu bleiben, als Gefangene unerbittlicher Apparaturen? Sind wir umgekehrt wirklich berechtigt, Menschen zu helfen, dieses Leben zu verlassen, wenn sie das wünschen, indem wir ihnen das tödliche Gift reichen, nach dem sie verlangen?

Diese Fragen beschäftigen die Gesellschaften des Westens seit vielen Jahren. Sie lösen harte Kontroversen aus, die vor allem eines erhellen: Wir sind weniger denn je dazu in der Lage zu definieren, was der Tod und was das Leben ist.

Dieses letzte Geheimnis hat mehr mit dem Thema Krankheit und Heilung zu tun, als die meisten Menschen im Alltag wahrhaben wollen. Die Fähigkeit nämlich, ein Schicksal anzunehmen und zu akzeptieren, dass wir vielleicht für eine gewisse Zeit, vielleicht auch für immer, mit Symptomen leben müssen, die uns beeinträchtigen, schließlich auch anzu-

nehmen, dass uns an einem bestimmten Punkt unserer Erkrankung möglicherweise nicht mehr geholfen werden kann, diese Fähigkeit hängt mehr als wir vielleicht vermuten, von unserem Weltbild, unserer persönlichen Philosophie ab.
Und so wie die Patienten kommen auch die Heiler und ebenso wenig die Ärzte daran vorbei, eine Antwort auf die Frage zu finden, was der Tod bedeutet.

Die Philosophien aller Zeiten und Völker und alle großen Religionen haben nie einen Zweifel daran gelassen, dass auch nach dem Tod des Körpers das Leben weitergeht. Diese Vorstellung war für eine unendliche Zahl von Menschen hilfreich und ist es noch heute. Sie kann einen Teil der Angst nehmen, wenn sie auch niemals den Schrecken vollständig bannen wird, den der Tod auslöst.
Wenn sich das Bewusstsein von der Alltagsrealität endgültig und unwiderruflich zurückzieht, dann tritt die Seele in eine Welt der Bilder ein. Dies berichten nicht nur die Religionen, sondern seit dem letzten Drittel des 20. Jahrhunderts auch viele Menschen, die aus einer schweren körperlichen oder seelischen Krise ins Leben zurückkehrten. Ihre Berichte ähneln den Erzählungen von Heilern archaischer Kulturen, die in der Lage waren, willentlich in jenseitige Landschaften der Seele zu reisen. Sie erforschten diese Räume Zeit ihres Lebens, damit sie ungeübten Menschen in der schwierigen Phase des Sterbens helfen konnten.
Tatsächlich spielt die Jenseitsreise in den schamanischen Gesellschaften auch heute noch eine wichtige, wenn nicht die zentrale Rolle in der Schulung der Heiler. Der willentliche Wechsel zwischen den Ebenen der Welt oder genauer: den unterschiedlichen Zuständen des Bewusstseins ist eine Fähigkeit, die diese Spezialisten der »Anderswelt« in nächtlichen Séancen üben und im Laufe vieler Jahre zu einer hohen Kunst entwickeln. Die von Ethnologen überlieferten Berichte, eben-

so Erzählungen von Menschen unserer Zeit, die auf den Flügeln bewusstseinsverändernder Drogen oder mit Hilfe eines monotonen Trommelrhythmus ihre Aufmerksamkeit auf die eigene Seele lenkten, um in die weiten Bereiche des Inneren Landes zu blicken, haben uns eine Fülle von Bildern geschenkt, die das »Leben nach dem Leben« beschreiben.[94]

Ähnlich wie diese Reisenden schildern auch Menschen, die am Rande des Todes standen und von dort zurückkehrten, gewaltige Landschaften und Lichterscheinungen, die sie als vollkommen wirklich erlebten, »realer als real«, wie sich manche Rückkehrer ausdrückten.

Raymond Moody deckte mit seiner berühmten Studie über Nahtoderfahrungen diese grundlegende menschliche Fähigkeit auf, realistische Bilder und Sinnzusammenhänge wahrzunehmen, während der Körper in vollkommener Bewusstlosigkeit zu liegen scheint – auf der Straße nach einem schweren Unfall oder unter Narkose auf dem Operationstisch. Seither gibt es zahlreiche Publikationen und Forschungsberichte zu diesem Thema.

Bis heute ist es offen, wie Nahtoderfahrungen zu erklären sind, ob sie sich am Ende vielleicht mit Begriffen der Neurobiologie deuten lassen, oder ob sie das Geheimnis des Transzendenten bewahren können. Ganz gleich, was die Zukunft auf diesem Forschungsgebiet bringt: Für die Betroffenen hat das Erlebnis, den eigenen Körper zu verlassen und in ein allumfassendes Licht zu schweben, eine lebensverändernde Wirkung. Sie verlieren weitgehend ihre Angst vor dem Tod, und sie schätzen das Leben auf neue Weise, ohne sich mit aller Kraft daran zu klammern. Sie lernen in der kurzen Zeit dieser transzendenten Bilderreise, dass es wichtig ist, sich dem Leben vollständig und mit ganzem Herzen zu stellen, dass es aber darüber hinaus etwas Größeres gibt, einen Sinn, der alles umschließt und den wir niemals vollständig erfassen, vielleicht aber jenseits der Sprache verstehen können.

Die Forschung über die Reise des Bewusstseins am Ende des Lebens hat gezeigt, dass die Seele weit über die alltägliche Wirklichkeit hinaus denkt. Die Erkenntnisse in jenem Zustand waren für viele Reisende so gewaltig, dass sie zunächst Schwierigkeiten hatten, sich im »normalen« Leben wieder zurechtzufinden. Zu groß, zu schön, zu unerklärlich waren die Gefühle einer vollständigen Verbindung mit dem alles durchdringenden Licht, das die meisten Rückkehrer von der Grenze des Todes als »unendliche Liebe« und zugleich »unendliches Wissen« erlebten.

Am Ende des Lebens scheint die Seele Heilung in diesen Bildern zu finden: Das Innere Land, in dem sich die kollektiven Vorstellungen der Menschheit spiegeln, verschmilzt mit dem individuellen Bewusstsein zu einer neuen Ganzheit, alle Grenzen scheinen sich aufzulösen, und alles ist gut so wie es ist.

Heilung in diesem Sinne ist also die Verbindung mit etwas All-Umfassenden, die Erkenntnis, dass jedes Individuum eingebunden ist in einen Kreislauf, den niemand mit seinem rationalen Verstand vollständig begreifen kann. Was die Menschen in einer Nahtoderfahrung erleben, ähnelt dem, was Meditierende seit Jahrtausenden zu erreichen versuchen: die Aufgabe analytischen, sezierenden Denkens, stattdessen eine Verbindung mit dem All-Einen, vielleicht die plötzliche Erkenntnis aller Zusammenhänge jenseits der Sprache, eine im alltäglichen Leben nie gekannte Klarheit.

Dem gegenüber zerlegt der rationale Verstand jedes Ereignis und jedes Gefühl in winzige Bestandteile, um aus vielen kleinen Erkenntnissen ein Bild der Welt insgesamt zu erschaffen. Diese Methode hat die Wissenschaft beflügelt und einen technischen Fortschritt ermöglicht, der in früheren Jahrhunderten unvorstellbar war. Aber sie hat die Menschen auch vom Zentrum des Seins mehr und mehr entfernt.

Seit der Entdeckung jener besonderen Erfahrung an der

Grenze des Todes, seit der Erkenntnis, dass wohl alle Menschen, für einen kurzen Augenblick oder für längere Zeit, in diesen besonderen Zustand der Wahrnehmung eintauchen, wird immer deutlicher, dass es offenbar von großer Bedeutung ist, sich dem Transzendenten zu stellen. Die dort verborgene Ganzheit, letztlich das Göttliche, erscheint als tiefere Schicht, vielleicht sogar als Kern der Seele. Wenn wir erkranken, fühlen wir uns manchmal dieser Kraft näher, wenn wir sterben, können wir uns für eine gewisse Zeit, vielleicht auch für immer, mit ihr verbinden: Was wirklich am Ende geschieht, ist wissenschaftlich wohl niemals zu klären. Was wir also glauben, bleibt eine Frage des persönlichen Weltbildes.

Bei jeder Erkrankung, vor allem, wenn sie uns existenziell bedroht, könnte es also hilfreich sein, dass wir uns den tieferen Bereichen der Seele öffnen und der Frage nach dem Sinn Raum geben. Wie die Beispiele von Patienten gezeigt haben, die eine Spontanheilung von einer Krebserkrankung erlebten, kann diese Hinwendung zumindest mithelfen, eine Selbstheilung in Gang zu setzen. In jedem Fall aber hat die Beschäftigung mit dem Zauber des Inneren Landes die Haltung vieler Menschen verändert, auch wenn sie vielleicht am Ende nicht alle ihre Erkrankung überwinden konnten.
Millionen Pilger an den heiligen Stätten von Epidauros bis Lourdes erlebten eine Stärkung ihrer Seele durch die Begegnung mit dem Ungreifbaren, Geheimnisvollen, auch wenn sie nicht von ihren Symptomen geheilt wurden. Und in den Palliativkliniken und Hospizen machen aufmerksame Begleiter immer wieder die Erfahrung, wie sich die Qualität des Lebens, selbst wenn nur noch wenige Wochen oder Tage bleiben, verändert, sobald die Schwerkranken und Sterbenden Kontakt zu dieser anderen Ebene des Seins gewinnen.
Spiritualität ist kein Allheilmittel, ersetzt kein Medikament

und macht nicht Behandlungen unnötig: aber sie bringt Patienten mehr mit sich selbst in Kontakt. Viele Menschen berichten, dass ein tiefes Gefühl, vielleicht sogar Wissen, mit sich selbst in Einklang zu sein, ihrem Leben und dem Verlauf ihrer Erkrankung eine Wendung gegeben haben. Der innere Einklang ist ein machtvolles Mittel der Heilung.
Aber was bedeutet es, in Einklang mit sich selbst zu sein? Wie immer in dieser Welt, in der Körper und Seele zusammenspielen, gibt es eine mehr biologische und eine mehr psychologische Antwort auf diese Frage. Beide Sichtweisen haben offenkundig ihre Berechtigung.

Herz und Verstand

Jeder Mensch weiß, dass es einen großen Unterschied gibt zwischen Entscheidungen des Herzens und Entscheidungen des Verstandes. Wer seinem Herzen folgt, handelt nicht selten gegen seine vordergründigen Interessen. Möglich, dass die Entscheidung seinem Fortkommen im Leben schadet, möglich auch, dass niemand in seiner Umgebung nachvollziehen kann, was er tut. Und dennoch kann er tief in seinem Inneren eine Zufriedenheit spüren, die unerschütterlich ist.
Wer seinem Verstand folgt, mag einen Weg gehen, der ihm selbst und seinen Freunden und Kollegen stets durchdacht und vernünftig erscheint, einen Weg des Erfolges vielleicht. Und dennoch kann er tief in seinem Inneren unzufrieden, ja unglücklich sein.
Auf den Bildschirmen der Hirnforscher bilden sich die beiden Seelen ab, die in der Brust jedes Menschen wohnen. Es sind, in der nüchternen Sprache der Wissenschaft, das limbische Gehirn und der Neokortex.

Das limbische Gehirn ist der tiefste und älteste Teil, der Neokortex umschließt ihn, er ist erst später entstanden, als der Mensch jene Fähigkeiten entwickelte, die ihn über das Tier hinausheben.

Im limbischen Gehirn, im Hirnstamm und den ihn umgebenden Regionen wohnen die Gefühle. Was immer im Körper geschieht oder als Eindruck der Außenwelt das Gehirn erreicht: Hier wird es grundlegend bewertet, hier aber liegen auch die geheimen Steuermechanismen der Körperfunktionen, unter anderem des Herzens und des Blutdrucks, aber auch des Immunsystems, das Erkrankungen verhindern kann.

Das emotionale Gehirn, wie es auch genannt wird, ist eng mit dem Herzen verbunden, das nach neuen Erkenntnissen in gewisser Weise ein Eigenleben führt: Ein Netz von Nervenbahnen sind in der Art eines »kleinen Gehirns« miteinander verbunden und erlauben dem Herzen, gleichsam eigenständig zu agieren.

Das emotionale System in Verbindung mit dem intelligenten Herzen hat eine klare Vorstellung davon, was es will. Aber dieses Grundgefühl wird vom Neokortex, dem rationalen Gehirn, bewertet, kontrolliert und nicht selten ignoriert.

Denn das rationale Gehirn, in dem unsere Fähigkeit zum logischen Denken liegt, alle Fähigkeiten der Sprache und der Mathematik, die Fähigkeit auch, die Vergangenheit analysieren und die Zukunft in der Phantasie vorwegnehmen zu können, dieses den Menschen auszeichnende Geflecht geistiger Funktionen geht gern seine eigenen Wege. In diesem Bereich des Gehirns ist aber auch die Fähigkeit angesiedelt, innere Bilder zu erschaffen. Diese Fähigkeit ist der Schlüssel zu einer heilsamen Verbindung.

Wenn die beiden Gehirne nicht miteinander harmonieren, entsteht ein Ungleichgewicht, mit allen Folgen von Stressreaktionen und krank machenden Mechanismen.

Wenn das emotional und das rationale Gehirn zusammenarbeiten, wenn sie in ausgewogenem Verhältnis zueinander stehen, dann nutzen sie die Fähigkeiten beider Seiten: Sie verbinden die grundlegende Wahrnehmung des Lebens jenseits der Sprache mit der Fähigkeit zu messerscharfer Analyse. Innere Bilder haben dabei eine besondere Bedeutung: Sie vermitteln zwischen rationalem Denken und irrationalem Gefühl.

Im biologischen Sinne ist ein Mensch, der so lebt, im Einklang mit sich selbst. Wenn sich aber der analytische Geist über das Wissen des emotionalen erhebt, können Erkrankungen entstehen: Der Intellekt kann nur für eine gewisse Zeit Handlungen erzwingen, die dem Gefühl widersprechen. Wenn er zu lange die Signale des emotionalen Gehirns ignoriert, entsteht zwangsläufig ein Ungleichgewicht.

Was dann im Körper geschieht, bis zu jener Kettenreaktion, die steuernde Gene abschaltet, hat die Psychoneuroimmunologie enthüllt. Wie aber kann es in einem solchen Moment gelingen, den biologischen »Einklang« zurückzugewinnen?

Der Arzt und Autor David Servan-Schreiber, empfiehlt eine Meditationstechnik, die auf dem Weg über den Körper die Seele beeinflusst.[95] Nach seiner Erfahrung in Klinik und Praxis ist es möglich, mit einer ruhigen Atmung, die ganz ihrem eigenen Rhythmus folgt, das Bewusstsein auf das Herz zu lenken. Indem ein Patient gleichsam durch das Herz ein- und ausatmet und dabei vor seinem inneren Auge sieht, wie kräftigende Energie in das Herz fließt und Schadstoffe ausgeschwemmt werden, bringt er es in eine gleichmäßige Schwingung. Servan-Schreiber schlägt vor, diese ruhige Atmung mit einem Gefühl der Dankbarkeit zu verbinden und mit einem inneren Bild, das eine schöne Situation oder eine wichtige, geliebte Person in die Erinnerung ruft. Diese kleine Übung hat große gesundheitliche Wirkung, denn der Gleichklang von Herzschlag und Atmung, den die Forscher »Kohärenz« nennen, wirkt sich offenbar außerordentlich günstig auf die

Funktionen des Herzens aus, wobei es gleichzeitig ein Gefühl tiefer Freude hervorzurufen vermag.

Die Übung ist ein wichtiges Beispiel dafür, wie die beiden Hirnhälften zusammenarbeiten, denn die inneren Bilder sind mit dem Neokortex verbunden, und sie erreichen im Gegensatz zu rationaler Sprache und intellektuellem Verstehen oder festem Willen schneller den Hirnstamm, wo sie Gefühle verändern und damit Einfluss auf zahlreiche Funktionen des Körpers nehmen können.

Die Imagination von Schönheit, Dankbarkeit, Liebe und Freude ist eine Methode, die vielleicht auch bei der Überwindung schwerwiegender Erkrankungen hilfreich ist: Untersuchungen der Forscher, die mit dieser einfachen Methode experimentieren und sie inzwischen auch schon in Kliniken anwenden, haben gezeigt, dass innere Bilder tatsächlich die Macht zur Veränderung besitzen. Aber es müssen Bilder sein, die im emotionalen Gehirn, das mit dem Herzen so eng verbunden ist, eine Resonanz auslösen. Wenn die Bilder dort keine Entsprechung finden, wenn sie als Lüge empfunden werden, haben sie keine Kraft, vielleicht bewirken sie dann sogar das Gegenteil.

Deshalb ist es von großer Wichtigkeit, niemals mit inneren Bildern zu arbeiten, die eine spürbare Reaktion der Abwehr erzeugen, die körperliche Reaktion auf eine geistige Lüge.

Auch nützt es wenig, den Vorstellungen anderer Menschen zu folgen, wenn diese Bilder nicht unmittelbar mit der eigenen Seele in Resonanz treten. Denn das emotionale Gehirn ist in gewisser Weise eine körperliche Entsprechung der Seele, es ist jener Bereich, in dem die Bewegungen der Seele sich in Gefühle umsetzen.

Seit alten Zeiten ist bekannt, dass Dankbarkeit und die Bereitschaft zur Vergebung – anderen, aber auch und gerade sich selbst – heilsame Impulse für Seele und Körper auslösen.

Ein fortwährender Kampf gegen die eigenen Gefühle oder, auf der Ebene der Außenwelt, gegen andere Menschen, bringt uns aus dem Gleichklang mit uns selbst. Natürlich bedeutet dieser Gedanke nicht, dass wir es aufgeben sollten, uns gegen Ungerechtigkeiten zur Wehr zu setzen. Es kann sogar sein, dass ein offenes Eintreten für Gerechtigkeit dem Kern unserer Persönlichkeit entspricht. Aber die Bereitschaft zum Kampf ist nicht alles.
Für die Seele scheint es häufig stimmiger zu sein, die Waffen ruhen zu lassen, Gewalt nicht mit Gegengewalt zu beantworten, auf der politischen, der gesellschaftlichen und der persönlichen Ebene. Und dieser Gedanke gilt auch für den Umgang mit dem eigenen Körper.

Armin Schütz, der von seiner schweren Krebserkrankung geheilt wurde, hat nach einiger Zeit den Kampf gegen die Krebszellen bewusst aufgegeben. In einem inneren Gespräch erkannte er sie als Teil seines Körpers an, er gab ihnen eine positive Färbung, vergab ihnen in gewisser Weise, akzeptierte sie, nahm sie an. Und er versuchte, gemeinsam mit ihnen weiterzuleben. Diese »Strategie« trug auf lange Sicht zur Heilung bei. Und wenn sie auch sicher nicht einfach auf andere Krebspatienten übertragbar ist, zeigt sich hier doch eine dem Gedanken des Kampfes entgegengesetzte und vielleicht gerade deshalb so wirkungsvolle Haltung: die der Kooperation, auch mit Körperzellen, die sich aus biologisch noch immer ungeklärten Gründen plötzlich feindlich verhalten.

Die Erkenntnisse der Hirnforschung und die direkte Erfahrung von Ärzten und Therapeuten mit versöhnenden und von Dankbarkeit und Liebe erfüllten inneren Bildern weisen in dieselbe Richtung.

Die Rückkehr des Zauberhaften

Die meisten Menschen sind Zeit ihres Lebens in ein Geflecht von Ängsten und Schuldgefühlen eingebunden. Die durch die Erziehung entstandenen inneren Wertmaßstäbe sind eine Quelle großen Leids, denn sie bergen die Tendenz zur Selbstbestrafung in sich. Auch viele Menschen, die sich als vollständig der Vernunft folgende Wesen sehen, tragen tief in ihrer Seele ein uraltes Modell von Schuld und Sühne, das unerkannt im Hintergrund wirkt, oft jenseits der Schwelle bewusster Wahrnehmung: Es kann Erkrankungen auslösen oder eine Heilung verhindern.

In der Kultur des alten Hawaii trugen die traditionellen Heiler, die Kahunas, diesem Gedanken Rechnung. Denn Schuldgefühle sind keine Erfindung der großen Religionen, sie gehören offenkundig zum Menschsein in allen Kulturen.

Die Kahunas (das Wort bedeutet »Hüter des Geheimnisses«) wussten darum, und deshalb trachteten sie danach, ihre Patienten von diesem Feind im Innern zu befreien, indem sie sich ihm offensiv stellten. Eine Heilung, sagten die Kahunas, sei nur dann möglich, wenn jener alte Teil in uns, der magischen Vorstellungen und vielfältigen Gefühlen unterworfen ist, vollständig und ohne den Schatten eines Zweifels glaubt, dass der Mensch die Heilung auch verdient. Dieser Teil unserer Persönlichkeit, auf der alles gründet, muss also mit klaren Handlungen von der Möglichkeit und der Berechtigung zur Heilung überzeugt werden, damit er zur Mitarbeit bereit ist. Die Kahunas nannten diese Ebene der Seele das »untere Selbst«. Sie erkannten, dass es in jedem Menschen lebt und eine klare Vorstellung von dem hat, was Recht und Unrecht ist, vor allem aber, dass es sich in dieser Haltung nicht beirren lässt.

Die Patienten im alten Hawaii erhielten deshalb zunächst die

Aufgabe, in ihrem Leben zu prüfen, ob sie irgendjemandem etwas schuldig waren oder mit einem Menschen in Streit lagen. Die Auseinandersetzungen sollten gütlich, für beide Parteien akzeptabel, beigelegt werden. Wenn irgendwo noch eine Rechnung offen zu sein schien, musste sie beglichen werden. Es war notwendig, um Vergebung zu bitten und auch selbst zu vergeben. Erst wenn diese Voraussetzungen erfüllt waren, konnte das Ritual beginnen, in dessen Zentrum eine besondere, kraftvolle Form eines Gebetes steht, genauer: ein starkes, mit der Kraft der Vorstellung erzeugtes Bild des erwünschten Zustandes (eines vollständig gesunden Körpers zum Beispiel). Dieses Bild legten die Heiler in die Hände einer größeren Weisheit, damit aus dieser Region, wo Gedanken und Wünsche den Geschmack der Wirklichkeit haben, auch sichtbare Realität wird.

Die Kahunas erzeugten mit diesem Ritual bisweilen Wunder vor den Augen westlicher Forscher, aber auch diese Wunder geschahen nicht im Widerspruch zur Natur, vor allem nicht im Widerspruch zur Natur des Menschen.

Wenn sich die Seele frei von Schuld fühlt und auch selbst zur Versöhnung bereit ist, fördert das den Einklang. Und in einem solchen Gefühl kann die dritte wichtige Voraussetzung von Heilung entstehen: eine tiefe innere Gewissheit, jenseits der Schwelle des Alltagsbewusstseins. Diese innere Gewissheit kann wirken, auch wenn ein Patient vielleicht mit seinem Verstand nicht an eine Heilung glaubt. Umgekehrt kann auch ein tief sitzender Zweifel jenseits aller bewussten Bereitschaft, Wunder für möglich zu halten, eine Heilung verhindern. Wissen allein hilft also nicht weiter – auch deshalb kann niemand eine Heilung einfach beschließen.

Der Krebspatient Armin Schütz, dessen Geschichte wir schon betrachtet haben, hatte diese innere Gewissheit, er folgte dem Leitfaden seiner Träume, die ja aus jener Region aufsteigen, die wir nicht einfach steuern können. So wusste er am Ende zweifelsfrei, dass er geheilt war.

Eine ganze Reihe von weiteren Heilungsgeschichten zeigt, wie bedeutsam dieses innere Wissen offenbar ist:
Eine Krebspatientin, der die Ärzte nur noch wenige Wochen gaben, nahm dieses Urteil offenbar ohne Angst hin: Sie erklärte freundlich, sie habe keinen Zweifel daran, die Erkrankung zu überleben, und dies berichtete sie auch einem Psychotherapeuten, bei dem sie in Behandlung war. Die medizinischen Fakten schienen sie wenig zu berühren; sie setzte ihr Leben einfach fort, wie sie es gewohnt war, mit dem gleichen Gefühl unendlicher Zeit, in dem die meisten Menschen im Alltag leben. Tatsächlich bildeten sich die Wucherungen innerhalb weniger Monate vollständig zurück, eine medizinisch unerklärliche Heilung.[96]

Eine Patientin mit Morbus Crohn, einer Darmentzündung, bei der sich Geschwüre bilden, begegnete ihrer Erkrankung mit einer ähnlichen Haltung. Obwohl Morbus Crohn als medizinisch unheilbar gilt, äußerte sie die klare Überzeugung, wieder vollständig gesund zu werden. Als sie in einem anderen Zusammenhang operiert werden musste, stellten die Chirurgen verblüfft fest, dass der Darm tatsächlich völlig gesund war – so als ob die Erkrankung nie bestanden hätte.[97]

Eine Patientin mit einem Tumor am Augenwinkel sollte operiert werden. Sie hatte Angst vor diesem Eingriff, denn der Krebs hatte sich sehr nahe am Auge entwickelt. Sie entschloss sich deshalb, es zunächst mit einer hypnotherapeutischen Behandlung zu versuchen. Es fanden fünf Sitzungen statt, im Milton-Erickson-Institut in Tübingen bei Prof. Dirk Revenstorf. Der Therapeut gab ihr eine CD-Aufzeichnung der

Tranceinduktion mit, die sie regelmäßig anhören sollte. Nach wenigen Wochen hatte sich der Tumor vollständig zurückgebildet und war auch in der Computertomographie nicht mehr nachweisbar. Die Patientin berichtete ihrem Therapeuten, sie habe der Arbeit mit der CD keine große Bedeutung beigemessen, denn sie habe bereits in der ersten Sitzung gespürt, dass sich in ihrem Kopf »ein Schalter umgelegt« habe. In diesem Moment war sie offenbar vollständig davon überzeugt, dass sich Heilung bereits vollzogen hatte.[98]

Was diese Patientin berichtet, erinnert noch einmal an die Geschichten der Patienten aus Lourdes: Auch sie erlebten ja den Augenblick ihrer Heilung als innere Klarheit und unmittelbares Wissen. Wie sie empfinden auch viele Patienten der traditionellen und modernen Schamanen und der Geistheiler unseres Kulturkreises bisweilen diese plötzliche, unverrückbare innere Gewissheit, dass sich ihr Weg nun zum Guten wendet.

Die innere Gewissheit kann sich wie von selbst einstellen, ohne Unterstützung eines Heilers und in gewisser Weise geradezu in Opposition zu medizinischen Prognosen – aber oft bedarf es eines »äußeren Reizes«, also der Hilfe durch einen Menschen, der sich dem Patienten in besonderer Weise zuwendet. Wenn ein Heiler, Arzt oder Therapeut das bedeutsame Bild der Veränderung in die Seele seines Patienten spiegelt, wenn er seinem medizinischen Wissen vollständig vertraut oder sich mit unsichtbaren Kräften verbindet, die sich vielleicht als helfende Figuren zeigen, dann verbinden sich häufig das Vertrauen des Patienten und die Klarheit des Therapeuten auf heilsame Weise. Am Ende ist es immer der Patient selbst, der sich wandeln muss. Gegen seinen Willen und seine Überzeugung kann der beste Heiler nichts ausrichten.

Im alten Hawaii brachten die Kahunas die Patienten dazu, sich grundlegend zu ändern, bevor das Ritual begann. Die Heiler legten damit die Verantwortung in die Hände derer zurück, die mit der Bitte um Hilfe zu ihnen gekommen waren. So können wir die Bereitschaft, für unser Leben in jeder Beziehung Verantwortung zu übernehmen und damit auch die Gesundheit zu unserer eigenen Sache zu machen, als eine vielleicht entscheidende Grundlage jeder Heilung betrachten. Wenn wir unsere Gesundheit vollständig Ärzten, Heilpraktikern, Heilern oder Therapeuten anvertrauen, weil wir nicht bereit sind, selbst aktiv für unsere persönliche Entwicklung einzutreten, besteht die Gefahr, dass Erfolge nur kurzzeitig sind und wir am Ende auf eines jener seltenen Wunder warten müssen, die wie eine Überwindung der Naturgesetze anmuten. Aber auch medizinische Wunder geschehen selten ohne einen Wandel in der Haltung des Patienten, ohne die Bereitschaft und das tiefe innere Zulassen der Veränderung.

Die alte Kunst des Heilens, vom Schamanismus über die Arbeit mit Träumen bis zum Geistigen Heilen, hat im Westen eine nie geahnte Wiedergeburt erlebt. Nicht wenige Vertreter der Schulmedizin kämpfen offen oder zumindest verdeckt gegen diese häufig so wirkungsvollen Methoden, weil sie sich mit den wissenschaftlichen Begriffen unserer Zeit nur schwer und zumindest nicht vollständig erklären lassen und ihre Wirkung nach den konventionellen Standards oft nicht beweisbar und damit unberechenbar ist. Die Motive dieser skeptischen Mediziner mögen zum Teil ehrenwert sein, aber sie greifen zu kurz. Denn gerade durch die neuen Erkenntnisse der Hirnforschung und die beharrliche Arbeit von Ärzten und Therapeuten abseits der offiziellen Medizin ist heute offenkundig, dass nicht blinde Regelkreise des Körpers über Gesundheit oder Krankheit entscheiden, sondern das

Zusammenspiel aller Kräfte. Am Ende stehen immer biologische Reaktionen, die sich in körperlichen Veränderungen zeigen. Aber diese Reaktionen geschehen nur in kleinem Maße »von selbst«, in viel größerem sind sie von Faktoren abhängig, die mit der Seele, dem Geist, dem Bewusstsein zu tun haben.

Wenn das so ist, kann sich die Medizin nicht wirklich weiterentwickeln, wenn sie die Kraft des Bewusstseins leugnet oder allenfalls herablassend akzeptiert.

Der alte Irrglaube, der Mensch sei eine Maschine, ist vor dem Hintergrund jahrtausendealter Erfahrung und neuer Forschung nicht länger aufrechtzuerhalten. Wenn aber das Bewusstsein eine so große Rolle bei der Heilung von Erkrankungen spielt, dann wäre es von wesentlicher Bedeutung für die Entwicklung der Medizin, diese Erkenntnis zur Grundlage einer neuen Heilkunst zu machen.

Menschen sind ebenso rational wie irrational. Sie leben in Bildern und Gefühlen, sind aber auch in der Lage, abstrakten Ideen zu folgen und in der Klarheit mathematischer Formeln, wie sie etwa die Quantenphysik entwickelt, die Schönheit des Universums zu erkennen (wie das große Physiker von Einstein bis Zeilinger und Hawking tun).

Weil wir diese beiden Seiten in uns tragen, kann es keine Rückkehr zu den alten archaischen Wegen auf Kosten der modernen wissenschaftlichen Erkenntnisse geben, die uns unvorstellbare Möglichkeiten geschenkt haben. Umgekehrt aber würde die Medizin ihren eigenen Anspruch zu heilen aufgeben, wenn sie die Erfahrung von Jahrtausenden ignorierte, Erfahrungen europäischer und außereuropäischer Kulturen, die bis in unsere Zeit hinein das Bewusstsein als Fahrzeug auf dem Meer der Seele nutzen und so nicht selten wunderbare Heilungen möglich machen.

Die wissenschaftliche Medizin hat die Heilkunst nach und

nach entzaubert. Sie hat dem Menschlichen immer mehr Raum genommen, bis die Patienten sich in Scharen zu jenen Heilern begaben, von denen sie sich als Menschen wieder verstanden und ernst genommen fühlten. Die frühen Vertreter der modernen Medizin seit den Tagen des griechischen Arztes Hippokrates hatten noch Zugang zur alten Kunst des Heilens: Sie wagten, den Glauben an die Macht der Götter oder des Schicksals mit den Erkenntnissen des rationalen Geistes zu verbinden.

Heute ist diese alte Kunst fast verloren gegangen,[99] und die Vertreter einer strengen Schulmedizin auf der einen und alternativer Verfahren auf der anderen Seite stehen sich oft unversöhnlich gegenüber. Zwischen beiden Lagern behauptet sich die Homöopathie mit großen Heilungserfolgen, aber ohne die Anerkennung, die ihr gebührt: als eine Heilkunst, die auf bis heute ungeklärte Weise mit dem Mittel der Information Körper und Seele beeinflusst.

Unser Verstand verlangt danach, die Zusammenhänge von Ursache und Wirkung zu verstehen. Er findet in den ausgefeilten Diagnosemethoden der modernen Medizin seine Bestätigung. Und selbstverständlich wird er sich niemals dagegen aussprechen, die phantastischen Möglichkeiten chirurgischer Kunst zu nutzen, ebenso alle anderen Wege, Erkrankungen auf dem Weg des Körpers zu heilen.

Unser Gefühl aber, genauer vielleicht: unser Selbst, jener weise Teil der Seele, der in der Partitur des Lebens lesen kann, ist offenbar bereit, auch all jene anzuerkennen, die als Heilerinnen und Heiler, als Schamaninnen und Schamanen, die Macht des Bewusstseins einsetzen, um Körper und Seele auf neue Weise miteinander in Einklang zu bringen.

Jede dieser Richtungen könnte ihren Teil zum Ganzen beitragen, in gegenseitigem Respekt und großer Offenheit für die Fähigkeiten des anderen, offen auch für Kritik und mit der

Bereitschaft, eingefahrene Wege zu verlassen und neue zu beschreiten, vor allem aber die Grenzen der eigenen Methoden wahrzunehmen und anzuerkennen: Am Ende kommt es nur darauf an, dem Patienten zu dienen und ihm zu helfen, seinen persönlichen Weg in eigener Verantwortung zu gehen.

Was wir brauchen, ist keine weitere Entzauberung der Heilkunst, sondern die Rückkehr des Zauberhaften in die moderne Medizin.

Anhang

Kontaktadressen

Aktuelle Informationen und Links zum Thema finden Sie auf der Internetseite zu diesem Buch: www.das-heilende-bewusstsein.de

Informationen über anerkannte Hypnotherapeuten erhalten Sie über die
Milton Erickson Gesellschaft für Klinische Hypnose e.v. (MEG)
Waisenhausstraße 55
80637 München
Tel.: 089-34029720, Fax: 089-34029719

Unter www.meg-hypnose.de finden Sie Datenbanken mit Therapeuten für alle Fachgebiete.

Prof. Dirk Revensdorf erreichen Sie über E-Mail:
kontakt@meg-tübingen.de

Die Hypnotherapeutin Karin Görz erreichen Sie unter dieser Adresse:
Dipl. Psych. Karin Görz
Richard-Kuhn-Straße 7
69123 Heidelberg
Tel.: 06221-21990, Fax: 06221-21990
E-Mail: Karin.Goerz@web.de

Informationen zur Homöopathie und zu homöopathischen Ärzten:
Deutscher Zentralverein homöopathischer Ärzte e.V. (DZVhÄ)
Am Hofgarten 5
53113 Bonn
Tel.: 0228-2425330, Fax: 0228-2425331
E-Mail: info@dzvhae.de, Internet: www.dzvhae.de

Informationen zu homöopathischen Fortbildungsseminaren und weitere Hinweise zu homöopathischen Ärzten finden Sie unter folgender Adresse: www.homoeopathie-eisenach.de

Die im Buch erwähnten Heiler erreichen Sie unter folgenden Adressen:

Dr. Carlo Zumstein
Postfach 626
CH-8180 Bülach
Schweiz
Tel.: +41(0)43-3558200
E-Mail: info@flss.ch; Internet: www.flss.ch

Dr. Fela-Maria Winkler
Haus für moderne Heilungswege
Neumannstraße 49
60433 Frankfurt a. M./Eschersheim
Tel.: 069-510978
E-Mail: info@Geistige-Heilung-Ffm.de;
Internet: www.Geistige-Heilung-Ffm.de

Dr. Wolfgang Bittscheidt und Teresa Schuhl
Neuer Markt 25
53340 Meckenheim bei Bonn
Tel.: 02225-9997999
E-Mail: praxis@arzt-und-heiler.com;
Internet: www.arzt-und-heiler.com

Anmerkungen

1 Zitiert nach: Joachim Bauer: Das Gedächtnis des Körpers, S. 129
2 W. M. Gallmeier: Spontanremissionen bei Krebs. Wissenschaftliche Denkanstöße durch ein klinisches Phänomen, in: Manfred Heim / Reinhold Schwarz (Hrsg.): Spontanremissionen in der Onkologie, S. 9
3 Auf die endlose Ursachenkette haben als erste Thorwald Dethlefsen und Ruediger Dahlke hingewiesen, in ihrem Werk »Krankheit als Weg«.
4 Vom griechischen *atomos*, »unteilbar«
5 Zitiert nach: Bauer, a.a.O., S. 8
6 Georgos Vithoulkas: Die wissenschaftliche Homöopathie, S. 27 ff.
7 Bernhard Lown: Die verlorene Kunst des Heilens, S. XIII
8 Grete Flach: Kräutermutter Flach's Gesundheits- und Lebensbrevier, Freiburg 1984 (Hermann Bauer) und: Aus meinem Kräuterschatzkästlein, Freiburg 1984 (Hermann Bauer)
9 Persönliche Abschrift
10 Maria Treben: Gesundheit aus der Apotheke Gottes, Steyer 2002 (Ennsthaler)
11 Persönliche Mitteilung, 2003
12 Vgl. Eckhart Tolle: Jetzt! Die Kraft der Gegenwart
13 Carl O. Simonton / Stephanie Matthews Simonton / James Creighton: Wieder gesund werden, Taschenbuchausgabe 2001 (Rowohlt)
14 Moseley, J. Bruce et al.: A Controlled Trial of Athroscopic Surgery for Osteoarthritis of the Knee. In: New England Journal of Medicine 2002; 347 (2) Jul 11: 81–88
15 Laser heart surgery – dead on the vine?, www.heartdisease.about.com, 2005
16 Butler, C., Steptoe, A.: Placebo responses. An experimental study of psychophysical processes in athmatic volunteers. In: Br J Clin Psychol 1986; 25: 173–183
17 Vgl. dazu die umfassende Übersicht von Harald Walach und Catarina Sadaghiani: Placebo und Placeboeffekte.
18 Ter Riet, G. et al.: Is placebo analgesia mediated by endogenous opiods? A systematic review, Pain 1998, S. 76
19 De la Fuente-Fernandez, R. et al.: Expectation and dopamine re-

lease. Mechanism of the placebo effect in Parkinson's disease, Science 2001, S. 260
20 Karin Meißner, zitiert nach: Psychologie heute 6/05, S. 60ff.
21 Zitiert nach: Karin Meißner, persönliche Mitteilung 2006
22 Herbert Kappauf: Wunder sind möglich
23 Zitiert nach: Herbert Kappauf: Spontanremissionen von Malignomen. 15 neue Fälle. In: W. M. Gallmeier, a.a.O., S. 81f.
24 A.a.O., S. 84ff.
25 Y. Ikemi: Psychosomatische Betrachtungen über Spontanremissionen bei Krebs, in: W. M. Gallmeier, a.a.O. S. 104
26 W. M. Gallmeier in: Wunder sind möglich, Filmdokumentation (WDR)
27 Vgl. zu diesen und anderen Erklärungsmodellen die ausführliche und weiterführende Darstellung bei Herbert Kappauf, a.a.O.
28 Persönliche Mitteilung, Klinikum Nürnberg, 2006
29 Kappauf, a.a.O.
30 Zitiert nach: Hiroshi Oda: Das Erleben von Spontanremissionen bei Krebserkrankungen
31 Platon spricht von der »Weltseele«, C. G. Jung von »Unus mundus«, beide Definitionen ähneln dem hier vorgestellten Modell. Ich habe es genauer in meinem Buch »Das Innere Land« erläutert, S. 39ff.
32 Vgl. dazu u.a.: Daniel Dennet: Breaking the Spell
33 Die Hirnforschung hat nachgewiesen, dass sich im Gehirn bis ins hohe Alter stets neue Bahnen knüpfen, je nachdem, wie sehr ein Areal beansprucht wird, wie sehr also der Geist sich mit Eindrücken und Inhalten beschäftigt.
34 Ilan Wittstein et al.: New England Journal of Medicine, Bd. 352/6, 2005, zitiert nach: Psychologie heute, 6/05, S. 58 (Beltz)
35 Vgl. die ausführliche Studie: Jürgen Hennig: Psychoneuroimmunologie
36 Hennig, a.a.O., S. 156f.
37 A.a.O., S. 151
38 Edward C. Whitmont: Psyche und Substanz. Essays zur Homöopathie, Göttingen 1997 (Ulrich Burgdorf Verlag), S. 14
39 Vgl. dazu Joachim Bauer, a.a.O., S. 222. In seinem grundlegenden Werk hat er die hier angedeuteten Zusammenhänge ausführlich und detailliert dargestellt.
40 Jeremy Narby: Die kosmische Schlange
41 Positronen-Emissions-Tomograph, ein modernes bildgebendes Ver-

fahren der Medizin, das Einblicke in die Hirnaktivität erlaubt, während der Patient unter dem Eindruck eines Halluzinogens steht. So können die Wissenschaftler in »Echtzeit« sehen, welche Teile des Gehirns bei visionären Wahrnehmungen beteiligt sind.

42 Persönliche Mitteilung, 2000
43 Michael Harner, Vortrag auf dem Weltkongress für Psychotherapie, Wien 1996
44 Eliade, Mircea: Schamanismus und archaische Ekstasetechnik, Frankfurt am Main 1975 (Suhrkamp)
45 Clottes, Jean / Lewis-Williams, David: Schamanen, Trance und Magie in der Höhlenkunst der Steinzeit, Stuttgart 1997 (Thorbecke)
46 Ingerman, Sandra: Auf der Suche nach der verlorenen Seele
47 Michael Harner: The sound of rushing water. In: Michael Harner (Hrsg.), Hallucinogens and Shamanism, Übersetzung durch den Autor
48 Dieser Aspekt greift auf einen persönlichen Hinweis über Erfahrungen während einer Schwitzhüttenzeremonie zurück.
49 Ein Ausdruck, den Carlos Castaneda in seinen Erzählungen über Don Juan verwendet, wenn er von der Haltung der Zauberer spricht.
50 Als Entdecker der Spiegelneuronen gilt der italienische Wissenschaftler Giacomo Rizzolatti, dessen Arbeitsgruppe in Parma die wichtigsten grundlegenden Experimente durchführte.
51 Vilayanur Ramachandran in: Der Spiegel 10/06, S. 138ff.
52 Pers. Mitt./Interview für den Film Jenseitsreisen, arte und ARD 2000
53 Archiv zur Geschichte der Max-Planck-Gesellschaft, Abt. Va, Rep. 11 Planck, Nr. 1797, s. a. Amit Goswami, Das bewusste Universum
54 Siehe Literaturliste
55 Persönliche Mitteilung
56 Zitiert nach: Theodoros Papadakis: Epidauros, das Heiligtum des Asklepios
57 Informationen zu den Weihegaben wurden u.a. folgender Schrift entnommen: Asklepios. Heilgott und Heilkult, Katalog zur Ausstellung des Instituts für Geschichte der Medizin, Universität Erlangen-Nürnberg 1990
58 Museum Epidauros, Stele A, Zeile 33–41
59 A.a.O., Stele A, Zeile 68ff.

60 A.a.O., Stele B, Zeile 7ff.
61 A.a.O., Stele A, Zeile 90ff.
62 A.a.O., Stele B, Zeile 1ff.
63 Zitiert nach: Kappauf, a.a.O., S. 136
64 Persönliche Mitteilung, 2002
65 Vgl. zu den folgenden Überlegungen: Revenstorf und Peter: Hypnose in Psychotherapie, Psychosomatik und Medizin
66 Matthias Varga von Kibéd: An der Grenze – zwischen den Welten, Vortrag auf der Tagung »Traumland Intensivstation« am Klinikum Großhadern, München 2005 (persönliche Mitschrift)
67 Dieses Beispiel stammt von dem Hypnotherapeuten Norbert Preetz, Magdeburg (persönliche Mitteilung, 2006)
68 F. Hoppe, in: Revenstorf und Peter, a.a.O., S. 564
69 Vgl. Grof, Stanislav: Kosmos und Psyche
70 Vgl. B. Peter: Hypnose und die Konstruktion der Wirklichkeit, in: Revenstorf und Peter, a.a.O.
71 Dieses und die folgenden Zitate und Zusammenfassungen zitiert nach: Patrick Theillier: Et si on parlait des miracles ..., Paris 2001, Übersetzung durch den Autor
72 A.a.O.
73 Andrew Neuberg / Eugene d'Aquili / Vince Rause: Der gedachte Gott. Wie der Glaube im Hirn entsteht, 2004 (Piper)
74 Zitiert nach: Christian Schüle: Warum glaubt der Mensch, Geo 1/2006
75 Jakob Bösch: Spirituelles Heilen und Schulmedizin, S. 34
76 Persönliche Mitteilung, 2006
77 Persönliche Mitteilung, 2005
78 Vgl. dazu die Veröffentlichungen von Wolfgang Bittscheid: Internetadresse siehe Kontaktadressen, Bücher siehe Literaturliste
79 Harald Wiesendanger: Heilen ohne Grenzen; Katja Reuter: Der Einfluss psychologischer Variablen auf den Therapieerfolg bei chronisch Kranken; Spiritual Healing Improves Quality of Life in Chronically Ill Patients, Journal of Alternative and Complementary Medicine 7/2001, S. 45-51
80 John A. Astin / Elaine Harkness / Eduard Ernst: The Efficacy of »Distant Healing«
81 Vgl. Hagen Rudolf: Richten Gebete für kranke Menschen Schaden an? Ärzte Zeitung, Nr. 103, 7. Juni 2006
82 Hans-Peter Dürr: Versöhnung von Wissenschaft und Religion, Vor-

trag in Berlin am 30.5.2003, zitiert nach: Global Challenges Network 2003
83 Die Forschungsgruppe um den österreichischen Physiker Anton Zeilinger wies den Welle-Teilchen-Dualismus bei einem Objekt nach, das aus 60 Kohlestoffatomen bestand.
84 Atmanspacher, H. / Römer, H. / Walach, H.: Weak quantum theorie, Complementarity and Entanglement in physics and byond. Foundation of Physics, 32, 379–406
85 Vgl. C. G. Jung. In: Jung / Pauli: Naturerklärung und Psyche, Zürich 1967 (Rascher)
86 Roeland van Weijk, persönliche Mitteilung 2006
87 Vgl. dazu die ausführlichen und ergänzenden Überlegungen bei: Edward C. Whitmont: Psyche und Substanz, S. 38f.
88 William Boericke: Handbuch der homöopathischen Materia medica, S. 454ff.
89 Vgl. dazu Jörg Wichmann: Die andere Wirklichkeit der Homöopathie, S. 49ff.
90 Stephen Hawking: Die kürzeste Geschichte der Zeit, S. 21
91 Vgl. zu diesen beiden Begriffen: R. Oppenheimer: Analogy in Sciences
92 Hofheimer Testreihe, unveröffentlichte Untersuchung, 2004/5
93 Boericke, a.a.O., S. 652ff.
94 Vgl. mein Buch »Das Innere Land«
95 David Servan-Schreiber: Die neue Medizin der Emotionen
96 Persönliche Mitteilung, 2006
97 Persönliche Mitteilung, 2006
98 Persönliche Mitteilung, 2006
99 Vgl. Bernhard Lown, a.a.O.

Literaturhinweise

Achterberg, Jeanne: Rituale der Heilung. Die Kraft von Phantasiebildern im Gesundungsprozess, München 1996 (Goldmann)
Andritzky, Walter (Hrsg.): Ethnopsychotherapie. Jahrbuch für Transkulturelle Medizin und Psychotherapie, Berlin 1993 (VWB)
Andritzky, Walter / Winkelmann, Michael (Hrsg.): Sakrale Heilpflanzen, Bewusstsein und Heilung. Jahrbuch für Transkulturelle Medizin und Psychotherapie, Berlin 1995 (VWB)
Appell, Rainer / Dorcsi, Mathias: Homöopathie. Medizin der Person, Stuttgart 1999 (Hüthig)
Appell, Rainer (Hrsg.): Der verwundete Heiler. Homöopathie und Psychoanalyse im Gespräch, Heidelberg 1995 (Haug)
Astin, John A. / Harkness, Elaine / Ernst, Eduard: The Efficacy of »Distant Healing«. A Systematic Review of Randomized Trials. In: Annals of Internal Medicine 2000;132:903–910
Atmanspacher, Harald / Römer, Hartmann / Walach, H.: Weak Quantum Theorie: Complementary and entanglement in physics and beyond. In: Foundations of Physics 2002, 32: 379–406
Bauer, Joachim: Das Gedächtnis des Körpers. Wie Beziehungen und Lebensstile unsere Gene steuern, erw. Taschenbuchausgabe, München 2004 (Piper)
Bauer, Joachim: Warum ich fühle, was du fühlst. Intuitive Kommunikation und das Geheimnis der Spiegelneurone, Hamburg 2005 (Hoffmann und Campe)
Bermann, Morris: Wiederverzauberung der Welt, Hamburg 1985 (Rowohlt)
Bischof, Marco: Biophotonen. Das Licht in unseren Zellen, Frankfurt am Main 1995 (2001)
Bittscheidt, Wolfgang: Geistiges Heilen – Energetische Heilkunst. Aus meiner Praxis als Arzt und Heiler, München 2007 (Knaur)
Boericke, William: Handbuch der homöopathischen Materia medica, Heidelberg 1994 (Karl F. Haug Verlag)
Bösch, Jakob: Spirituelles Heilen und Schulmedizin. Eine Wissenschaft am Neuanfang, 2006 (AT-Verlag)
Bublath, Joachim: Chaos im Universum. Asteroiden und Kometen. Fremde Welten. Theorien über das Chaos, München 2001 (Droemer)

Capra, Fritjof u.a.: Der wissende Kosmos. Die Entdeckung eines neuen Weltbildes, Freiburg/Basel/Wien 2001 (Herder)

Dahlke, Ruediger und Dethlefsen, Thorwald: Krankheit als Weg. Deutung und Be-deutung der Krankheitsbilder, München 1983 (C. Bertelsmann)

Dennet, Daniel: Breaking the Spell, New York 2006 (Viking)

Dittrich, Adolf.: Ätiologie-unabhängige Strukturen veränderter Wachbewusstseinszustände, Berlin 1996 (VWB)

Dürr, Hans-Peter / Oesterreicher, Marianne: Wir erleben mehr als wir begreifen. Quantenphysik und Lebensfragen, Freiburg im Breisgau 2001 (Herder)

Ebeling, Florian: Das Geheimnis des Hermes Trismegistos. Geschichte des Hermetismus, München 2005 (Beck)

Eccles, John C.: Wie das Selbst sein Gehirn steuert, Berlin und Heidelberg 2000 (Piper)

Elsensohn, Susanne: Schamanismus und Traum, Kreuzlingen/München 2000 (Hugendubel/Diederichs)

Goswami, Amit: Das bewusste Universum. Wie Bewusstsein die materielle Welt erschafft, Freiburg 2002 (Lüchow)

Grof, Stanislav / Bennett, Hal Zina: Die Welt der Psyche, München 1993 (Kösel)

Grof, Stanislav: Kosmos und Psyche. An den Grenzen menschlichen Bewusstseins, Frankfurt am Main 1997 (Krüger)

Grof, Stanislav u.a.: Wir wissen mehr als unser Gehirn. Die Grenzen des Bewusstseins überschreiten, Freiburg/Basel/Wien 2003 (Herder)

Halifax, Joan: Schamanen. Zauberer, Medizinmänner, Heiler, Frankfurt am Main 1983 (Insel)

Halsband, Ulrike: Hypnose und Kognition Band 21: Hirn und Hypnose, München 2004 (MEG Stiftung)

Hammerschlag, Carl A.: Die tanzenden Heiler. Lehrjahre eines Arztes bei den Indianern, Heidelberg 2003 (Carl Auer)

Harner, Michael (Hrsg.): Hallucinogens and Shamanism, London/Oxford/New York 1973 (Oxford University Press)

Harner, Michael: The Jivaro. People of the Sacred Waterfalls, Berkerley, Los Angeles, London 1984 (University of California Press)

Harner, Michael: The way of the Shaman, New York 1980/1990 (Harper). Deutsche Ausgabe: Der Weg des Schamanen, Kreuzlingen/ München 1999 (Hugendubel/Ariston)

Hawking, Stephen: Die kürzeste Geschichte der Zeit, Reinbek 2005 (Rowohlt)

Heim, Manfred / Schwarz, Reinhold (Hrsg.): Spontanremissionen in der Onkologie. Theoretische Modelle und klinische Befunde, 1998 (Schattauer, F. K. Verlag)

Hennig, Jürgen: Psychoneuroimmunologie, Göttingen / Bern / Toronto / Seattle 1998 (Hogrefe)

Holzinger, Brigitte: Der luzide Traum, Wien 1997 (WUW-Universitätsverlag)

Hüther, Gerald: Die Macht der inneren Bilder. Wie Visionen das Gehirn, den Menschen und die Welt verändern, 2006 (Vandenhoeck & Ruprecht)

Ingerman, Sandra: Auf der Suche nach der verlorenen Seele, Kreuzlingen 1998 (Ariston)

Ingerman, Sandra: Welcome Home – Die Heimkehr der Seele, Kreuzlingen 1999 (Ariston)

Jansen, Karl L. R.: Ketamine, Dreams and Realities, Manuskript 1999

Jung, C. G.: Erinnerungen Träume Gedanken (aufgezeichnet von Aniela Jaffé), Zürich und Stuttgart 1967 (Rascher)

Jung, C. G.: Synchronizität als ein Prinzip akausaler Zusammenhänge, in: Jung / Pauli, Naturerklärung und Psyche, Ges. Werke VIII, Zürich 1967 (Rascher)

Jung, C. G.: Von den Wurzeln des Bewusstseins, Zürich 1954 (Rascher)

Jung, C. G.: Wirklichkeit der Seele, Zürich und Stuttgart 1969 (Rascher)

Kalweit, Holger: Urheiler, Medizinleute und Schamanen. Lehren aus der archaischen Lebenstherapie, München 1987 (Kösel)

Kammerer, Thomas (Hrsg.): Traumland Intensivstation, Veränderte Bewusstseinszustände und Koma, Interdisziplinäre Expeditionen, München 2006 (Books on Demand GmbH, Norderstedt)

Kappauf, Herbert: Wunder sind möglich, Freiburg/Basel/Wien 2003 (Herder)

Köster, Walter: Spiegelungen zwischen Körper und Seele, 2006 (Haug)

Köster, Walter: Kranke Kinder homöopathisch heilen. Erfahrungen und Rezepte eines praktischen Arztes, Reinbek 1996 (Rowohlt)

Kuhn, Eckhard W.: Die Heilkraft des Geistes, Gesund werden mit spiritueller Medizin, München 2005 (Knaur)

Long, Max F.: Kahuna-Medizin. Das Wissen um die weise Lebensführung, Freiburg 1995 (Hermann Bauer)

Long, Max F.: Geheimes Wissen hinter Wundern, Freiburg 1996 (Hermann Bauer)
Lown, Bernhard: Die verlorene Kunst des Heilens. Anstiftung zum Umdenken, Stuttgart 2004 (Schattauer)
Lüth, Paul: Das Ende der Medizin? Entdeckung der neuen Gesundheit, Stuttgart 1986 (DVA)
McTaggart, Lynne: Das Nullpunkt-Feld. Auf der Suche nach der kosmischen Ur-Energie, München 2003 (Goldmann)
Meier, C. A.: Antike Inkubation und moderne Psychotherapie, Zürich 1949 (Rascher)
Mell, Lewis E.: Coyote-Medizin. Geist und Erfolge indianischer Heilung, München 1997 (Knaur)
Müller, Klaus E.: Schamanismus. Heiler, Geister, Rituale, München 1997 (Beck)
Narby, Jeremy: Die kosmische Schlange. Auf den Pfaden der Schamanen zu den Ursprüngen modernen Wissens, Stuttgart 2001 (Klett-Cotta)
Noerretranders, Tor: Spüre die Welt. Die Wissenschaft des Bewusstseins, Reinbek bei Hamburg 1994 (Rowohlt)
Oda, Hiroshi: Das Erleben von Spontanremissionen bei Krebserkrankungen. Eine narrativ orientierte Studie über salutogenetische Ressourcen und Prozesse (Promotionsschrift/Universität Heidelberg)
Oppenheimer, R.: Analogy in Sciences, in: The American Psychologist, 3/1956
Papadakis, Theodoros: Epidauros, das Heiligtum des Asklepios, München Zürich 1991 (Schnell und Steiner)
Paturi, Felix R.: Heilbuch der Schamanen, München 1999 (Ludwig)
Paulsen, Michael / Roth, Gerhard: Neurowissenschaften und Philosophie, Stuttgart 2001 (UTB)
Reuter, Katja: Der Einfluss psychologischer Variablen auf den Therapieerfolg bei chronisch Kranken, Albert-Ludwigs-Universität Freiburg, 1999 (Diplomarbeit)
Revenstorf, Dirk / Peter, Burkhard: Hypnose in Psychotherapie, Psychosomatik und Medizin, Berlin, Heidelberg, New York 2000 (Springer)
Revenstorf, Dirk / Zeyer, Reinhold: Hypnose lernen. Leistungssteigerung und Stressbewältigung durch Selbsthypnose, 2005 (Carl Auer Systeme Verlag)
Römer, Hartmann / Honerkamp, Josef: Klassische Theoretische Physik. Eine Einführung, 1993 (Springer)

Römer, Hartmann / Forger, Michael: Elementare Feldtheorie. Elektrodynamik, Hydrodynamik, Spezielle Relativitätstheorie, 1993 (Wiley-VCH)

Römer, Hartmann: Annäherung an das Nichtmessbare? Wolfgang Pauli (1900-1958). Philosophisches Jahrbuch (2002)

Romijn, Herms: About the origin of consciousness – a new, multidisciplinary perspective of the relationship between brain and mind, Netherlands Institute for brain research, June 23, 1997

Romijn, Herms: Are virtual photons the elementary carriers of consciousness? Netherlands Institute for brain research, 2000

Rossi, Ernest Lawrence: Die Psychobiologie der Seele-Körper-Heilung. Neue Ansätze der therapeutischen Hypnose, Essen 1991 (Synthesis)

Schär, Hans: Religion und Seele in der Psychologie C. G. Jungs, Olten o. J. (Walter)

Scotton, Bruce W. / Chinen, Allan B. / Battista, John R. (Hg.): Textbook of transpersonal Psychiatry and Psychologie, New York 1996 (BasicBooks)

Servan-Schreiber, David: Die Neue Medizin der Emotionen. Stress, Angst, Depression: Gesund werden ohne Medikamente, München 2006 (Goldmann)

Sigel, Bernie: Prognose Hoffnung. Liebe, Medizin und Wunder, 2003 (Ullstein)

Singer, Wolf: Der Beobachter im Gehirn. Essays zur Hirnforschung, Frankfurt am Main 2002 (Suhrkamp)

Tholey, Paul / Utecht, Kaleb: Schöpferisch Träumen. Der Klartraum als Lebenshilfe, Eschborn 1997 (Klotz)

Tolle, Eckhard: Jetzt! Die Kraft der Gegenwart, Bielefeld 2004 (J. Kamphausen)

Uccusic, Paul: Der Schamane in uns, Kreuzlingen/ München 2001 (Hugendubel/Ariston)

Van Kampenhout, Daan: Die Heilung kommt von außerhalb. Schamanismus und Familienstellen, Heidelberg 1991 (Carl Auer Systeme Verlag)

Van Queckelberghe, Renaud / Eigner, Dagmar: Trance, Besessenheit, Heilrituale und Psychotherapie. Jahrbuch für Transkulturelle Medizin und Psychotherapie, Berlin 1994 (VWB)

Vithoulkas, Georgos: Die wissenschaftliche Homöopathie, Göttingen 1986 (Verlag Ulrich Burgdorf)

Walach, Harald / Römer, Hartmann: Complementarity is a useful concept for consciousness studies. A reminder. In: Neuroendocrinology Letters, 21, 221–232 (2000)

Walach, Harald / Sadaghiani, Catarina: Placebo und Placeboeffekte. Eine Bestandsaufnahme. In: Psychother. Psych. Med. 2002; 52:332–342, Stuttgart 2002 (Thieme)

Walach, Harald / Sadaghiani, Catarina / Dehm, Cornelia / Biermann, Dick: The therapeutic effect of clincal trials: understandig placebo response rates in clinical trials – A secondary analysis. In: Medical Research Methodology 2005: 5–26

Whitmont, Edward C.: Psyche und Substanz. Essays zur Homöopathie, Göttingen 1997 (Ulrich Burgdorf Verlag)

Wichmann, Jörg: Die andere Wirklichkeit der Homöopathie. Heilweise zwischen Alchimie, Schamanismus und Wissenschaft, Saarbrücken 2002 (Neue Erde)

Wiesendanger, Harald: Heilen ohne Grenzen, Schönbrunn 1999 (Lea)

Wiesendanger, Harald: Das große Buch vom geistigen Heilen. Möglichkeiten, Grenzen, Gefahren, 2000 (Book on Demand/Lea)

Wiesendanger, Harald: Fernheilen. Neue Hoffnung für chronisch Kranke, Band 1: Vielfalt der Methoden. Band 2: Fallbeispiele, Forschungen, Erklärungen, Einwände. Band 3: Was Patienten bewegt. Infos, Tipps und Warnungen, Schönbrunn 2004 (Lea)

Wiesendanger, Harald: Geistiges Heilen bei Kindern. Ein Ratgeber für Angehörige, Schönbrunn 2006 (Lea)

Wingo, Otha: Das Huna-Arbeitsbuch. Psychologie und praktische Anwendung des Huna-Wissens, München 1994 (Knaur)

Zeilinger, Anton: Einsteins Schleier. Die Neue Welt der Quantenphysik, 2005 (Goldmann)

Zeilinger, Anton: Spukhafte Fernwirkung. Die Schönheit der Quantenphysik, 2 CDs, 2005 (Suppose)

Zumstein, Carlo: Der schamanische Weg des Träumens, Kreuzlingen/München 2003 (Hugendubel/Ariston)

Zumstein, Carlo: Reise hinter die Finsternis, Kreuzlingen/München 1999 (Hugendubel/Ariston)

Zumstein, Carlo: Schamanismus, München 2001 (Hugendubel/Diederichs)

Zweig, Stefan: Die Heilung durch den Geist, Frankfurt 2003 (Fischer)

Danksagung

Dieses Buch ist das Ergebnis vieler Gespräche und persönlicher Erfahrungen. Nicht alle Menschen, die ihre Kenntnisse zur Verfügung stellten, kann ich an dieser Stelle namentlich erwähnen.
Meiner Frau Gundula Mohr verdanke ich eine Fülle von Anregungen. Ihre Fähigkeit zur kreativen Kombination gegensätzlicher Fakten hat mir sehr geholfen. Carlo Zumstein und die Foundation for Shamanic Studies brachten mir in Theorie und Praxis archaische und moderne Formen der Heilung nahe. Die homöopathische Ausbildungsgruppe um die Ärzte Dr. Rainer Appell und Dr. Hans-Lothar Michels und die Teilnehmer verschiedener Veranstaltungen zum Thema »ungewöhnliche Heilmethoden« haben mich auf manche Spur gebracht. Besonders wertvoll waren dabei die Gespräche mit dem Homöopathen und Kinderarzt Dr. Jan Brüggemann. Schließlich steuerte auch die Hofheimer Experimental-Gruppe wichtige Fragen und manche Antwort bei. Den Ärzten mehrerer Kliniken danke ich für ihre Bereitschaft, meine eher ungewöhnliche Sicht der Dinge mit Offenheit zu diskutieren. Besonders hervorheben möchte ich Prof. Friedrich Vogel vom Klinikum Hofheim und Dr. Markus Horneber von der AG Biologische Krebstherapie des Klinikums Nürnberg. Eine Reihe von Forschern und Autoren, allen voran Prof. Harald Walach, Prof. Joachim Bauer, Prof. Hartmann Römer und Dr. Herbert Kappauf haben diesen Text mit ihren Ideen beeinflusst. Dem Experten für »geistiges Heilen«, Dr. Harald Wiesendanger, und den zahlreichen Heilern, die ich im Laufe der Jahre besuchte, danke ich für ihre Bereitwilligkeit, mich an ihren Gedanken und ihren Erfahrungen teilhaben zu lassen. Einige von ihnen habe ich im Buch erwähnt. Von den Patienten, die mir ihre Heilungsgeschichten zur Verfügung stellten, habe ich viel gelernt, besonders von Armin Schütz, der mir zeigte, wie wichtig es sein kann, seinen inneren Bildern zu vertrauen. Meine Kollegin Dorothee Kaden war die Erste, die das Manuskript kritisch durchsah und manche Änderung anregte. Meine Lektorin Diane Zilliges half mit ihrer Sachkenntnis, schwierige Passagen zu klären. Olivia Baerend vom Knaur-Verlag schließlich danke ich für die kompetente Begleitung während des ganzen Projektes.